医门问津

张军平 主编

心系疾病临证思辨录

医门问津 五

全国百佳图书出版单位
中国中医药出版社
·北京·

图书在版编目（CIP）数据

心系疾病临证思辨录 / 张军平主编 . -- 北京：中
国中医药出版社，2025.5
（医门问津）
ISBN 978-7-5132-6046-6

Ⅰ . ①心… Ⅱ . ①张… Ⅲ . ①心脏血管疾病—中医治
疗法 Ⅳ . ① R259.4

中国版本图书馆 CIP 数据核字（2019）第 299068 号

中国中医药出版社出版
北京经济技术开发区科创十三街 31 号院二区 8 号楼
邮政编码　100176
传真　010-64405721
河北联合印务有限公司印刷
各地新华书店经销

开本 787×1092　1/16　印张 15.75　字数 297 千字
2025 年 5 月第 1 版　2025 年 5 月第 1 次印刷
书号　ISBN 978 - 7 - 5132 - 6046 - 6

定价　78.00 元
网址　www.cptcm.com

服 务 热 线　010-64405510
购 书 热 线　010-89535836
维 权 打 假　010-64405753

微信服务号　zgzyycbs
微商城网址　https://kdt.im/LIdUGr
官 方 微 博　http://e.weibo.com/cptcm
天猫旗舰店网址　https://zgzyycbs.tmall.com

如有印装质量问题请与本社出版部联系（010-64405510）

《医门问津》
丛书编委会

主　编　张军平

副主编　陈晓玉　朱亚萍

主　审　阮士怡

编　委（按姓氏笔画排序）

丁 义	丁彬彬	丁越佳	于弘宸	马惠宁	王 子	王 丹	王 振	王 强
王 媛	王 筠	王小玲	王小涵	王云姣	王亚楠	王成益	王丽蓉	王玥瑶
王晓景	王笑铭	王爱迪	王铭扬	王媛媛	戈 俊	毛鑫羽	方子寒	尹鹏林
左一鸣	叶桂君	田立俊	史国花	付焕杰	白晓丹	毕立苑	吕 昊	吕仕超
吕晏竹	朱 科	朱 琳	朱波宇	仲爱芹	任晓晨	任淑女	华改青	刘 琪
刘 璐	刘小芹	刘亚益	刘亚鹭	刘晓燕	刘婉莹	刘斯文	祁含章	许晓敏
许颖智	孙夕童	孙翌晨	牟 煜	严志鹏	苏 畅	李 伟	李 明	李 萌
李 皓	李小妮	李文秀	李光辉	李延光	李良军	李南南	李艳阳	李欲来
李渊芳	李婷婷	李澳琳	杨 健	杨 萃	杨立基	杨闻雨	杨惠林	杨雅倩
杨智涵	杨颖溪	杨潇雅	肖 杰	肖 楠	吴美芳	邱志凌	余乐荣	邹 升
邹 昱	冷明慧	辛 颖	沈亚双	宋美莹	张 宁	张 弛	张 岑	张 政
张 娜	张 琴	张仁岗	张文博	张玉焕	张光银	张延辉	张丽君	张男男
张俊清	张晓囡	张晓岚	张晓磊	张浩敏	张婉勤	陆春苗	陈馨浓	范 鹿
范国平	范雅洁	范新彪	林 杨	林 超	尚文钰	季 帅	季 洁	周 欢
周 敏	周 薇	周亚男	庞树朝	孟晨晨	赵一璇	郝 阳	郝雅文	荣 杰
胡 玥	胡引闹	胡蕾蕾	施 琦	姜萌萌	袁 卓	袁 鹏	耿小飞	耿彦婷
耿晓娟	贾云凤	贾秋瑾	贾惠雲	倪淑芳	徐 玲	徐媛媛	高 宇	高东杰
高海宏	郭晓辰	郭晓迎	郭康正	黄旭文	黄灿灿	黄娟娟	曹 阳	曹雨潇
曹彦玲	曹澜澜	崔亚男	康宇心	梁泳春	彭 立	葛其卉	葛源森	董 玮
董 梅	董正妮	韩辉茹	程 坤	谢盈彧	廉 璐	蔡文慧	蔡奕晨	裴 丽
漆仲文	漫富婧	翟昂帅	熊 鑫	冀 楠	穆怀玉	魏 蕾	魏苗苗	

《心系疾病临证思辨录》
（医门问津丛书）
编委会

主　编

张军平

副主编

谢盈彧　王晓景　胡　玥　吕仕超

主　审

阮士怡

编　委（按姓氏笔画排序）

王　子　方子寒　叶桂君　史国花　吕晏竹　朱　科　华改青

刘　琪　刘　璐　刘亚鹭　孙翌晨　李渊芳　李澳琳　杨惠林

邹　升　冷明慧　宋美莹　张　娜　张文博　张男男　张浩敏

陆春苗　陈馨浓　施　琦　袁　鹏　高海宏　黄灿灿　曹澜澜

崔亚男　漆仲文

目录

第一章

动脉粥样硬化防治新思路

第一节 基于血管稳态的动脉粥样硬化三期分治

动脉粥样硬化（AS）是一种累及全身动脉血管的退行性、增生性炎性病变。其病理变化包括内皮细胞损伤、脂质沉积、单核细胞浸润、血管平滑肌细胞增殖迁移和泡沫细胞形成等。随着生活水平的提高、生活方式的改变及老龄化社会的到来，其发病率逐渐升高，严重危害着人类的健康。针对 AS 病理演变规律的研究为中西医联合防治 AS 提供了很好的切入点，也为中医药分期论治 AS 拓宽了思路。

血管病变的关键是血管稳态的失衡与重构。AS 相关的慢性病理演变本质是血管由稳态走向失稳态的过程。其发生连续且非匀速递进，在生命的早期阶段即已开始，并贯穿生命始末。在疾病亚临床期，因机体自稳态功能尚可，无存弱之处，亦无邪聚之由，血管结构和功能在内生之邪的不断消长变化中仍保持相对平衡的健康状态。随着机体自然衰老，加之环境、饮食、情绪、劳倦等内外因素综合作用，脏腑功能逐步衰退，气、血、津、精之化生、输布运行障碍，邪聚血府，壅遏脉道，导致血管不可逆结构与功能失衡。AS 以脉壁的痰瘀结聚为显性表现，以心、脑急慢性失养为最终归宿，究其本源，则皆责之脾肾之变。所谓诸有形之质之所以可养、可化、可御，皆以水谷为源头，以元气为动力，故脾肾亏虚是导致正虚邪欺、正虚邪生的根本。肾为先天之本，为"元气之根"，是一切脏腑功能气化有常的基础。中医有心肾相交，君位相安之说，即心为君火，肾为相火，君火在上，如日照当空，为一身之主宰；相火在下，系阳气之根，为神明之基础。相火秘藏，则心阳充足；心阳充盛，则相火亦旺。君火相火，各安其位，则心肾上下交济。心阳必得肾阳之温煦推动才能振奋舒展，主血司脉；心、脉亦需肾精之充养化生才得以复旧（损）生新，正如《景岳全书》有云："心本乎肾，所以上不宁者，未有不由乎下，心气虚者，未有不因乎精。"脾为后天之本，脾胃健运，津血和调，则水谷精微化生有道，洒陈五脏，血之生化有源，运行有常。若饮食失节，寒温不适，则脾胃乃伤，脾失健运，水谷精微无以奉心化赤，心血亏虚，心失所养。此外脾失健运，则水谷积聚为湿而成痰，痰湿阻滞经脉，则血液运行涩滞，或痰浊留聚血脉致血液污秽而为瘀血。二者存在递进演变、相互影响的关系，痰是瘀的初期阶段，瘀是痰的进一步发展，痰瘀互结是"病重之源"。

综上，AS 的发生是一个动态过程，因虚而生痰致瘀，又因痰瘀而加重其虚，不同阶段血管失稳态的病理改变不同，因此结合"病-证-时"中医治疗体系，从整体出发构建维系血管稳态的动脉粥样硬化早中晚三期分期疗法。

一、血管失稳态早期（斑块形成阶段）——益肾健脾

AS 性疾病血管失稳态早期，往往表现为脂浊、痰浊之邪充斥机体，壅滞血府，导致血行滞缓，脉道失柔，而脉之弱处，正乃脂浊外渗之所，为疾病的可逆性阶段，其治必不局限于脂浊本身，而应着眼于脉何以弱，脂何以生，惟有从源头加以拦截，才能阻断疾病的进一步发展。真正的源头是脾、肾二脏功能衰退，《景岳全书》云："痰，即人之津液，无非水谷之所化。此痰亦既化之物，而非不化之属也。""化得其正，则形体强……化失其正，则脏腑病，津液败，而血气即成痰涎。"若脾胃强健，则可随食随化，皆成有功之血气，之所以有痰，皆因脾胃弱而不能尽化。故血气与痰此消彼长，痰涎日多则血气日削。治当益肾健脾，固护元气，调养脏腑，促进机体内环境的恢复，减少内膜薄弱环节的产生，阻断有形实邪产生的源头。

二、血管失稳态中期（斑块易损阶段）——清热解毒

血管失稳态中期，最直观表现是血管壁阻塞性斑块形成。脉壁痰瘀结聚渐深，结久不散，必发酵蕴毒，诚如《金匮要略心典》所言："毒，邪气蕴结不解之谓。"痰、瘀、毒搏结，腐肌伤肉，形成不可逆的脉络损伤，进而启动渐进性不可逆的血管结构及功能失衡过程，不仅使其失去正常的气化功能，导致舒缩节律紊乱、弥散精血能力低下，更因"瘀毒"作乱，乖戾善变，时刻存在着结聚暴裂，脉道闭塞的风险。这与外痈发病变化迅速、病势飘忽、易致危急的特点颇为类似。首先，粥样斑块破裂、糜烂与痈破溃后呈蜂窝状的形态相似；其次，粥样斑块破裂后具有类似痈发病突然，病势危急，易损伤脉络，阻塞经络的特点；最后，热毒是动脉粥样硬化发生、发展及斑块破裂的主要因素

之一，与"痈疽原是火毒生"病机特点相合。因此，我们将"内痈"概念引入动脉粥样硬化相关疾病，认为病变过程中的斑块破溃、糜烂、炎细胞浸润等病理改变，以及病势飘忽、变化迅速、易致危急的发病特点与外痈极为相似，循《疡科纲要》所言："外疡为病，外因有四时六淫之感触，内因有七情六郁之损伤……盖外感六淫蕴积无不化热，内因五志变动皆有火生……此世俗治疡，所以无不注重于清润寒凉。"痰浊结聚不散，日久亦会化热。热为火之渐，火为热之极，毒为火之聚，火毒壅聚体内，使得病邪深伏，病久入络，顽固难愈，还可耗伤气血，灼伤阴液，损伤脏腑，导致营卫失和，经络阻塞，气血凝滞，伤及心血，主张运用清热解毒活血之法来疏通壅塞，稳定斑块。

AS 易损斑块的基础病变在血脉，其本质是脾肾阴虚。就 AS 的发病人群来看，以年四十以上居多，或因阴气自半，亢阳化热，痰瘀搏结，毒热内生；或阳气戕伐，运血无力，寒痰停聚，结久蕴毒，毒从寒化。而心主血脉，心受肾、脾两脏共同生化之血液，若脾肾阴虚，无以充养血脉，则脉道失润，心失所养，不荣则痛，或虚火灼津炼液，脉道失满，血脉运行失畅，痹阻心脉，不通则痛。同时，身处经济快速发展的社会大环境下，人们日益增加的工作生活压力导致熬夜、吸烟、少动等不良习惯的形成，进一步促使人体阴血暗耗，肾阴不足，虚火内生，心络失养，使急性心血管事件的发生趋于年轻化。因此，控制易损斑块进程，更应从阴虚入手。

三、血管失稳态后期（斑块破裂阶段）——活血化瘀

血管失稳态后期，斑块破裂或侵蚀继发血栓形成是导致心体急性失养的核心环节，可形成永久性脉道闭阻和不可逆的心体受损。斑块内部大量瘀、毒因子瞬时释放及血液自身的高凝状态可促进炎症－血栓级联迅速激活，进而导致管壁组织架构显著破坏，行血和弥散精微之能几近丧失，失稳态病理改变达到顶峰，心体因长时间失养而发生不可逆破坏。患者往往表现为心前区持续性剧烈疼痛，需急行与梗死相关的血管血运重建方可改善症状，甚至挽救生命。

显然中医药干预在斑块破裂急性发作期没有确切优势，但对于血运重建术后顿抑心肌、冬眠心肌的保护，微循环障碍及血液固有易损状态的改善则有显著作用，具体表现为可减少围手术期并发症，预防急性冠脉综合征应激状态、缺血－再灌注损伤等因素造成的已有的血脉病变加重。此期中医药作用的最佳关口在破裂后调护，通过促进侧支循环发育、改善微循环灌注、保护边缘心肌和内皮功能等，绕开已发生不可逆结构破坏的病变区域，促进当前条件下血管新稳态的重建。此阶段由于不同程度地经历了机械再

通和药物溶栓等峻猛祛邪之术，患者证候表现以元气耗伤、微邪残留为主，当遣以益气活血、理气活血诸法，通过调节气的生成、输布来养心体、宁血府，实现病理环境下血液、微血管和心肌自身稳态的重建。

第二节 动脉粥样硬化防治的新措施

一、从稳定易损斑块预防急性冠脉综合征

近年来对于动脉粥样硬化的研究发现，从传统角度，即扩张血管、降低血脂、改善血黏度等方面治疗 AS 管腔狭窄，已有局限。稳定易损斑块进而预防急性心血管不良事件发生是疾病诊疗的新思路。易损斑块是 AS 斑块破裂和血栓形成进而导致急性冠脉综合征（ACS）发生的病理基础。评定易损斑块的主要标准包括活动性炎症、薄的纤维帽和大的脂质核心、内皮剥脱伴表面血小板聚集、斑块有裂隙或损伤，以及严重的狭窄；次要标准包括表面钙化斑、黄色有光泽的斑块、斑块内出血和正性重构。随着研究的深入，发现脂质代谢异常、斑块内基质金属蛋白酶（MMPs）分泌增多、炎症反应、氧化应激、内皮细胞功能障碍、细胞凋亡、内质网应激、血管重塑、斑块内血管新生及血栓形成是易损斑块发生、发展的机制。其中，炎症反应的发生加速了血栓的形成，血栓形成放大炎症级联反应，二者相互影响，是导致斑块易损的关键环节，最终形成包括 ST 段抬高和非 ST 段抬高的急性心肌梗死及不稳定型心绞痛在内的 ACS。

1. 易损斑块的病理机制

炎症与血栓形成是易损斑块形成的重要病理基础，也是发病机制的关键环节。当脂质浸润、病原微生物感染血管内皮细胞时，炎症反应激活，一方面刺激细胞表达多种黏附分子及致炎因子，增加血管内皮对白细胞或血小板的黏附性，引起局部 MMPs 分泌增多，降解胶原，使纤维帽变薄，改变血流动力学情况，导致局部血栓形成；另一方面，活化血小板释放促凝、促炎因子，还可激活丝氨酸蛋白酶，通过特殊受体作用于参与凝血和炎症反应的细胞。炎症反应与血栓相互作用，增加斑块不稳定性。

白细胞与血小板聚集、内皮细胞黏附是炎症反应与血栓形成发生的基础。在血管微炎症反应方面，白细胞与血管内皮细胞黏附的增强，导致白细胞跨内皮移行，并在炎症部位聚集，释放损伤因子，损害靶器官。目前认为，P 选择素（PS）与其配体 P 选择素糖蛋白配体 –1（PSGL–1）结合介导白细胞、血小板、内皮细胞三者的相互作用，进而

促进血栓和炎症网络形成。换言之，当血小板或内皮细胞受凝血酶、组胺、肿瘤坏死因子（TNF）等刺激而活化后，细胞表面 PS 快速表达并与 PSGL-1 结合，在钙离子的参与下介导活化的内皮细胞和血小板与中性粒细胞、单核细胞、淋巴细胞等相互作用。具体表现为，白细胞与内皮细胞间黏附作用加强，白细胞进入内膜，释放多种炎性因子，并介导炎性细胞黏附聚集在动脉粥样斑块，特别是纤维帽肩部周围，造成局部炎性细胞浸润，释放大量组织活性因子，如氧自由基、TNF-α、白细胞介素 1（IL-1）、血栓素 A2（TXA2）及弹力蛋白酶和 MMPs 等，最终破坏斑块稳定性，导致斑块破裂与血栓形成。另一方面，PS/PSGL-1 促使白细胞表达释放组织因子（TF），与血中活化凝血因子 Ⅶ（FⅦa）结合形成 FⅦa/TF 复合物，启动凝血反应，导致血栓形成。同时，PS 可以促进单核细胞释放 TF，增加纤维蛋白的沉积，从而加速血栓形成和炎性反应。此外，白细胞与内皮细胞的相互反应导致血管内皮细胞损伤，释放的组织蛋白酶、弹性蛋白酶和水解组织因子途径抑制物，进一步激活血小板和凝血因子 Ⅴ，加速血栓形成过程。

2. 中医药干预易损斑块

中医学认为动脉粥样硬化疾病为本虚标实证，即气、血、阴、阳之虚为本，痰浊、瘀血、热毒为标，虚实夹杂，合而为病，主张从痰瘀毒虚综合论治动脉粥样硬化。从阴虚、热毒、血瘀三方面认识易损斑块，强调阴虚是易损斑块的主要病理因素，是病之本；热毒和瘀血是病情发展和恶化的病理基础，是病之标。首先，临床观察结合回顾性分析发现，阴虚、热毒、血瘀与易损斑块之间具有相关性。中老年人多为心肾阴虚，阴虚火旺，与"年四十而阴气自半也，起居衰矣"相吻合；现代社会生活方式变化，人们嗜食肥甘，精神紧张，气候变暖，易使人阴血暗耗，肾阴不足，虚火内生，心络失养；且研究证明不稳定型心绞痛患者冠脉病变与中医阴虚证型密切相关，发生斑块破裂的概率较高，预后不良，以上分析均提示阴虚对于易损斑块的重要影响。其次，动脉粥样硬化被公认为一种慢性炎症性疾病，长有易损斑块的血管较健康血管温度高，斑块温度的不均一性与体内炎症相关；ACS 患者常常表现为热毒致病的特点，热毒耗伤气血，灼伤阴液，损伤脏腑，导致虚虚实实之变，故病势缠绵，久治难愈。最后，内膜炎症反应继续扩大，纤维帽破裂，致血栓形成物质暴露于血流中，使血小板、白细胞、纤维蛋白原等在受损斑块表面黏附、聚集并活化，最终形成血栓，临床上患者可表现为血瘀征象。阴虚日久，聚热成毒，进而加重阴虚，炼液成痰；热与血结，亦可致瘀；痰瘀互结，致新血不生，阴液难复，酿成阴虚毒瘀结于络脉的顽疾。基于上述易损斑块的阴虚毒瘀理论，选用具有滋阴活血解毒作用的四妙勇安汤进行相关实验研究，动物模型显示四妙勇安汤可降低 AS 斑块易损指数，阻抑炎症因子 MMP-9、TNF-α、P38MAPK 及 NF-κB 的表达，拮抗炎症反应的发生，并较好地降低血脂，抑制血栓形成，从而达到稳定动脉粥样硬化易损斑块的目的。

脏腑功能失调日久，形成阴虚血瘀热毒相互夹杂的病理状态，损伤脉络，导致 AS 斑块形成。病理过程进一步加重，斑块破裂，血栓形成，阻塞管腔，成为急性冠脉事件的主要原因。总之，炎症反应与血栓形成导致 AS 斑块易损是 ACS 发生发展的核心病理变化。四妙勇安汤从滋阴活血解毒角度治疗 AS 发病过程中以热毒血瘀为主要病机特点的阶段具有较好效果，提示易损斑块与阴虚毒瘀病机确实具有高度相关性，具体机制值得深入探究。

二、从保护血管外膜防治动脉粥样硬化

血管外膜可"由外及内"地促使内膜发生粥样硬化性病变，在 AS 的发生发展过程中具有不可忽视的作用，其可能涉及的分子机制和信号转导机制值得进一步探索，是临床上治疗 AS 疾病的新诊疗思路。

1. 血管外膜在 AS 中的作用

肌性和弹性大中动脉，如主动脉和冠状动脉，是由外膜、中膜、内膜三层结构组成。每一层结构都有其独特的生理生化特点，并以特定的功能协同维持血管稳态。血管外膜主要由成纤维细胞、肥大细胞、巨噬细胞、神经节细胞及诸多细胞外基质成分组成。其功能主要对中膜起支持作用，为中膜提供营养物质，以及为交感神经末梢和滋养血管提供支架。然而，近年来，越来越多的证据证明外膜在调节血管新生、抑制炎症细胞浸润、氧化应激、表型转化方面起重要作用，在 AS 的发生发展中往往先于内膜损伤发生变化。血管外膜的最主要成分——成纤维细胞在损伤、缺氧、炎症及一些生长因子、细胞因子等的刺激下可以转化成肌成纤维细胞。这种细胞能表达 SMα-actin、SM22α、α-SMMHC、caldesmon 等收缩相关的骨架蛋白，因此具备收缩力。此外，分化的肌成纤维细胞还能表达带有额外结构域 A（ED-A）的纤维结合蛋白，且来源于血小板的衍生生长因子（PDGF）、干细胞生长因子（SCF）、血管紧张素 II、炎症细胞释放的 TNF-α、碱性成纤维生长因子（bFGF）、结缔组织生长因子（CTGF）、粒细胞-巨噬细胞集落刺激因子（GM-CSF），以及转化生长因子 β（TGF-β）等都能促进肌成纤维细胞的表型转化。以上证据均表明血管外膜中的肌成纤维细胞与血管平滑肌细胞之间有重要联系，而二者在 AS 中的作用值得探究。研究发现，血管损伤一方面可刺激外膜中

的成纤维细胞转化为肌成纤维细胞，后者可分泌基质蛋白、细胞因子等并大量增殖，促进中膜平滑肌细胞和内膜的内皮细胞增殖；另一方面诱导外膜祖细胞激活分化并迁移到新生内膜中，促进平滑肌细胞和内皮细胞的增殖。此外，外膜的成纤维细胞释放 NAD（P）H 氧化酶，可大量产生活性氧（ROS），参与氧化应激过程。研究亦发现外膜（肌）成纤维细胞能分泌 Ⅰ、Ⅲ、Ⅳ 和Ⅷ型胶原及糖蛋白、蛋白多糖等基质成分，与 AS 和血管再狭窄之间存在密切关联。而外膜损伤既可导致局部神经递质释放不平衡，促进外膜成纤维细胞及中膜平滑肌细胞增殖迁移，最终破坏血管内皮结构；又能够分泌各种因子从而招募大量 T 细胞聚集，或释放促炎症因子、生长因子、介导血管生成因子和蛋白酶，从而启动炎症反应，与 AS 关系密切。综上所述，现代研究对于血管外膜的认知打破了传统意义上认为其仅具有支持和营养血管作用的局限性，拓宽了其与 AS 相关性的认识，认为与炎症反应、氧化应激、诱导细胞增殖等方面均关系密切，从而影响 AS 进程。

2. 应用中医药保护血管外膜以预防 AS

中医对于 AS 的理解多归于"胸痹""心痛""真心痛""中风"等，病机为痰浊、水饮、瘀血致使气血津液紊乱，脏腑功能失调。国医大师阮士怡教授在治疗该病过程中注重益肾健脾与软坚散结并重，调畅气机与滋阴养血同行，进而研制了补肾抗衰片，该方由丹参、何首乌、夏枯草、茯苓、海藻、龟甲、石菖蒲、砂仁、淫羊藿、桑寄生等药物组成，基于益气健脾、软坚散结法保护血管，干预动脉粥样硬化进程。对补肾抗衰片的实验研究发现，其具有保护血管外膜损伤从而干预 AS 的作用。通过研究外膜损伤致内膜粥样硬化新西兰兔模型，发现其血管外膜（特别是成纤维细胞）激活先于内膜增生；成纤维细胞被激活后可调节外膜和斑块内胶原的合成与分布，激活 Rho/ROCK 通路，破坏细胞骨架结构，抑制紧密连接相关蛋白表达，致血管通透性增加，内皮屏障功能破坏，"由外及内"地促进内膜发生粥样硬化性病变。补肾抗衰片可抑制 Rho/ROCK 通路激活并促进紧密连接相关蛋白表达，从而对于 AS 的防治具有疗效。研究发现补肾抗衰片可降低外膜损伤术后颈动脉 M1 型巨噬细胞表面标记物的表达，增加 M2 型巨噬细胞表面标记物的表达，且 M2 型巨噬细胞表面标记物表达高于 M1 型巨噬细胞表面标记物的表达，提示补肾抗衰片可能通过促进 M2 型巨噬细胞的极化、抑制 M1 型巨噬细胞极化发挥抗动脉粥样硬化作用。炎症反应可导致血管外膜损伤，而脂质沉积是造成炎症反应的诱发因素，研究发现补肾抗衰片可以有效调控高脂喂养结合外膜损伤兔模型中胆固醇逆转运相关因子表达，抑制 AS 的发生发展。积累在血管结构周围的血管外周脂肪组织（PVAT）是活跃的自分泌和旁分泌器官，能够分泌多种活性物质，通过调节血管氧化应激、炎症、平滑肌细胞增殖与迁移、内皮功能及血管新生，"由外及内"影响血管内稳态。通过研究发现补肾抗衰片可以减少 PVAT 巨噬细胞浸润，抑制 PVAT 内脂肪因子瘦素、TNF-α 的分泌，改善 PVAT 炎性浸润情况，从而减少 MMP-9 的分泌，具有抗 AS 内膜增生作用。T 淋巴细胞参与了 AS 进程，其中辅助性 T 淋巴细胞亚群（Th）为其主要成分，能迅速分裂并分泌相关细胞因子，在免疫系统中发挥重要作用。亚群 Th1 与 Th2 细胞之间关系失衡、Th17 细胞激活能促进 AS 斑块的炎症反应并造成斑块不稳定，发现补肾抗衰片可能通过调节 Th1 及 Th17 表达干预 AS 进程。

三、从滋养血管新生和成熟化防治动脉粥样硬化

滋养血管（VV）是由一些微小血管构成的包绕在大中血管壁外层的血管网络，起源于血管外膜，可以延伸到内膜的外 1/3。按照结构不同，滋养血管分为一级滋养血管和二级滋养血管，一级滋养血管按照宿主血管纵向走行，二级滋养血管则由一级滋养血管发出，垂直于宿主血管壁由外膜向中膜延伸。滋养血管能够运送营养物质和氧气至动静脉血管壁，同时清除血管壁细胞及通过动静脉血管内皮扩散转运所产生的代谢产物。血管外膜的滋养血管网与动脉粥样硬化的发生发展密切相关。在动脉硬化早期，血管外膜免疫应激损伤激发滋养血管功能失调、血管阻塞及密度降低，进而导致动脉缺氧，引起炎症级联反应，斑块内血管新生，成为动脉粥样硬化易损斑块形成的始动因素；滋养血管血供受阻时，外膜中的成纤维细胞凋亡、增殖，细胞外基质产生，成纤维细胞向肌成纤维细胞转化，进而引起组织修复与血管重构；同时，巨噬细胞吞噬凋亡细胞后进一步激活并诱导自身增殖，并向内膜迁移，进一步导致斑块脂质核增大，斑块易损性增强。滋养血管与动脉粥样硬化的关系如下：

1. 促进血管外膜滋养血管新生

心肌缺血是动脉粥样硬化的主要表现，血管新生是冠状动脉再灌注及缺血心肌修复的关键过程。血管新生是指在原有毛细血管基础上通过内皮细胞的增殖与迁移，从先前存在的血管处以芽生或非芽生的形式生成新毛细血管的过程，一般多在缺氧、炎症等环境下诱发。动脉粥样硬化发生发展过程中，血管管腔狭窄往往会造成血流供应不足，使心肌缺血区域无法得到足够的氧气和能量，严重则导致缺血区域坏死。在这种情况下，机体最大限度地通过毛细血管新生来维持心内膜下的血流灌注，即形成侧支循环。但由于局部血流量减少，不能在局部激活足够浓度的血管新生所需的生长因子以建立充分的侧支循环来满足缺血心肌的血供，导致极少能完全补偿因血管闭塞而造成的血流量

切相关。血管稳态失衡会对心脏稳态产生严重影响，保证血管稳态对于心脏稳态有着重大意义。血管成分可以分为血管壁和血液成分。维持血管稳态就是要维持血管壁稳态和血液成分稳态。

1. 血管壁稳态

除毛细血管外，正常血管的血管壁由外到内分为外膜、中膜和内膜，由成纤维细胞、平滑肌细胞和内皮细胞组成。血管内皮损伤是动脉粥样硬化发生的始动因素，又能引起炎症细胞、脂质等聚集促进斑块形成，加快疾病进程。改善血管内皮损伤，维持血管内皮功能是防治动脉粥样硬化的有效措施。除内皮损伤外，血管新生也是血管壁稳态失衡的主要原因，血管新生是指在原有的毛细血管基础上通过内皮细胞的增殖与迁移，从先前存在的血管处以芽生或非芽生的形式生成新的毛细血管的过程。动脉粥样硬化斑块内滋养血管可以为斑块提供代谢所需的营养成分和氧气，有利于修复病变血管内膜，维持血管壁稳态。但是新生滋养血管不完善的血管壁结构也是造成斑块不稳定的原因，滋养血管是炎症细胞与游离脂质浸润斑块的通道，血管壁的高通透性也成为炎症细胞与游离脂质浸润斑块的帮凶，新生血管易破裂的血管壁增加了斑块破裂的风险，易引发不良心血管病事件，所以抑制斑块内血管新生是维持血管壁稳态的重要措施。

2. 血液成分稳态

多数动脉粥样硬化患者血液成分稳态失衡，其血液中血脂、血糖等指标都有异于健康人群，而这些不利因素也将加速疾病发展，导致心脏稳态失衡。天然的低密度脂蛋白不足以促发动脉粥样硬化的发生，氧化型低密度脂蛋白（ox-LDL）则是动脉粥样硬化发生的主要始动因素，ox-LDL 形成后可促使循环中单核细胞进一步趋化、黏附和进入血管壁内皮下，进而分化为巨噬细胞，后者通过其细胞膜上的清道夫受体吞噬 ox-LDL 而成为泡沫细胞。由于该途径缺乏负反馈调节，促使 ox-LDL 不断摄入胞内，造成脂质大量积聚。当成熟的泡沫细胞过度积聚激活，便释放一系列水解酶，加大了血管细胞损伤，并造成泡沫细胞瓦解，使细胞内脂质释放到血管内膜的细胞外间质，最终形成斑块中富含胆固醇的软脂核。脂核不断增大导致斑块易损性增加，从而易发生破裂及血栓形成，ox-LDL 还可通过促进巨噬细胞、内皮细胞中组织因子产生，及血小板聚集、纤溶酶原激活物抑制剂（PAI）分泌而调节凝血过程；通过产生细胞毒作用导致内皮细胞、平滑肌细胞凋亡；通过抑制 NO 合成及刺激内皮素的合成和分泌，从而损伤内皮功能；通过作为一种重要抗原活化 T 淋巴细胞，引起特异性免疫应答，以上途径均可促进斑块易损性增加。低水平的高密度脂蛋白（HDL-C）也是动脉粥样硬化的危险因素。高密度脂蛋白能拮抗低密度脂蛋白氧化修饰，减少脂质的摄取；高密度脂蛋白还能参与胆固醇的逆转运，促进胆固醇从血管壁排出，增加动脉粥样硬化斑块的稳定性，有利于维持血管稳态。此外，高密度脂蛋白还有保护血管内皮的功能，降低黏附分子的表达，介导内皮舒张功能。高血糖也会加速动脉粥样硬化发展，不利于维持心脏稳态。血糖水平升高，糖基化终末产物（AGE）生成，糖基化能够增加低密度脂蛋白对氧化修饰的易感性，诱导 ox-LDL 的产生，加速泡沫细胞形成。AGE 还能与其特异性受体（RAGE）结合，参与细胞内的信号转导，增加内皮细胞通透性，增加内皮下的脂质堆积；还能趋化单核细胞形成巨噬细胞，介导炎性因子的生成，促进动脉粥样硬化发展。

第三节　基于新思路的动脉粥样硬化防治的实验研究成果

一、益肾健脾法防治动脉粥样硬化实验研究

1. 益肾健脾涤痰法对血液成分的干预机制

实验 1　选用普通级雄性日本大耳白兔，随机分为正常对照组、模型组、补肾抗衰片组及辛伐他汀组。正常对照组予普通饲料，其他组予复合因素建立兔 AS 模型。于实验开始时（0 周）及 3、6、10 周时检测血脂水平，以及血清 SOD、MDA、ox-LDL、NO、IL-1、MCP-1、TNF-α 的水平。

结果：补肾抗衰片对血脂的影响，仅在第 6 周时发现 HDL-C 升高（$P < 0.05$）。补肾抗衰片组 SOD 水平在第 3、10 周时高于模型组，NO 水平在第 6 周时高于模型组，第 10 周时低于模型组；MDA 水平在第 3、6、10 周时均低于模型组；ox-LDL 水平在第 3 周时低于模型组（$P < 0.05$ 或 $P < 0.01$）。补肾抗衰片 3 周时 MCP-1、IL-1 的表达降低（$P < 0.01$），6 周时 IL-1 表达降低（$P < 0.01$），10 周时 MCP-1、IL-1、TNF-α 水平降低（$P < 0.01$）。

结论：在 AS 形成阶段，补肾抗衰片通过抑制氧化应激和炎症反应，阻抑 AS 的形成。

实验 2　选用普通级雄性日本大耳白兔，随机分为正常对照组和实验组，实验组予复合因素建立兔 AS 模型。自第 8 周时，实验组随机分为模型组、补肾抗衰片组、辛伐他汀组。分别于给药前、给药后 8、12、16 周检测血清 HbCO、cGMP、COX-2、NO、3-NT 水平。

结果：补肾抗衰片组，在 8、12 和 16 周后，实验兔的 HbCO 水平显著降低（$P <$ 0.01）；8 周后，cGMP 水平逐渐升高（$P < 0.05$ 或 $P < 0.01$）；对 COX-2 活性无显著影响；8 周后，NO 水平有升高趋势，于第 12 周时 NO 水平显著升高（$P < 0.01$）；8 周后，3-NT 水平逐渐下降（$P < 0.05$）。

结论：补肾抗衰片通过激活 HO-1/CO-cGMP 路径中相关因子的表达，提高机体的抗氧化能力；通过激活 iNOS/NO-COX-2 路径中相关因子的表达，提高机体抗硝基化能力，从而稳定易损斑块、延缓 AS 的发生发展。

2. 益肾健脾涤痰法对脉道管壁形态功能的干预机制

实验 1 选用普通级雄性日本大耳白兔，随机分为正常对照组、模型组、补肾抗衰片组及辛伐他汀组，复合因素建立兔 AS 模型。于实验开始时（0 周）及 3、6、10 周时观察主动脉病理形态学变化，观测斑块与内膜面积比（PA/IA）、内膜与中膜厚度比（IT/MT）、内膜增生指数（IHI）、纤维帽与内中膜厚度比（FT/IMT），检测主动脉壁 NF-κB 的表达。

结果：补肾抗衰片可改善主动脉病理形态学变化，降低 PA/IA、IT/MT、IHI、FT/IMT（$P < 0.05$ 或 $P < 0.01$），降低主动脉壁 NF-κB 的阳性表达。

结论：补肾抗衰片可通过抑制炎症反应，改善主动脉病理形态学变化，抑制 AS 的形成。

实验 2 选用普通级雄性日本大耳白兔，随机分为正常对照组和实验组，复合因素建立兔 AS 模型。自第 8 周时，实验组随机分为模型组、补肾抗衰片组、辛伐他汀组。于给药后 16 周，检测主动脉 HO-1、PPARα、iNOS、p38MAPK 的 mRNA 表达水平，检测 HO-1、p38MAPK、eNOS 蛋白的表达水平。

结果：补肾抗衰片可升高 HO-1 mRNA 与蛋白的表达（$P < 0.05$），有降低 PPARα mRNA 的趋势（$P > 0.05$），可降低 iNOS mRNA 表达（$P < 0.05$），降低 p38MAPK mRNA 与蛋白的表达（$P < 0.05$），升高 eNOS 蛋白表达（$P < 0.05$）。

结论：补肾抗衰片通过激活主动脉 HO-1/CO-cGMP 路径中相关因子的表达，提高机体的抗氧化能力；通过激活主动脉 iNOS/NO-COX-2 路径中相关因子的表达，提高机体的抗硝基化能力，从而稳定易损斑块、延缓 AS 的发生发展。

实验 3 雄性新西兰兔，适应性喂养 1 周后，给予高脂饲料喂养 4 周，以酶消化法联合钝性分离法损伤兔一侧颈动脉外膜，建立颈动脉外膜损伤致粥样硬化模型，对侧颈动脉行假手术处理。术后随机分为模型组、补肾抗衰片组、阿托伐他汀组。分别于不同时间点（造模术后 1、4、8、12 周末）取材，观察颈动脉病理形态学变化，检测颈动脉 RhoA、ROCK1、ROCK2、MLCK、MLCP、VE-cadherin、occludin、ZO-1、claudin-5 mRNA 的表达；检测颈动脉 M1 型巨噬细胞表面标志物 iNOS 的表达，以及 M2 型巨噬细胞表面标志物 Arg-1 的表达；检测颈动脉壁胆固醇逆转运相关因子 ABCA1、LXR-α mRNA 及肝脏 LXR-α mRNA 含量；观察胸主动脉及包裹的外周脂肪的病理形态学变化，计算中内膜厚度比，检测其瘦素蛋白、TNF-α 蛋白、MMP-9 蛋白的表达情况；检测主动脉 LC3 Ⅱ、Beclin-1、PI3K、Akt、P-Akt、mTOR、P-mTOR 的表达。

结果：补肾抗衰片可以减轻颈动脉内膜增生程度，抑制 RhoA、ROCK1、ROCK2、MLCK、MLCP、VE-cadherin mRNA 的表达水平，升高 occludin、ZO-1、claudin-5 mRNA 的表达水平；增加 M2 型巨噬细胞表面标记物 Arg-Ⅰ、CD163 的表达，降低 M1 型巨噬细胞表面标记物 Arg-Ⅱ、iNOS 的表达；上调颈动脉 ABCA1、LXR-α 及肝脏 LXR-α mRNA 含量的表达；减少 PVAT 组织巨噬细胞浸润，减小脂肪细胞直径，使主动脉 TNF-α、瘦素、MMP-9 阳性颗粒表达面积减小，PVAT 组织 TNF-α、瘦素、MMP-9 阳性颗粒表达面积减小；升高主动脉自噬相关蛋白 LC3 Ⅱ、Beclin-1 的表达，降低主动脉 PI3K、Akt（P-Akt）、mTOR（P-mTOR）的表达。

结论：补肾抗衰片具有抗外膜损伤致动脉粥样硬化形成和发展的效应，其机制可能通过抑制 Rho/ROCK 通路的激活，以及促进紧密连接相关蛋白的表达；抑制巨噬细胞向 M1 型极化，促进巨噬细胞向 M2 型极化；促进胆固醇逆转运；减少血管及 PVAT 炎症；抑制主动脉 PI3K/Akt/mTOR 信号通路，促进自噬的发生，从而抗外膜损伤导致的粥样硬化的发展，稳定易损斑块。

实验 4 培养人脐静脉内皮细胞株 EA.hy926，分为空白对照组、溶血磷脂酸（LPA）干预组、补肾抗衰片（BS-KS）干预组，检测补肾抗衰含药血清对细胞活力的影响，测定内皮细胞通透性，观察细胞骨架结构的改变，检测 p-MLC、ROCK1 的蛋白表达，检测 RhoA、ROCK1 mRNA 水平，以探讨补肾抗衰片对 LPA 诱导人脐静脉内皮细胞高通透性的调节及其作用机制。

结果：BS-KS 能够降低 LPA 刺激后内皮细胞的通透性（$P < 0.05$），抑制应力纤维的形成，维持细胞形态，并通过抑制肌球蛋白轻链磷酸化、ROCK1 蛋白表达、ROCK1、RhoAmRNA 表达，负性调节 RhoA/ROCK 通路（$P < 0.05$）。

结论：补肾抗衰片能够有效抑制溶血磷脂酸诱导的血管内皮细胞通透性升高，改善细胞骨架重构，保护内皮细胞屏障功能，可能是通过 RhoA/ROCK/p-MLC 途径、调节

EA.hy926 细胞通透性实现的。

实验 5 体外建立 ox-LDL 诱导的血管内皮细胞株 EA.hy926 凋亡模型。观察不同浓度的 ox-LDL 对细胞形态、细胞活力、LDH 释放水平及细胞凋亡水平的影响。进一步观察补肾抗衰片含药血清对 ox-LDL 诱导的 EA.hy926 细胞形态、细胞活力、LDH 释放水平及细胞凋亡水平的影响。

结果：补肾抗衰片含药血清可以显著升高 ox-LDL 诱导的内皮细胞活力（$P < 0.01$），显著降低 LDH 释放水平（$P < 0.05$）、降低细胞凋亡率（$P < 0.01$）。

结论：补肾抗衰片含药血清可以明显抑制 ox-LDL 诱导的内皮细胞凋亡。

实验 6 培养人脐静脉内皮细胞株（EA.hy926），建立 ox-LDL 诱导的血管内皮细胞凋亡及 ERS 模型，应用补肾抗衰片单体二苯乙烯苷（TSG）和 ERS 抑制剂 4- 苯基丁酸（4-PBA）进行干预，检测内皮细胞活力，观察内皮细胞凋亡与坏死情况，检测内皮细胞中 GRP78 蛋白表达，以探讨 TSG 对 ox-LDL 诱导的血管内皮细胞凋亡的作用。

结果：TSG 的 4 个剂量组均能减少内皮细胞凋亡数目，降低内皮细胞凋亡率（$P < 0.01$），降低 GRP78 蛋白表达（$P < 0.01$）。

结论：TSG 抗 ox-LDL 诱导内皮细胞凋亡的作用机制与 ERS 途径有关。

二、清热解毒法防治动脉粥样硬化实验研究

1. 清热活血解毒法对血液成分的干预机制

实验 1 雄性日本大耳白家兔随机分成正常组、模型组、辛伐他汀组和四妙勇安汤组，建立动脉粥样硬化斑块模型，从实验第 1 天开始予相应药物干预，于实验 0、3、6、10 周动态检测血清中 ox-LDL、MPO、NO 水平，检测血清 TNF-α、IL-1 及 MCP-1 含量。

结果：四妙勇安汤可降低血清 ox-LDL、TNF-α、IL-1、MCP-1 水平，升高 NO 水平，有降低 MPO 含量的趋势。

结论：四妙勇安汤通过抗氧化应激反应、抑制炎症因子的释放，预防 AS 斑块形成。

实验 2 将日本大耳白兔随机分为正常组与实验组，利用复合因素制备兔主动脉粥样硬化易损斑块模型，8 周时实验组随机分为模型组、辛伐他汀组、四妙勇安汤组，继续予以高脂饮食；各给药组开始给药至 24 周取材，观察主动脉的病理形态，检测血清 MCP-1、ICAM-1、IL-1、IL-8 含量，以及 MMP-9 水平。

结果：第 16、24 周四妙勇安汤组血清 MCP-1、ICAM-1、IL-1、IL-8、MMP-9 水平明显低于模型组（$P < 0.05$，$P < 0.01$）。

结论：四妙勇安汤通过抑制炎症因子释放，抑制细胞外基质降解，增强 AS 斑块的稳定性。

2. 清热活血解毒法对血管管壁形态功能的干预机制

实验 1 将日本大耳白兔随机分为正常组与实验组。复合因素制备兔主动脉粥样硬化易损斑块模型，8 周时实验组随机分为模型组、辛伐他汀组、四妙勇安汤组，至 24 周取材，观察主动脉的病理形态，检测动脉壁内膜厚度（IT）、内中膜厚度比（IT/MT）、斑块纤维帽厚度（FCT）、纤维帽与内中膜厚度比（FCT/IMT）、胶原含量（CA）、α-平滑肌肌动蛋白（α-SMA）、基质金属蛋白酶 -9（MMP-9）。

结果：四妙勇安汤组 IT、IT/MT 均低于模型组（$P < 0.05$），FCT、FCT/IMT 均高于模型组（$P < 0.01$），血管壁 MMP-9 阳性面积百分比明显低于模型组，CA 和 α-SMA 阳性面积百分比明显高于模型组（$P < 0.05$，$P < 0.01$）。

结论：四妙勇安汤可明显增加斑块内胶原含量及 α-SMA 水平，降低 MMP-9 水平，稳定易损斑块。

实验 2 四妙勇安汤含药血清对 ECV304 细胞增殖的影响

将四妙勇安汤水煎液以常规量给健康志愿者连续服用 5 天，开始每日 1 次，连续服用 3 天后，于采集血液前 30、24、18、12、6、3、1.5、0.5 小时连续 8 次间断服药，共计 11 次，静脉采血，离心后取上层血清，以 0.22μm 微孔滤膜过滤，制成人含药血清。取对数生长期的内皮细胞，同步化于 G0 期，检测 BrdU 的掺入及细胞周期各时相分布。

结果：10% 四妙勇安汤血清可以显著促进 ECV304 DNA 合成与增殖，可使 ECV304 正常内皮细胞 G0 期 /G1 期细胞比例减少，S 期细胞比例增多（$P < 0.05$）。

结论：10% 的四妙勇安汤含药血清能促进内皮细胞 ECV304 DNA 合成，加快细胞周期进程，从而对其增殖具有促进的作用，可能具有血管生成的作用。

实验 3 四妙勇安汤有效单体对 ECV304 细胞增殖的影响

阿魏酸、绿原酸、哈巴俄苷、甘草次酸各单体组均加 5%FBS，处理内皮细胞 24 小时后，利用 MTT 法测细胞活力，利用 BrdU-ELISA 法测细胞增殖能力。

结果：阿魏酸作为当归的主要有效成分，在 $10^2 \sim 10^4$ng/mL 浓度之间，有增强内皮细胞活力，促进内皮细胞增殖的功效；绿原酸作为金银花的主要有效成分，在 $10 \sim 10^2$ng/mL 浓度之间，有明显的促进内皮细胞增殖的功效；哈巴俄苷作为玄参的主要有效成分，只在 10^5ng/mL 时有增强内皮细胞活力的功效；甘草次酸作为甘草的主要有效成分，在 $10 \sim 10^5$ng/mL 范围内有一定的增强内皮细胞活力的功效。

结论：阿魏酸、绿原酸、哈巴俄苷、甘草次酸在一定范围内，都有一定的增强内皮细胞活力或促进内皮细胞增殖的作用。

实验 4　四妙勇安汤有效单体及其配比对血管平滑肌细胞增殖的影响

（1）将正常条件下培养的血管平滑肌细胞（VSMC）加入不同浓度的绿原酸（10^2ng/mL、10^3ng/mL）、阿魏酸（10^2ng/mL、10^3ng/mL），各组均加 10%FBS，另设 2 个空白对照孔和 1 个 BrdU 背景对照孔，处理 VSMC 24 小时后，利用 BrdU-ELISA 法测细胞增殖能力。

结果：各组均有促细胞增殖的趋势，但仅阿魏酸 10^3ng/mL 组与 10%FBS 组比较有统计学差异（$P < 0.05$）。

（2）将正常条件下培养的 VSMC 加入不同浓度的绿原酸、阿魏酸混合液（绿原酸 10^2ng/mL+ 阿魏酸 10^2ng/mL，绿原酸 10^2ng/mL+ 阿魏酸 10^3ng/mL，绿原酸 10^3ng/mL+ 阿魏酸 10^2ng/mL，绿原酸 10^3ng/mL+ 阿魏酸 10^3ng/mL），各组均加 10%FBS，另设 2 个空白对照孔和 1 个 BrdU 背景对照孔，处理内皮细胞 24 小时后检测细胞增殖能力。

结果：各组均有促细胞增殖的趋势，但与 10%FBS 组比较，差异无统计学意义（$P > 0.05$）。

结论：绿原酸、阿魏酸及其配比在 10%FBS 培养条件下有促进 VSMC 增殖的趋势，但与对照组 BrdU 掺入值相比，均无统计学意义（$P > 0.05$）。绿原酸、阿魏酸对 VSMC 增殖的作用与血清存在依赖关系。

实验 5　四妙勇安汤及其有效单体对血管平滑肌细胞迁移、黏附的影响

（1）体外培养 VSMC，在血管内皮生长因子（VEGF）诱导条件下，用四妙勇安汤干粉进行干预，检测 VSMC 的迁移能力，检测 MMP-9 mRNA 的表达，以及 TIMP-1、TIMP-2 蛋白表达。

结果：四妙勇安汤 1.65×10^{-5}g/mL、1.65×10^{-6}g/mL、1.65×10^{-7}g/mL 可抑制 VSMC 的迁移；四妙勇安汤 1.65×10^{-5}g/mL、1.65×10^{-6}g/mL 可下调 VEGF 诱导的 VSMC 的 MMP-9 mRNA 表达；四妙勇安汤 1.65×10^{-5}g/mL、1.65×10^{-6}g/mL、1.65×10^{-7}g/mL 可上调 VEGF 诱导的 VSMC 的 TIMP-2 蛋白表达。

结论：四妙勇安汤可抑制 VEGF 诱导的 VSMC 迁移。四妙勇安汤通过抑制 VEGF 诱导的 VSMC MMP-9 的表达，促进 VEGF 诱导的 VSMC TIMP-2 的表达，起到抑制

VEGF 诱导的 VSMC 迁移的作用。

（2）将正常条件下培养的 VSMC 加入 VEGF（20ng/mL）或 IL-1β（10ng/mL）孵育 2 小时，加入不同浓度的绿原酸（10^2ng/mL、10^3ng/mL）、阿魏酸（10^2ng/mL、10^3ng/mL），各单体均用无血清培养基溶解，0 小时、6 小时、12 小时、18 小时、24 小时取样，拍照，计数，统计。

结果：①各组细胞经 VEGF 作用后，在显微镜下观察到 VSMC 从刮线边缘向中间成束迁移。绿原酸组在各时间段对 VEGF 诱导的 VSMC 迁移的影响虽有一定趋势，但与 VEGF 组相比均无统计学意义（$P > 0.05$）；②绿原酸对 IL-1β 诱导的 VSMC 迁移有一定的作用趋势，但无统计学意义（$P > 0.05$）；③阿魏酸（10^2ng/mL、10^3ng/mL）在 18 小时、24 小时可抑制 VEGF 诱导的 VSMC 迁移，与 VEGF 组比较有统计学意义（$P < 0.05$）；④阿魏酸对 IL-1β 诱导的 VSMC 迁移有一定的作用趋势，但无统计学意义（$P > 0.05$）。

结论：①绿原酸（10^2ng/mL、10^3ng/mL）对 VEGF、IL-1β 诱导的 VSMC 的迁移均无干预作用；②阿魏酸（10^2ng/mL、10^3ng/mL）可抑制 VEGF 诱导的 VSMC 的迁移，但对 IL-1β 诱导的 VSMC 的迁移无干预作用。

（3）将正常条件下培养的 VSMC 加入 VEGF，孵育 2 小时后，分别加入各单体不同浓度配比的药液（绿原酸 10^2ng/mL＋阿魏酸 10^2ng/mL，绿原酸 10^2ng/mL＋阿魏酸 10^3ng/mL，绿原酸 10^3ng/mL＋阿魏酸 10^2ng/mL，绿原酸 10^3ng/mL＋阿魏酸 10^3ng/mL），评价细胞的迁移能力。

结果：阿魏酸 10^3ng/mL 配比优于单用，其中绿原酸 10^3ng/mL 与阿魏酸 10^3ng/mL（1：1）的配比为最优配比。

结论：绿原酸 10^3ng/mL 与阿魏酸 10^3ng/mL（1：1）的配比为抑制 VEGF 诱导的 VSMC 迁移的最优配比。

实验 6 四妙勇安汤含药血清对中性粒细胞 - 内皮细胞黏附的影响

EA.hy926 细胞加入 0.2U/mL 凝血酶、中性粒细胞作为模型组，2.5%、5%、10%、20% 四妙勇安汤含药血清预处理内皮细胞 24 小时后造模为干预组，检测细胞黏附率及内皮细胞 P 选择素的表达。

结果：10%、20% 含药血清组对黏附率有抑制作用，10% 含药血清组效果较好；10%、20% 含药血清组对于细胞表面 P 选择素有抑制作用，10% 含药血清组效果最好。

结论：四妙勇安汤能抑制中性粒细胞、内皮细胞的黏附，这一作用可能是通过抑制内皮细胞 P 选择素的表达来实现的。

参考文献

1. 张忠，黄若兰，莫入，等. 动脉粥样硬化易损斑块与内质网应激相关机制的研究进展［J］. 海南医学院学报，2016，22(9):934-936.

2. 丁义，彭立，吕仕超，等. AS易损斑块研究现状与四妙勇安汤疗效探讨［J］. 中国中西医结合杂志，2012，32(9):1287-1289.

3. 彭立，张军平. 易损斑块与阴虚毒瘀病机相关理论的探讨［J］. 中华中医药学刊，2009，27(5):970-971.

4. 许颖智，张军平，李明，等. 四妙勇安汤对动脉粥样硬化易损斑块内细胞外基质的影响［J］. 中华中医药杂志，2011，26(4):822-824.

5. 许颖智，张军平，李明，等. 四妙勇安汤对实验性兔动脉粥样硬化易损斑块的影响［J］. 上海中医药杂志，2010，44(9):55-57.

6. 许颖智，张军平，李明，等. 四妙勇安汤对动脉粥样硬化斑块易损指数的影响及机制探讨［J］. 中华中医药杂志，2010，25(12):2298-2301.

7. 许颖智，张军平，李明，等. 四妙勇安汤抑制动脉粥样硬化易损斑块炎症反应机制［J］. 科技导报，2010，28(23):95-98.

8. 张薪茹，丁英鹏，陈瑶，等. 血管外膜在动脉粥样硬化中作用的研究进展［J］. 山东医药，2016，56(38):107-110.

9. 刘子懿，孔炜. 血管外膜在动脉粥样硬化中的作用［J］. 生理科学进展，2010，41(3):177-182.

10. 仲爱芹. 从外膜损伤角度探讨补肾抗衰片干预颈动脉粥样硬化形成和发展的实验研究［D］. 天津:天津中医药大学，2015.

11. 张宁. 补肾抗衰片干预动脉粥样硬化的研究［D］. 天津:天津中医药大学，2015.

12. 李艳阳. 补肾抗衰片干预胆固醇逆转运相关因子抗外膜损伤兔动脉粥样硬化的研究［D］. 天津:天津中医药大学，2015.

13. 熊鑫. "益肾健脾，涤痰散结"法治疗动脉粥样硬化及其与血管外周脂肪炎症的关系［D］. 天津:天津中医药大学，2015.

14. 辛颖. "益肾健脾，涤痰散结"法对动脉粥样硬化影响的研究［D］. 天津:天津中医药大学，2015.

15. 张军平，许颖智，李明，等. 血管新生在实验性动脉粥样硬化斑块中的地位与评价［J］. 实验动物科学，2009，26(5):21-25.

16. 袁卓，张军平. 血管新生与冠状动脉粥样硬化性疾病［J］. 辽宁中医杂志，2009，36(10):1679-1681.

17. 许颖智，张军平，李明，等. 四妙勇安汤对实验性动脉粥样硬化易损斑块内血管新生的影响［J］. 中国中医基础医学杂志，2012，18(2):161-163.

18. 吕仕超，张军平. 中医药调控心脏稳态与重构的研究［J］. 中华中医药杂志，2014，29(12):3892-3895.

19. 于泽谋，龚涛. 血管稳态对动脉粥样硬化发生发展影响的研究进展［J］. 国际神经病学神经外科学杂志，2016，43(4):346-349.

20. 张诺. 血管壁稳态促进机制与动脉粥样硬化［J］. 现代医药卫生，2011，27(13):2012-2013.

第二章

缺血性心脏病理论认识变革与中医防治新观点

第一节　现代医学对缺血性心脏病认识观的变革

一、从易损斑块到易损血液、易损心肌、易损患者

尽管随着血运重建术的发展，冠心病的诊治及预后得到了很大改善，但目前为止冠心病仍居发达及发展中国家死亡原因的首位，发现和治疗突发心脏事件的前期病变是预防的根本。既往研究表明冠状动脉粥样硬化斑块的成分决定了斑块破裂和血栓形成的危险性，稳定"易损斑块"是预防急性心脏事件的靶标。但越来越多的临床医生发现即便运用现有手段识别出易损斑块，对于心脏事件的预测也是有限的，斑块是局部病变，必须把斑块与患者相联系，由局部到整体，因此提出了"易损患者"的概念。

1. 易损患者的概念

2003 年众多国际心血管研究学者在《循环杂志》上联合发表文章提出了"易损患者"的概念，并指出易损患者是指由于斑块、血液和心肌的易损性，容易发生急性冠脉综合征或心脏猝死的患者（如 1 年内发生风险超过 5%）。易损患者涉及易损斑块、易损血液、易损心肌三方面，其中易损斑块不等于易破裂斑块，而是所有容易发生血栓并发症和容易迅速进展的动脉粥样硬化斑块；易损血液指易于形成血栓的血液或血流；而易损心肌指易于发生致命性心律失常的心肌组织。也有学者提出心血管病合并糖尿病患者是易损患者，涉及易损血管、易损血液和易损心肌，其中易损血管是容易导致急性心肌梗死的血管，主要指动脉粥样硬化血管，表现为内皮功能异常、脂质条纹及复杂性损伤（包括斑块易损及易凝等）；易损血液指容易导致心脏事件的血液成分，包括炎症因子、血小板功能异常、高凝或低纤溶状态、微粒增加等；易损心肌指容易发生急性冠脉综合征或心力衰竭的心肌，包括心肌自主神经病、微血管病及心脏代谢异常等。

（1）易损血管/斑块

①定义：易损血管指在结构上已损或易损，从而可能导致不良血管事件发生的血管，表现为血管形态及功能的易损，包括斑块内新生血管、正性重构血管及内皮功能不良血管等。斑块内新生血管内皮之间连接不紧密，缺乏基膜和周细胞包绕，通透性和脆性均增加，容易导致炎细胞浸润和斑块内出血，使斑块不稳定；正性重构血管指存在平滑肌细胞减少、细胞外基质过度降解及动脉中层结构损伤等病变的血管壁结构改变及血管直径的改变，纤维帽应力增大，导致斑块易破裂。内皮功能不良也易形成动脉粥样硬化，影响斑块稳定性，血管的正常生理功能主要依赖内皮细胞产生的收缩和舒张因子之间的平衡，其中血管舒张因子一氧化氮（NO）和血管收缩因子内皮素 -1（ET-1）起着重要的调节作用，有学者认为冠脉内皮功能障碍是以冠脉或外周循环血中 ET-1 增加和 NO 减少为特点；而血管性血友病因子（vWF）被认为是反映内皮损伤的标志物，其主要由内皮细胞合成，内皮细胞正常时血浆 vWF 含量不多，当内皮细胞受损时 vWF 释放入血，并与血小板糖蛋白 GPIb 等相互作用促进血栓形成。

易损斑块是易损血管的主要成因，曾被称为"高危斑块""危险斑块""不稳定斑块"，以及"软斑块""非钙化斑块"等，是指容易破裂或受到侵蚀，进而导致急性血栓形成引起 ACS 的斑块，同时也包括部分未破裂但表面内皮脱落、覆盖血栓、钙化小结突出等病变的斑块。

②标准：血管的易损性标准主要是针对全动脉而言，包括冠脉内各项因素（包括细胞因子、黏附分子、稳定等）的梯度、冠脉总体钙负荷、冠脉血管活性（主要是内皮功能），以及包括外周动脉如颈动脉内中膜厚度（IMT）的所有动脉总体斑块负荷。基于罪犯斑块的研究，易损斑块的诊断标准包括主要和次要标准，主要标准包括急性炎症（包括单核或巨噬细胞及 T 细胞的浸润）、薄纤维帽伴大脂核、内皮脱落伴血小板聚集、斑块裂隙及严重狭窄（大于 90%）；次要标准包括表面钙化小结、亮黄色斑块、斑块内出血、内皮功能不全及扩张性（正性/外向性）重塑。当存在一个或多个因素时提示斑块的易损性增加。

③检测：血管的易损性可以通过血清学指标及影像学检测评价。血清学检测，如炎症标记物 hs-CRP、人可溶性 CD40 配体、白介素、黏附分子、淀粉样蛋白、脂蛋白磷脂酶 A2 等；脂质浸润，如低密度脂蛋白（LDL）、氧化低密度脂蛋白（ox-LDL）等；基质水解，如基质金属蛋白酶（MMPs）等；血栓形成，如血栓调节蛋白、纤溶酶原激

活物抑制物，其他，如钙化、血管新生等。影像学检测分为无创检测和有创检测，无创检测如多层计算机体层摄影术能量化评价冠状动脉斑块，磁共振成像技术能识别斑块内纤维帽、脂核和钙化成分并进行定量分析，以及颈动脉超声、经食管超声、放射性核素扫描等；有创检测如血管内超声可看到冠状动脉壁全方位的横断面图像，冠状动脉血管镜可以观察斑块和血栓，光学相干体层成像能更好地测量纤维帽厚度、脂核大小等，温度测量法测量动脉粥样硬化斑块的温度，近红外线光谱法识别易损斑块，以及冠脉造影、血管内磁共振显像等。相对而言，无创性检测获得的信息比较局限，而有创性检测患者难以接受，临床应根据实际情况进行选择或联合应用。

④相关机制：血管的易损性机制主要是血管结构的异常。斑块内的新生血管由于内皮细胞募集周细胞障碍、血管内皮生长因子过表达、碱性成纤维细胞生长因子（bFGF）/血小板性生长因子（PDGF）-BB/PDGF 受体 -AB 通路异常、血管紧张素（Ang）Ⅰ/Ang Ⅱ失衡，以及炎症因子影响等导致血管结构形成异常；正性重构血管及血管内皮功能不良均是后期病理作用下血管结构发生改变，形成易损血管的原因，其中内皮损伤被认为是血管易损的启动因素，脂质浸润、炎症反应等进一步加重血管损伤。

斑块的易损性则与斑块的自身特点及某些斑块外因素相关。易损斑块纤维帽薄、脂核大，环管周应力主要在薄的纤维帽上，容易触发斑块破裂；纤维帽主要成分是细胞外基质，因此基质金属蛋白酶的合成及降解异常也与斑块易损性相关；斑块内组织因子过分表达，血小板聚集增加，呈现高凝状态，容易继发血栓形成；斑块内巨噬细胞较多，本身存在炎症反应，同时外周血液的炎症反应也会加重斑块局部炎症，外周血液的细胞免疫反应及血液中脂质代谢也参与易损斑块的发生；血管内皮功能障碍引起血管收缩也会引发斑块破裂等等。总之，易损斑块的发生是多种内在及外在因素共同作用的结果。易损血管上往往存在易损斑块，而易损斑块内也有易损血管，两者密不可分，均为血管功能的异常。

（2）易损血液

血液的易损性体现在血流动力学的异常和血液成分的异常。

①血流动力学异常：动脉局部血流动力学与生物机械学的异常能够作用于血管、斑块，影响血管及斑块的易损性，进而导致斑块破裂，如环周力可因管腔狭窄、脂核增大影响斑块纤维帽，促使斑块破裂；剪切应力与血流速度正相关，能够刺激内皮，从而影响炎症反应与血栓形成，并对内皮细胞生存有一定作用，增加血管的易损性；血黏度决定血液流速，对血栓形成有重要作用。

②血液成分异常：除了血流异常外，易损血液更多指血液成分的异常，主要包括

血清炎症指标、代谢相关指标、免疫指标、凝血相关指标异常等。血清炎症标志物，包括反映非特异性炎症的 CRP、血沉、白细胞、CD40 配体、血管细胞黏附因子 –1、TNF–α、IL–6 等；反映代谢异常的如 HDL、LDL、脂蛋白 a、甘油三酯、血糖等，反映免疫异常的有抗 LDL 抗体、抗热休克蛋白抗体，及脂质过氧化物标志物、同型半胱氨酸、循环非酯化脂肪酸等；凝血和抗凝系统，如反映血小板功能的血小板糖蛋白、血小板数目、血小板聚集 ADP 诱导因子等；反映凝血功能的纤维蛋白原、D- 二聚体、血黏度、血栓调节素、凝血因子、凝血酶原、组织纤溶酶原激活物等，以及红细胞增多、抗心磷脂抗体等致血栓形成因素。

（3）易损心肌

①定义：易损心肌是指易于发生致命性心律失常及能促进急性冠脉综合征和心力衰竭的心肌结构，包括心肌代谢、神经及血管的异常等。急性冠脉综合征往往伴随致命心律失常的发生，并常进一步发展为心力衰竭，因此易损心肌对于 ACS 的发展及预后有重要作用。

②分类：易损心肌包括缺血性与非缺血性易损心肌，前者主要是在动脉粥样硬化病变基础上导致心肌缺血性损伤，如高血压、陈旧心肌梗死等基础上发生急性冠脉综合征或致命性心律失常，为慢性缺血性心肌损伤；另外高交感活性等心肌自主神经异常导致致命性心律失常多为不伴动脉粥样硬化的急性心肌缺血损伤。非缺血性心肌损伤指由动脉粥样硬化外的心脏病引发的心律失常，如各类型心肌炎、心肌病等心肌损伤，长 QT 综合征等原发心电生理异常，以及瓣膜病、心肌桥等。

③机制及治疗：糖代谢异常影响心肌能量、氧化应激，导致心肌细胞死亡、自主神经调节功能异常等，使心肌对外部应激敏感性增强，成为易损心肌。另外研究显示低脂联素血症能够增加 1 型糖尿病患者心肌易损性，而氧化 / 硝基应激是脂联素保护缺血再灌注心肌损伤的关键因素。急性心肌缺血时心室颤动阈（VFT）降低、心室易损期（VVP）延长，而有效不应期（ERP）缩短等均可以增加心肌的易损性，因此采用程序电刺激方法检测心肌易损性时应同时测定这三个指标。

采用程序电刺激方法测定 VVP 和 VFT，发现卡托普利能够改善急性心肌梗死早期缺血再灌注后心室肌的易损性，预防快速致命性心律失常，而镁能够拮抗 VVP 的延长，稳定心肌电变化，中药丹参也能够缩短 VVP、缓冲 ERP，从而降低心肌易损性。

2. 易损患者的识别

传统的危险因素评估多用于预测群体远期事件，而不能预测个体的较近期事件。采用包含内皮功能损伤和冠脉斑块狭窄总体负荷，以及包括血液和心肌易损因子、情志易损程度的复合危险评分应当能较准确地预示有相关因素的冠心病患者近期可能发生急性冠脉综合征等临床事件的可能性。有学者认为应根据易损斑块、血液、心肌"预警三角"和复合危险计分法得到一个易损累积指数来表达易损患者的近期危险状态。其中斑块易损性可通过其病理改变、炎症标志、影像检查来评估，易损血液可用血浆血栓前体蛋白等血栓标志物评估，易损心肌可通过心电图、灌注和心肌存活情况、心室壁活动、无创电生理检查等评估。有研究对冠心病患者随访 1 年，以发生心源性死亡、AMI、血运重建术等急性心血管事件者为易损患者，用单因素分析、多元 Logistic 逐步回归分析得到易损患者早期预警指标，即诊断晕厥、急性心肌梗死及应用非甾体类解热镇痛药与心血管事件正相关，而应用 β 受体阻滞剂负相关；进一步通过分层、二分类 Logistic 回归方法得到易损患者预警方程：Logit（p）=-2.319-0.779（ApoAI 分层）-0.978（锻炼身体）+0.908（脑卒中病史）+0.877（hs-CRP 分层）+0.797（胸闷），并用接收者运行特征（ROC）曲线评价效能。

（1）易损血管 / 斑块的识别 易损血管与斑块的预测与识别主要集中于影像学及血清学指标，由于影像学检测对技术、设备要求高，血清学指标研究相对较多。有学者应用 Logistics 回归分析法实验研究发现，血管内超声（IVUS）测定偏心指数、斑块面积及血清学指标 sVCAM-1、斑块的声学密度定量技术值校正的声学密度平均强度是预测斑块易损性的重要指标，而临床研究显示 IVUS 测量值中斑块面积、重构指数、颈动脉测值 IMT、血清学指标 hsCRP 是斑块易损性的重要预测指标。炎症急性期时，C 反应蛋白，氧化型低密度脂蛋白，IL-6、IL-8，MMP-1、2、3、9、12 等，血浆同型半胱氨酸、脂蛋白相关磷脂酶 A2 及 E 选择素等血清学指标也能预测易损斑块的发生、发展。

（2）易损血液的识别 hs-CRP、黏附分子、氧化型低密度脂蛋白、IL-6、细胞因子、基质金属蛋白酶、核因子 -κB、妊娠相关性蛋白及纤维蛋白原等被认为是可以提示血液易损的血清学标志物。临床研究发现急性心肌梗死患者胸痛早期血栓前体蛋白（TpP）、肌红蛋白显著升高，TpP 是血栓的直接前体，其升高是活动性血栓形成标志，因此认为 TpP 是 ACS 血液易损的重要预测标志物之一。

研究发现凝血相关 miRNAs 变化与血液的易损性相关，可能是冠脉易损患者的早期风险标记物。有学者探讨冠脉循环炎症和凝血因子梯度与急性冠脉综合征的关系，发现中性粒细胞胞质中髓过氧化物酶（MPO）和可溶性 CD40 配件浓度（SCDMA40L）在 ACS 患者外周血中明显升高，经过冠脉循环后存在浓度梯度变化，可以反映动脉粥样硬化局部炎症，而 hs-CRP 只在外周血中升高，反映全身炎症，可用于预测 ACS；ACS 患者外周血的组织因子与组织因子途径抑制物比值升高，且经过冠脉循环进一步升高，与炎症因子存在相关性，能预测 ACS 的发生发展。

（3）易损心肌的识别　各种类型心电图，如静息心电图、动态心电图等，冠脉造影、超声心动图、单光子发射型计算机体层摄影（SPECT）、心脏核磁、心脏 CT 等影像学检测法，以及程序性心室刺激、实时 3D 磁活性图等有创检测可以用来检测心肌的易损性。循环非酯化脂肪酸及 CRP 等血清学检测也可筛查易损心肌。另外 CK-MB 等血清酶学检测、心肌肌钙蛋白等蛋白标志物检测、缺血修饰清蛋白、髓过氧化物酶（MPO）等均可较好地评价心肌缺血情况。

二、从"狭窄斑块中心说"到"心肌细胞中心说"

既往观点认为慢性阻塞性冠脉疾病与心肌缺血有直接的线性对应关系，在临床实践中常过分重视和强调解剖学狭窄对心肌血流灌注甚至整个心血管疾病预后的影响，以至于衡量狭窄程度的"50% 法则"被异化和妖魔化。近年的临床研究显示，大约 50% 的胸痛患者冠脉造影结果正常或接近正常，而其中有 2/3 归因于乙酰胆碱激发试验所明确的外膜血管痉挛或微血管痉挛，可见"缺血"与"狭窄"并非对等。有些负荷试验阳性明确提示心肌缺血的患者可能因造影显示狭窄程度＜ 50%，不能诊断为冠心病而得不到规范的治疗；还有部分患者，造影确有明显有意义的狭窄甚至慢性闭塞，但无明显心肌缺血的证据却被过度治疗。造成上述"假阴性"和"假阳性"的根源在于我们对"狭窄"与"心肌缺血""斑块稳定"，以及与真实世界的整体心血管预后之间的关系没有清晰的认识，持一元论的观点，在发病学上认为冠脉狭窄是导致血流受限的根本原因，甚至唯一原因，自然导致治疗上片面认为通过解除狭窄或者消退斑块，达到罪犯血管的机械再通，就能够最大限度地恢复心肌血流灌注，但事实往往并非如此。我们所谓的显著阻塞性"狭窄"的确能造成一定程度的血流受限，但它并不是心肌低灌注的充分条件。

从血管角度而言，真正决定心肌血流灌注的是微循环弥散功能和受血面积（容量血管），心外膜大血管充当的往往只是传导性血管的作用。严重的多血管慢性阻塞，可能因逐步建立完善的侧支循环代偿性供血而不表现为心肌缺血症状；反之，轻度的血管狭窄却可能因微循环灌注阻力增高或应激状态下的反复痉挛导致心肌得不到有效灌注；此外，我们还需考虑血管弥漫性病变问题，该现象在女性和糖尿病患者中尤其突出，Meta 分析的结果显示，女性非阻塞性冠心病发病率约为男性的 3 倍，常以弥漫性病变、微血管病变多见，但其心肌细胞缺血严重程度并不逊于阻塞性病变。冠脉 CTA 发现无胸痛症状的糖尿病患者，有冠脉斑块存在者为 64% ～ 93%，其中非阻塞性狭窄占到了 44% ～ 64%，而此类患者往往被诊断为广泛的亚临床心肌低灌注，在平均 4.8 年的随访过程中发现，其与心血管事件显著正相关，但却是临床上因单个狭窄轻微而被低关注和低干预的人群。近年，有学者运用造影与心肌声学成像结合的方法对管腔的解剖学狭窄与心肌血流灌注关系进行更深入探析，结果表明，管壁总斑块面积是心肌低灌注的决定性因素，不依赖于单个显著性狭窄，总斑块面积每增加 $10mm^2$，心肌低灌注风险增加 35%。同时，随着冠脉血流储备分数（FFR）概念的提出，临床学者已逐步意识到对靶血管进行缺血相关的功能性评价的重要意义，综合考虑管腔狭窄程度、心肌灌注面积和侧支循环发育情况才是对血液与心肌两方面的系统评价。著名的 FAME 研究，对 509 例患者共 1329 个病变同时进行造影形态学观察和 FFR 测定，结果显示，造影所见 50% ～ 70% 的狭窄中，有 35% 的病变 FFR ≤ 0.8，与缺血直接相关，是需要积极干预的；而在血管狭窄 71% ～ 90% 的病例中，却有 20% 的病变 FFR > 0.8，为无功能意义狭窄，并不需要过激的进行血管再通手术。该研究还针对两种不同的 PCI 术指导策略对 1005 例多支病变拟行药物洗脱支架植入的患者进行了多中心前瞻性随访探索，结果表明，FFR 指导下的 PCI 治疗（FFR ≤ 0.8）较之于单纯造影指导下 PCI 治疗（≥ 50% 狭窄）在 2 年的随访中，所有类型不良心血管事件发生率明显降低，且那些虽为阻塞性病变但因 FFR > 0.8 而未被干预的斑块在随访期间很少发展为罪犯病变，导致不良心血管事件的发生。2014 年发表的 RIPCORD 研究进一步验证了血管的功能性评价与解剖学狭窄的不一致性，在进行冠脉造影同时评估 FFR，有 32% 的冠脉狭窄需要重新界定其是否具有功能意义，26% 的患者需考虑变更单纯依赖解剖学狭窄所制定的干预策略。因此，重新审视"狭窄"在缺血性心脏病中的定位具有重要的实践指导意义。"狭窄"不等于"缺血"，不"狭窄"不等于不"缺血"，解除了"狭窄"也不等于治好了"缺血"。

从濡养层面上讲，临床可能存在缺"血"而不缺"养"，不缺"血"而缺"养"的矛盾情况。缺"血"侧重外膜血管血量的减少，缺"养"则偏重血液濡养能力的降低。血量的减少主要与供血血管的严重狭窄有关，而血液的濡养能力则与其自身的流变状态、携氧功能和组织弥散装置的正常运作有关。冠脉慢血流现象是不缺"血"而缺"养"的典型表现，可并存于显性的冠脉疾病，是冠脉系统性循环障碍的特征表现之一，亦可独立于外膜血管的阻塞性病变，在大血管血流不减少的情况下，因微循环高抵抗、血行缓慢而无法对心肌进行有效的濡养和灌注，进而导致反复的静息型心绞痛，甚至 ST 段抬高的心肌梗死发生。关于其发病机制虽不甚明了，但大多数研究均证实，内皮功能障碍、系统性炎症及血液的促凝状态可能是导致该现象发生的直接原因，这也进一步说明了导致心肌缺血的原因很大程度上并不取决于我们所关注的外膜大血管的狭窄，微循环容量血管的功能及影响血液流变状态的整体生物学环境也许是决定心肌血流灌注更关键的因素。于是，临床所遇到的许多困惑也可从上述结论中得到些许启示，诸如，经过 PCI 术解除血流动力学障碍的患者，仍有 20% 存在心绞痛；冠脉造影所示的"无病变"或"轻微病变"患者，却因反复心绞痛入院；严重的缺血 / 血栓事件与冠脉的狭窄程度并不呈线性关系；合理的药物治疗（他汀、阿司匹林、中药等）在管腔狭窄程度不改变的情况下，也可通过改善微循环内皮功能及降低血液的促炎 / 促栓活性等而达到缓解症状、提高生活质量的效果。血液是一个复杂的流体生态系统，其中包含了各种血液细胞、免疫细胞、无核微粒（MPs）、激素、细胞因子等物质，与血管的结构和功能稳态有着密切的联系。动脉粥样硬化虽最终表现为血管壁病变，但其发病机制中的脂质浸润学说、炎症反应学说、血栓形成学说无不与血液循环相联系，血小板－单核细胞复合物与血管内皮间的相互黏附和活化，促使了系统性和局部炎症因子、趋化因子的释放，导致广泛的内皮受损和功能障碍，进而为脂质沉积提供了突破口，并通过正反馈调节炎症－血栓过程，最终导致显性斑块形成、血管舒缩无序和血液高凝等病理状态的发生。即使在没有显著狭窄的情况下，血液的高促炎 / 促栓活性也可直接导致短暂性或持续性缺血事件的发生。

从心肌层面上讲，其自身对缺氧的耐受程度，或者说代偿能力，对临床缺血症状的出现与否也具有重要的影响。过去很长一段时间，我们把缺血性心脏病仅作为血管病变对待，而对心肌的关注只局限于病毒性心肌炎或者扩张型、肥厚型心肌病等，并没有从整体认识"血管－血液－心肌"在缺血性心脏病中的病生理联系。通过解除冠脉狭窄、改善血液流变性或者建立完善的侧支循环固然可以给心肌提供一个良好的濡养环境，但这终究是外因。缺血预适应和后适应是近三十年提出的两种重要的心肌保护机制，力求通过物理、化学或生物方法模拟短暂性、非致死性缺血缺氧，以诱导心肌的缺氧耐受，减轻后续可能出现的较严重缺血事件或缺血－再灌注打击。从这个角度来看，心肌自身是主角，在血管狭窄程度相同的情况下，部分患者的心肌无法适应乏氧环境而表现为缺血相关的结构损伤、电活动异常，甚至坏死、凋亡；但部分患者的心肌却能迅速启动保护性自噬反应，通过调整线粒体表型和呼吸运动，在不利环境中形成较低水平的新的细胞稳态，从而不表现为缺血缺氧症状。那么其中，心肌无数短暂的"脱敏"是否有效，便具有重要意义。适度运动、雌激素及乏氧环境下产生的 ROS、CGRP、HSPs 等最终均可通过各种胞内信号的转导，开放线粒体 ATP 敏感性钾通道（mitok ATP），抑制线粒体通透性转化孔（mPTP）打开，从而促进心肌能量代谢的再平衡，减少损伤和凋亡的发生。增龄、糖尿病、高血压等相关慢性微炎症反应可能是使诱导性缺血预适应的心肌保护作用降低或消失的重要原因，所以伴有多种危险因素的患者，在血管病变相似的情况下，其心肌的抗缺氧能力较之年轻的简单病变患者可能更居劣势，更容易遭受缺血缺氧的打击。需要指出的是，此处虽提到次级炎症反应是削弱心肌保护机制的不利因素，但许多促炎因子亦是缺血预适应的重要诱导剂，中间可能存在"度"和时效问题，在今后的研究中需进一步深入探究。

鉴于之前认识上的片面性，造成了缺血性心脏病治疗中的瓶颈和许多难以解释的矛盾现象，心脏学家们提出了以心肌细胞为中心，严重冠脉狭窄、炎症、血小板聚集和凝血、内皮功能障碍、血管痉挛、微血管功能异常为六大病机，倡导以多元论和整体观重新认识缺血性心脏病，寻求多靶点或单靶点联合的现代医学治疗模式。心肌缺血是一个复杂的多元病理过程，炎症、内皮功能、血小板活化、血管新生和心肌自身因素对该结局的发生都存在着不同程度的影响，而且可部分独立于阻塞性冠脉狭窄病变之外，对心绞痛症状和心血管事件起到预测和决定性作用，这也是临床普遍存在的"同病不同害""同治不同效"等矛盾现象的根源所在，抛开单纯的以"狭窄"为导向的治疗，从影响疾病发生演变的多个角度着手，可能起到更好的临床缓解效应。

第二节　现代医学防治缺血性心脏病的瓶颈

随着冠心病发病率的升高，缺血性心脏病的发病率也逐渐升高。然而，目前其治疗效果并不理想。冠心病是缺血性心脏病最常见的原因，其他缺血性原因（冠脉痉挛、冠脉栓塞、冠脉微血管功能障碍、先天性冠脉异常或冠脉炎等）也可引起该病。其治疗包括最佳药物治疗（OMT）、经皮冠状动脉介入治疗（PCI）和冠状动脉旁路移植术（CABG），从理论上讲，血运重建可改善 ICM 预后。其机制可能包括以下三个方面：①改善冬眠心肌的功能；②减少恶性心律失常的发生；③改善心肌缺血，预防心肌梗死。但既往临床研究表明，与药物治疗相比，血运重建组患者的生存率明显提高，尤其是 CABG 可改善患者的左室射血分数（LVEF）和无事件生存率，但总体来讲，患者的预后不良。

CABG 虽然远期通畅率较高，但手术时间长且创伤较大，不易被患者接受。近几年，随着药物洗脱支架的应用，PCI 的成功率有所上升，支架再狭窄风险降低，是目前治疗急性心梗的首选方案。然而，该术式无法阻止冠状动脉病变的恶化，术后呼吸功能不全、肾衰竭、恶性心律失常等并发症的发生率较高，导致患者预后不佳。除此之外，PCI 术后造影显示心外膜血管已通，仍有 5% ～ 10% 患者出现冠脉远端血流减慢或丧失、心肌灌注不佳等现象，即无复流现象（NR）。这是造成患者死亡率、再次心肌梗死和恶性心律失常等心血管事件发生率增加及预后不良的独立因素。PCI 术后 NR 临床表现为：心肌微循环血流受限、造影剂停滞、心脏传导阻滞、ST 段回落不良，以及很快出现的血流动力学恶化。引起 NR 发生的原因和机制目前尚不明确，多种因素参与其中，如再灌注损伤引起心肌细胞、内皮细胞肿胀、挛缩，压迫微血管；激活的白细胞趋化、聚集、黏附于血管内皮，堵塞微血管，并释放炎性介质及氧自由基，损伤内皮，使内皮下基质暴露，导致血小板聚集、血栓形成，加重远端微血管堵塞；溶栓和 PCI 可以促使心交感神经受体兴奋，三磷酸腺依赖型钾通道（KATP）抑制，TXA_2 和 5-HT 等缩血管因子释放增多，NO 生成减少，引起冠状动脉痉挛。此外，原位微血栓、胆固醇结晶和粥样斑块碎片等阻塞远端微血管，也会引起微循环障碍，从而导致 NR 发生。

第三节　中医药防治缺血性心脏病的新观点

一、从络脉虚滞论治冠心病

络病学说是中医理论体系的一个重要组成部分，"络脉"首见于《黄帝内经》。《诸病源候论》明确指出冠心病主要病变包括"正经及支别脉络""若伤心之支别脉络而痛者，则乍间乍盛，休作有时也"。

1. 冠心病络脉之虚

络脉具有环流经气，渗灌血气，互化津血，贯通营卫等功能，气血阴阳是络脉发挥其功能的物质基础，络中气血充沛则输布渗灌正常，五脏六腑与四肢百骸皆得其养。而络虚不荣既包括络中气血阴阳不足，络脉自身虚而不荣的病机，又包括络中气血阴阳不足导致的脏腑百骸失其荣养的病理变化，因此冠心病患者除了有心前区疼痛等心之络脉不能荣养心体的表现外，还有全身乏力、气短等全身络虚不能濡养脏腑百骸的表现。蒲辅周认为冠心病属虚证，病因是"心气不足，营气不周"，主张以补为本，以通为用。

冠心病多见于中年以后，与生理功能的减退和内外病理因素的干扰致损密切相关。或年迈体衰、肾精亏损、化血无源；或饮食不节、脾胃受损、化生不足，导致心不化赤、肝失升发；久病损耗、失血亡津，均可导致气血虚弱、络脉空虚。治法上，以《金匮要略》黄芪桂枝五物汤补益络脉气血，主要针对"络虚"环节起着"濡络"的作用，发挥其"充肤、熏身、泽毛、若雾露之溉"的生理效应。

2. 冠心病络脉之滞

络脉空虚日久便生阻滞，即叶氏所云："至虚之处，便是留邪之地。"此处的留邪即为"毒滞"，毒滞指正常生命过程中，机体不存在的物质，或原本适应机体生命活动的物质超过了生命机体的需求，而对机体形成危害。根据毒的性质和来源又可分为"脂毒""痰毒""热毒"。人到中年，肾之精气渐亏，肾水不足，若水不涵木，肝失疏泄，木不疏土，脾运失司，水谷精微失运，变生膏脂，脂浊停聚；若脾、肾衰败为著，脾、肾阳气虚损，三焦气化障碍，津液输布不利，膏脂化生运转失常，壅滞心络，经久不去，构成了冠心病的始动环节，为"脂毒滞络"。痰毒在冠心病动脉粥样硬化斑块形成过程中占有重要的地位。痰浊的形成与络脉功能损伤、脏腑气机失调及过食肥甘厚味有关。心络为津血互换的场所，通过津液的渗灌发挥濡养心脉的功能。若络脉空虚，络中气滞，津血不能正常互换，输布代谢失常，津凝则为痰浊，滞于心络。痰浊壅塞脉道，痰借血体，血借痰凝，胶结血脉，心气运营不畅，遂成斑块，称为"痰毒滞络"。冠心病若迁延失治，或猝然加剧可见真心痛。外邪化热或热邪中络是引发冠心病心绞痛的一个方面，如"因邪迫于阳气不得宣畅，壅瘀生热"（《诸病源候论·胸痹候》）。另一方面，热还可从内而生，五志过极、膏粱厚味均能酿浊生瘀，瘀久生热；现代人的饮食结构改变，不良生活习惯、气候及生活环境改变都促使"阳热"体质的形成，令体内诸邪易从热化概率大大增加。初病热邪在经，日久伤及血络，热邪积累、久郁达到一定程度，就会造成热伤血络，触发真心痛，称为"热毒滞络"。热毒、脂毒、痰毒又常交错为患，胶结于心络，使得病情多端，错综复杂。此外，还有药食之毒、七情内伤、不良环境因素等在体内积聚所化生的病理产物都促成了冠心病络脉虚滞。对于热壅络脉的实热证，可以《验方新编》中的四妙勇安汤活血解毒生络为治，并根据寒热变化变通。

3. 虚滞相因，不濡脉络

冠心病病程长，在这一发病过程中，络脉虚滞是关键，虚为本，滞为标，虚是因，滞是果。但"虚""滞"两个病机过程又互为因果，贯穿疾病始末。心络空虚是络脉气血不足、失于充养的病理反应，是冠心病发病的基本环节，直接导致络脉失于濡养，致

"不荣则痛"，其气血虚少又使邪气如脂毒、痰毒、热毒停滞络中，相互胶结，进一步损伤正气，进而形成恶性循环，加重病情。"久病延虚，攻邪须兼养正"，因而冠心病治疗应当通补结合，通不致虚，补不留邪。用药时不要囿于"入络"二字，而应当从病机上考虑和选择。

二、从大气下陷论治冠心病

"大气"一词，最早源于《黄帝内经》，历代也多有阐述。近代张锡纯在以往论述基础上，总结归纳了大气的生成、循行及功能特点，明确指出大气即宗气，产生于肾中之元气，得脾胃化生水谷之气的滋养，居于胸中之气海，包举心肺。其功能有三：①走息道，司呼吸。②贯心脉，行气血。③调节声息、视听、嗅觉、肢体寒温及心搏的强弱和节律。气机的升、降、出、入是人体生命活动主要表现形式。"内伤之病，多病于升降。"外感和内伤均可损及心肺及其宗气，引起大气下陷。大气下陷是因大气生成不足或损伤太过而下陷，宗气无力升清为主要特征的一种病理状态。其病机主要为气陷心肺失司、气陷清阳不升、气陷三焦气化失职，不能升举固摄。临床主要表现为气短，乏力，胸中坠胀，咽有异物感，胸闷憋气，惊悸怔忡，或兼有头晕，目眩，神昏健忘等，舌多淡，脉多为沉细弱，尤以右寸弱较为明显，或脉结、促、代等。

1.大气下陷是冠心病发生的主要病机

大气，为全身气血之纲领，一方面宗气亏虚，造成人体气血生化不足，日久耗及阴阳，无力荣养心脉。另一方面，宗气亏虚下陷，虚陷并存，贯心脉，不能行使司呼吸之职，无力行血布津，津血行缓或滞，成瘀化浊，郁而日久成毒，痹阻心脉。大气虚而不陷或虚而下陷，皆会损伤心肺，心肺功能失司，无力贯心脉，行气血，走息道，司呼吸，而发本病。

2.大气下陷证是冠心病心绞痛的主要证候类型

大气下陷与冠心病心绞痛的症状、体征密切相关，也是其常见证候。大气下陷的病理变化有虚-陷-竭由轻至重的进展，病情轻重存在差异。心绞痛临床表现和病情轻重取决于冠脉痉挛和狭窄程度。轻者表现为轻度心悸不适，可自行缓解，重者出现心梗猝死。在其病程发展每个阶段，均会有大气下陷证的体现。早期，实邪痹阻心脉，临床见气短、胸闷憋气、心悸怔忡、心前区疼痛等气陷之症，程度轻，为大气"虚"的病理阶段，晚期临床见气短胸闷，胸痛彻背，汗出肢冷等阳气虚衰的表现，为大气"竭"的阶段，是大气下陷重症。

3.益气升陷法是治疗冠心病心绞痛的基本法则

《素问·阴阳应象大论》云："气虚宜掣引之。"吴崑注曰："佐以所利者，顺其升降沉浮也。"大气下陷包含了虚和陷两个层次的病理变化，所以补益和升提是治疗关键。大气下陷治疗当以升补胸中大气为主，使陷降之宗气恢复至胸中，方能发挥其生理功能，当选用升陷汤加减。

①益气升陷滋阴：大气虚而下陷，无力布津，造成气阴两虚。方以升陷汤去升麻，加生地、麦冬、五味子、黄精、玄参、玉竹、山药等甘寒之品。伴有更年期者，加女贞子、墨旱莲、淫羊藿等；伴高血压者，加炙鳖甲、炙龟甲；气虚尤甚者，黄芪加至40g，或加红参或西洋参，加山萸肉敛气。

②益气升陷温阳：大气为诸气之纲领，大气虚损，温阳无力，心肺失于温煦。方以升陷汤，加大升麻用量，加桂枝、肉桂、巴戟天。伴有心衰者，加炮附子、仙鹤草、葶苈子、陈皮等。

③益气升陷化瘀：大气下陷，心脉失司，血行迟缓或血溢脉外成瘀，瘀阻心脉。宜升陷汤酌加四物、降香、泽兰、鸡血藤、地龙、葛根、丹参等活血之品。

④益气升陷解郁：大气下陷，气机升降失司，肝失疏泄，气机郁结。宜升陷汤酌加香附、石菖蒲、槟榔、柴胡、苏梗、枳壳、郁金、川楝子、莱菔子等理气之品。

⑤益气升陷，健脾化痰：大气下陷，脾失健运，酿湿生痰，或三焦气化无力，肺通调水道失常，痰浊渐成。宜升陷汤酌加半夏、茯苓、陈皮、胆南星、白术、薏苡仁、猪苓等利湿化痰之品。伴心律失常者加甘松、苦参；口淡无味者加佩兰、草豆蔻。

⑥益气升陷解毒：大气下陷，化瘀成痰，郁而日久成毒。宜升陷汤酌加连翘、白花蛇舌草、金银花、贯众、板蓝根、牛蒡子、紫花地丁、漏芦、重楼、栀子、紫草等清热解毒之品。肝火旺者加夏枯草、龙胆草；舌尖红者加莲子心；咽喉症状明显者加山豆根、射干。

三、从表达邪论治冠心病

肌表是人体与外界直接接触的第一道屏障，遍布全身，面积广大，虽病时有利于驱邪气于体外，但人体感受外邪也多从皮毛腠理而入。临床观察发现，冠心病作为临床常见心系疾病之一，虽以虚为本，但"标实"所占的症状比例突出，主要表现在胸闷痛、口干口苦、肢体沉重、心烦、舌苔厚腻等。通过详细审因辨证，发现冠心病患者当前证候有令邪气从表而除的可能性，可在原有辨证论治基础上，适当选配具有解表或透表功效的药物，以期从表达邪，给邪以出路，从而提高临床疗效。

1. 治则

（1）通过透散从表达邪　冠心病运用从表透解的前提是证候中有"标实"的部分，因为透解之法具有向外向上的发散趋势，正好可以对标实之"壅滞"起到"通散"的作用，邪去则正自安。透表用药多为轻清辛散之品，因辛味药物能散能行，且辛在五脏合肺，肺主皮毛，故而具辛散之性的药物多有引邪达表而出之功。如热郁者，可用桑叶、菊花、金银花、连翘等辛凉透散热邪；湿郁上焦者，用佩兰、藿香、豆豉等芳香宣透湿邪。

（2）通过取汗从表达邪　冠心病因感外邪诱发、伴表证者，可发汗解表散寒，驱邪外达。另外，冠心病心功能减低而伴水肿者，可遵照《素问·阴阳应象大论》中"其在皮者，汗而发之"之旨，因势利导，发汗以利水。汗法常用药物为解表祛邪之品，有些药物药性峻猛，而微汗是张仲景运用汗法的基本原则。现代人体质普遍较弱，更何况是已有"本虚"的冠心病患者，故令微微汗出即可，不可用峻药取汗，若"如水流漓"则"病必不除"，反而徒伤正气。

2. 治法

（1）心血瘀阻　表现为心胸疼痛，如刺如绞，痛处固定，入夜尤甚，甚则心痛彻背，背痛彻心，或痛引肩背，伴有胸闷，心悸不宁，舌质紫暗，有瘀点或瘀斑，脉沉涩或结代。治以活血化瘀，通脉止痛。方用血府逐瘀汤加减。临证可酌加葛根、降香、紫苏等辛散行滞之品，以助主方活血散瘀，透邪于外。笔者多配用较大剂量的葛根以增强散瘀之力。对于瘀血日久伴化热之象者，加用连翘，既可透热达表，又具清心火之功。

（2）痰浊痹阻　表现为胸闷如窒而痛，痛引肩背，气短喘促，肢体沉重，体胖多痰，遇阴雨天而易发作或加重，或有咳嗽，头昏重，呕恶痰涎，腹胀纳呆，舌体胖大有齿痕，舌苔浊腻，脉象弦滑。治以化痰泄浊，通阳开胸，佐以辛温散湿。方用瓜蒌薤白半夏汤合涤痰汤加减。临证酌加羌活、苍术、藁本、防风等，以辛温解肌，逐湿浊于表而散。

（3）寒凝心脉　表现为胸痛彻背，感寒痛甚，胸闷气短，心悸喘息，神疲乏力，面色苍白，四肢厥冷，冷汗自出，口淡不渴或吐清涎，小便清长，舌淡黯苔白腻，脉象沉迟或沉紧。治以温通心阳，散寒止痛。方用通脉四逆汤加减。常加用细辛、桂枝、荆芥等散寒止痛之品，增强主方温通之力，又能开达腠理，令寒邪从表解散。

（4）气滞心胸　表现为心胸满闷，隐痛阵发，痛有定处，时欲太息，遇情志不遂时容易诱发或加重，或兼有胃脘胀闷，得嗳气或矢气则舒，或伴口苦烦躁，舌质黯红，苔薄或薄腻，脉细弦。治以疏肝理气，活血通络，佐以辛散。方用柴胡疏肝散加减。临证常见患者伴有肝郁化热表现，故在方中已有柴胡、薄荷的基础上，再佐蔓荆子、菊花等入肝经的辛散之品，可引肝经之热从表而解。上焦郁热明显者，合用栀子豉汤，多可奏效。

（5）气阴两虚　表现为胸闷隐痛，时发时止，心悸气短，倦怠懒言，自汗、盗汗，咽干口燥，面色少华，或腰膝酸软，眩晕耳鸣或视物不清，遇劳则甚，舌红或淡胖有齿痕，脉细数或结代。治以益气养阴，通脉止痛，佐以清散。方用生脉散合炙甘草汤加减。临证常在选配黄芪、山药、黄精等益气养阴之品的同时，酌加桑叶、野菊花、牛蒡子、金银花等，以轻清升散之品祛热存阴而不耗气，辅佐有佳。

（6）心肾阳虚　表现为心胸疼痛，气短乏力，动则更甚，神倦自汗，形寒肢冷，面色苍白，或见唇甲青紫，下肢肿胀，舌淡胖，苔白或腻，脉沉微或迟缓无力。治以补气助阳，温通心脉。方用参附汤合右归饮加减。此证型患者多年老体衰，因肾阳虚不能温煦脾阳，脾胃运化功能失职，常见脘痞腹胀，舌苔厚腻等症，故临证酌加菖蒲、佩兰芳香醒脾，宣透湿浊之邪。伴下肢浮肿严重者，可用防己茯苓汤加减治疗，以达通阳化气，表里分消水湿之效。

四、冠心病介入术后证型演变与中医论治

1. 冠心病介入术后中医证型演变

介入术是目前治疗冠心病的主要手段之一，治疗后仍存在一些不可避免的并发症，且其作为一种侵入性治疗手段，对人体有一定影响。

我们检索近 30 年关于冠心病患者介入术前后中医证候的文献，最终纳入文献 22 篇，病例共计 4211 例，其中男性 2850 例，占 67.68％；女性 1361 例，占 32.32％，年龄 27 ～ 86 岁，病因以不稳定型心绞痛和心肌梗死为主。对符合标准的文献进行证候要素提取和归纳，统计分析冠心病介入术前后证候分布特点及演变规律。结果表明：①冠心病介入术前后主要证候均为血瘀证、痰浊证和气虚证，其中尤以血瘀证和气虚证为主。气虚、血瘀、痰浊为冠心病介入术患者的主要病理变化。②介入术前后证候比较，介入术后除痰浊证及介入术前所占比例甚小的水湿证外，血瘀、气滞、寒凝、热蕴等实证均显著减少，气虚、阴虚、阳虚等虚证均显著增加，证候有从实转虚的趋势。③随着介入术后时间延长，证候也有动态变化，如血瘀证比例降低，痰浊、气滞、阳虚证比例

增高等。研究显示，冠心病介入术前后病机仍为本虚标实，本虚以气虚为主，标实以血瘀为主，其次是痰浊。介入术在改善患者冠心病病理变化的同时，作为一种手术也会对患者机体造成一定的损伤，可能导致患者术后虚证增多。介入术能直接贯通患者的堵塞血管，起到活血化瘀的效果，明显改善血瘀证候，但对痰浊证无明显效果，故介入术后痰浊证相对凸显；介入术损伤机体造成正气亏虚，而阳虚是气虚的进一步发展。故临床治疗冠心病介入术后患者应注重其气虚、血瘀、痰浊为主要病机，并在此基础上加强对其本虚证的调理，更好地改善冠心病患者介入术后机体状况。

2. 从伏邪论治冠心病介入术后

伏邪理论源于《内经》，如《素问·生气通天论》曰："冬伤于寒，春必病温。"《素问·金匮真言论》曰："夫精者，身之本也。故藏于精者，春不病温。"描述了伏邪发病的过程。伏邪致病需具备邪毒内伏、潜藏的内环境、诱发因素，三者共同作用，导致疾病的发生、发展及转归。

（1）邪毒内伏易致疾病反复　一方面，冠状动脉介入术迅速解除冠脉狭窄的情况，明显缓解了患者的心绞痛症状，在一定程度上祛除了瘀血、痰浊等病理产物，具有破瘀通络的功效，但冠心病原有的病理产物未能彻底清除；介入对机体来说也是一种机械性损伤，使血脉受损，气血运行不畅，则瘀血内停；血脉受损，脉中气血不宁，造成部分已动之血不能还故脉道，遂生离经之血。体内残留的宿痰旧瘀与新生瘀血共同形成以瘀为主、兼有痰浊的邪毒，内潜心脉，伺机反复。另一方面，支架作为异物置于体内，迅速开通了闭塞冠脉，但其与宿主的生物相容性成为术后的最大问题。机体的神经及体液系统，会对支架产生一系列侵蚀和排斥反应，且支架置入的同时，损伤了局部血管，激活体内的凝血－抗凝－纤溶系统，并刺激局部中性粒细胞、单核细胞、巨噬细胞等炎症反应，从而产生血栓、炎性介质等病理产物。中医视其为"瘀毒""内生之毒"，当此邪毒积累到一定程度时，疾病反复。因此体内宿痰旧瘀与术后新生瘀血作为内在伏邪，与支架这一外来伏邪共同作用，形成邪毒内伏，潜藏体内，伺机而发，导致病情反复发作、迁延不愈。

（2）心气亏虚为邪毒提供存在的内环境　冠心病总属本虚标实之证，由于介入手术的实施，使心脉暂时得以畅通，标象得以缓解，但患者正虚本质依然存在，加之手术不可避免会损伤脉管、伤气耗阴、耗伤人体正气，络脉脉体损伤是重要的发病环节，因而心气亏虚是介入术后的重要病机。介入术后心气更虚，无力驱邪外出，致使邪毒留恋，使其长期潜藏成为可能，正所谓最虚之处，便是容邪之所。

（3）热毒为病情反复的诱发因素　动脉粥样硬化是全身性病理疾病，冠脉介入治疗并没有阻止动脉粥样硬化的进程，其不能从根本上改变冠心病本虚标实的病机特点。动脉粥样斑块的稳定程度远比动脉血管狭窄程度重要，动脉内存在的不稳定斑块破裂、脱落常导致急性冠脉综合征，危及生命。易损斑块及其所致的急性冠脉综合征以阴虚毒瘀为主要病机。阴虚是易损斑块的主要病理因素，是病之本；热毒和瘀血是病情发展和恶化的病理基础，是病之标。热毒贯穿其中，既是病理因素，又是致病因素，是斑块易损和破裂的关键因素，阴虚则热，日久则热聚成毒，结于局部，造成炎症细胞在斑块内大量浸润，热毒日久又会耗伤阴液，加重阴虚；阴虚则血流不畅，血液稠浊，易于成瘀，热甚伤血，热与血结，亦可致瘀，瘀血日久不散，既可致新血不生，阴液难复，又可酝酿成毒，形成毒瘀相结于络脉的顽疾。热毒是诱发病情反复的主要危险因素之一，根据中医学异病同治理论，参考外科治疗痈的理念，运用清热解毒中药干预动脉粥样硬化，可稳定易损斑块。

3. 从大气怫郁论治冠心病介入术后

"大气怫郁"即大气郁结不舒，抟而不行，不能有效到达通体节节、错杂络网，它不等同于"虚"，而是一种"困而不运、圉而不举"的状态。冠心病属本虚标实之证，痰瘀贯穿始终，PCI术通过物理方法解决了罪犯血管的主要狭窄，但未从根本上改变患者的体质及病机状态。术后确有诸多患者表现为胸闷憋气、气短不足以息，但细查舌、脉并无虚象；从现代医学角度理解，一方面，术中斑块碎片脱落形成微栓子栓塞、内皮功能障碍、微血管痉挛等，最终均导致微循环灌注阻力增大，对应心肌氧供不足。灌注通路的闭锁阻断了"大气"环流不息的通道，大气圉于其中，不但失去了其行血、利脉之功，反而因滞化火成毒，壅堵气机。另一方面，随着"双心医学"理论的引入，焦虑、抑郁与心血管病的相互影响不断受到关注，"心伤，神已伤"，慢性心血管病是导致患者焦虑/抑郁、生活质量下降的重要原因。无复流现象导致心绞痛症状反复发作，加之社会、经济压力的影响，诸多患者表现为抑郁倾向，忧思气结，胸中窒闷，太息觉舒。另外，从患者的白厚腻苔、弦细脉、食欲不振等症状也可窥见其气郁之象。概而言之，冠心病本身有形痰瘀的滞气碍血、手术相关的气行通道闭塞，以及情志不舒造成的气失条达状态，共同促成了PCI术后"大气怫郁"的病机，它绝非一个简单的气虚证。"大气怫郁"是大气失于通达的状态，可因"实"而郁，亦可"因虚致实"而郁，气郁者，如笼中之虎，虽圈囿而气势犹存，纯补无异于为虎作伥，徒增窒闷；运转气机，使气循常道，以贯心脉，以行呼吸，才是正治之法，即张仲景所谓"大气一转，其气乃散"，运转斡旋大气是使后续化痰、活血诸法起效的根本前提。张仲景常用"通阳"之法运转郁阳，振奋阳气，创瓜蒌薤白桂枝汤、瓜蒌薤白半夏汤等通阳宣痹；笔者则善用升降散（僵蚕、蝉蜕、姜黄、大黄）作为底方随证加减，以调理气机为第一要义，即赵绍琴所谓"祛其壅塞，展布气机"以治郁。升降散源于明代张鹤腾之《伤暑全书》，后清代杨栗山加以发挥，载于《伤寒温疫条辨》，本用于怫热内炽之瘟疫，其配伍精当，升降并用，"取僵蚕、蝉蜕升阳中之清阳，姜黄、大黄降阴中之浊阴，一升一降，内外通和，而杂气之流毒顿消"，转枢气机，常用于诸病气郁、化火、生痰、生瘀之证，取其升清降浊、畅气泄邪之功而愈病。微循环功能恢复不良，心肌不能得到充分有效的血流灌注，常是导致术后患者胸闷不适症状反复发作的根本原因，也是患者丧失信心，焦虑、抑郁的根源。结合宏观表征和微观病理，均可探知该病气郁、痰阻、血瘀的病机本质，三者相互影响，相互牵连，然气为津血之帅，化痰、活血必以畅气为先导。大气一转，气机宣通，则血行津布，邪无所附。

4. 从大气下陷论治冠心病介入术后

"大气"是由先天之气、后天水谷之气和吸入的自然界之清气组成，出于上焦，积于胸中，充当全身基本动力的胸中阳气，为诸气宗主，昼夜运行，无稍间歇，具有"走息道司呼吸，贯心脉行血气""撑持全身，斡旋全身气化"的作用。但凡上述人体功用发生改变，皆可从"大气"进行论治。脾胃为濡养"大气"的后天之本，脾失健运，则加重"大气"亏虚。"大气"为全身气血之纲领，若"大气"亏虚失其"司呼吸，行气血，撑持全身"作用，一方面将造成气血生化不足，心络失养；另一方面将失贯心脉、司呼吸之职，致津血不布，为痰为瘀，日久痹阻络脉，令心失其用。冠心病的邪实，不外乎痰浊、血瘀等内生之邪，是冠心病发作的诱因，而根本之因是"大气"亏虚。"大气""困而不运"的"大气"失运证、"围而不举"的"大气"围困证、"陷而不升"的"大气"下陷证是"大气"亏虚引起的PCI术后无复流的3种证型，临床需辨证施治。治疗应升、举、运、转大气以改善症状。CHD介入治疗避免了心血管危险事件的发生，但术后患者的症状往往并没有改善，有的甚至加重。临床常见胸部空闷、乏力、短气不足以吸，甚则努力呼吸似喘，寸脉细弱无力，常在劳累后加重，与心悸气短、胸闷、疲乏无力、自汗、舌淡苔薄白、脉沉细弱等心气虚症状，及心胸满闷、隐痛阵发、时欲太息、遇情志不遂时容易诱发或加重等气滞心胸症状，两者有着鲜明的临床区别。此类介入术后患者病机属于大气"陷而不升、围而不举、困而不运"的功能障碍状态，非虚非滞，倡导"升、举、运、转"四法，治疗上以提气、升举、运气、畅气为主。通过深入研究大气理论，结合临床经验和体会，制定了治疗大气功能障碍的系列方药。如大气失运者，宗《金匮》"大气一转，其气乃散"之论，自拟运气汤（黄精、薏苡仁、白术、檀香、黄连、吴茱萸）运转大气。大气痹困者，自拟畅气汤（柴胡、当归、茯苓、杏仁、扁豆花、连翘）斡旋大气，同时针对其痹困大气的不同原因，加减用药，因湿者，加桂枝、白豆蔻、萆薢、猪苓、藿香、佩兰等；因痰者，加白芥子、僵蚕等；因瘀者，加五灵脂、蒲黄、当归、丹参等。大气下陷者，宗张锡纯升举大气之法，以升陷汤（生黄芪、知母、柴胡、桔梗、升麻）为基础方加味。

5. 从脾肾亏虚论治冠心病介入术后

AS 是全身性疾病，冠脉介入治疗并没有阻止 AS 的进程，其不能从根本上改变 CHD 本虚标实的病机特点。脂质代谢紊乱是 AS 形成的主要原因之一，归属于中医学痰浊的范畴。痰浊的产生，往往责之于脾、肾。肾为先天之本，脾为后天之本，二者互根互用。《内经》云："年四十而阴气自半也，起居衰矣。"明确指出年过四十的中老年人，肾中阴精已经衰减一半了，人也就开始衰老。临床上，应用 CHD 介入治疗患者多伴有高脂血症、糖尿病、高血压病等基础病史，且以中老年人居多。脾为生痰之源，现代人饮食不规律，多食肥甘厚味，且中老年人脾胃功能往往有不同程度的减弱，故"痰浊"易在体内蓄积，进而加速了 AS 的进程。对临床上表现为脘腹胀满、大便黏、舌苔厚腻等介入术后患者，运用具有健脾益肾、软坚散结之功效的补肾抗衰片（丹参、何首乌、夏枯草、茯苓、海藻、龟甲、石菖蒲、砂仁、淫羊藿、桑寄生等）延缓冠脉病变，实验研究也表明补肾抗衰片通过抗脂质过氧化、抑制炎症反应、保护血管等抗 AS 形成。

五、女性围绝经期冠心病论治

内源性雌激素是 45 岁前女性特有的心脏保护机制，绝经（雌激素水平降低）是动脉粥样硬化心血管病的独立危险因素。雌激素治疗不减少绝经期女性冠心病风险，对于已有风险斑块存在的患者，反而增加急性心血管事件的发生，应作为严格禁忌。美国心脏协会（AHA）颁布的《2011 年女性心血管疾病预防指南》也指出，激素替代疗法和雌激素受体调节剂均不应用于围绝经期女性脑血管疾病的一、二级预防。

1. 脾肾亏虚

女性进入围绝经期，卵巢功能衰退，雌激素分泌减少，引起丘脑 – 垂体 – 性腺 / 肾上腺轴功能失调，表现为胸闷憋气、头晕心悸、纳谷不馨、四肢乏力、腰膝酸软、夜尿偏多、舌暗苔腻等症状。从中医角度看，其内在本质为脾肾两虚。

年逾七七，肾气自衰，内藏元阴元阳俱损，而心肾同属少阴，经脉相通，水火相济，心赖于肾阳之推动、肾精肾阴之濡养，才能气血充旺，神明有主。肾阳虚，寒水上乘，损伤心阳，运血无力，寒凝血涩，不通则痛；肾精肾阴匮乏，心络失养或心阳不得肾水涵养，亢而为害，虚火燔炽，炼血为瘀，煎津为痰，痰瘀互阻，发为胸痹。"先天之本"既衰，后天脾运化不及，水谷空虚，心脉失养；加之痰湿内聚，痰阻气机，血行不畅，终成痰瘀互结之胸痹。以"健脾益肾、涤痰散结"立法，药为补肾抗衰片（丹参、何首乌、夏枯草、茯苓、海藻、龟甲、石菖蒲、砂仁、淫羊藿、桑寄生等）。

2. 血瘀热毒

更年期综合征患者由于肾精不足，肾阴虚衰，精不生血，阴不生津，致津枯血燥，血液黏滞，运行不畅而成瘀滞；肾阴虚损，肾水不能上济于心火，心火亢盛，又可灼津耗液，血行黏滞或火盛迫血妄行，溢出经脉，成离经之血；水不涵木，木失条达，则致气机不畅，血行不利；或肝郁气滞，郁而化火，煎灼津液；或肝阳上亢，气机上逆，血随气动。此皆可成血瘀之弊。围绝经期心血管病多属肾水不足、心火上炎、肝阳上亢。肾精亏虚，则肾阳失制，相火亢盛，以致阴虚内热、阴虚火旺；肾阴亏虚，水不涵木，木失条达，则肝郁气滞，郁而化火；肾水不足，水火失济，则心火上炎；火郁成毒，毒热久积内蕴则发病。活血药用丹参、当归、刘寄奴、川芎、延胡索、川楝子；清热解毒药用牡丹皮、栀子、白花蛇舌草、莲子心、连翘、知母、黄柏。

3. 肝失调达

围绝经期女性雌激素水平波动，5- 羟色胺分泌减少，加之来自社会、家庭的各种压力，15%～50% 的女性会出现抑郁倾向，表现为持续的情绪低落、急躁易怒、睡眠障碍等症状，严重影响患者生活质量。心主血藏神，肝藏血舍魂，心、肝是机体情志调节的主要脏器，二者生理上相互协同，病理上相互影响。情志因素是围绝经期女性各种不适症状加重的关键环节。正如《灵枢·口问》云："忧思则心系急，心系急则气道约，约则不利。"临床上常用柴胡疏肝散、逍遥散等疏肝理气，常用药物有柴胡、香橼皮、白芍、瓜蒌、薤白、郁金、佛手花、合欢花等。其中柴胡、香橼皮疏肝理气；白芍柔肝调气、缓急止痛；瓜蒌、薤白宽胸理气，散结宣痹。实验也证明以上调肝通络药具有良好的降血脂、扩冠脉和抗血栓等作用，加之以适当的心理宽慰，增加信心，畅情志而解冠脉之急，临床疗效甚好。

参考文献

1. Waxman S, Ishibashi F, Muller JE. Detection and Treatment of Vulnerable Plaques and Vulnerable Patients: Novel Approaches to Prevention of Coronary Events [J]. Circulation, 2006, 114(22): 2390-2411.

2. Naghavi M, Libby P, Falk E, et al. From Vulnerable Plaque to Vulnerable Patient: A Call for New Definitions and Risk Assessment Strategies [J]. Circulation, 2003, 108(14):1664-1672, 1772-1778.

3. Hess K, Marx N, Lehrke M. Cardiovascular disease and diabetes: the vulnerable patient [J]. European Heart Journal Supplements, 2012, 14(Supplement B):B4-B13.

4. 庞晓丽,胡先同,姜希娟.不稳定斑块内形成易损血管机制的研究进展 [J].中西医结合心脑血管病杂志, 2014, 12(9):1132-1133.

5. 周明学,徐浩."易损血管"对于评价易损斑块的意义 [J].中华中医药学刊, 2008, 26(7):1431-1433.

6. Lerman A, Holmes DR Jr, Bell MR, et al. Endothelin in coronary endothelial dysfunction and early atherosclerosis in humans [J]. Circulation, 1995, 92(9):2426-2431.

7. Lip GYH, Blann AD. Von Willebrand factor and its relevance to cardiovascular disorders [J]. Br Heart J, 1995, 74(6):580-583.

8. Kayaalti F, Kalay N, Basar E, et al. Effects of nebivolol therapy on endothelial functions in cardiac syndrome X [J]. Heart Vessels, 2010, 25(2):92-96.

9. 孙前进,梁岩.易损斑块的研究进展 [J].医学综述, 2009, 15(4):560-565.

10. 吴平生,张远慧,许乙凯,等.易损斑块及易损患者的新定义及危险分层 [J].中华心血管病杂志, 2004, 32(3):283-285.

11. 李国华,李佳.易损血管的诊断进展 [J].心血管病学进展, 2010, 31(5):664-666.

12. 李崇剑,高润霖,杨跃进,等.易损斑块的病理生理机制及其检测的研究进展 [J].中华心血管病杂志, 2004, 32(6):570-572.

13. 吴惠玲,何国祥."从易损斑块到易损患者"的新概念 [J].临床心血管病杂志, 2005, 21(4):254-256.

14. 熊慧,肖志超,蔡绍乾,等.易损患者的特点研究进展 [J].实用心脑肺血管病杂志, 2013, 21(9):1-3.

15. 马彦卓.1型糖尿病缺血/再灌注心肌易损性增加的新机制:脂联素抵抗及低脂联素血症 [D].西安:第四军医大学, 2012.

16. 郑先科,熊顺华,李国华.急性心肌缺血家兔心室易损期和心室颤动阈的变化 [J].中国心血管杂志, 2001, 6(1):24-26.

17. 陈江斌,江洪,唐其柱,等.卡托普利对兔急性心肌梗塞早期再灌注心室肌易损性的影响 [J].中国病理生理杂志, 2002, 18(3):302-303.

18. 曹济民,刘国霞,田志兰,等.镁对急性缺血及再灌注心肌易损期延长的拮抗作用 [J].中国循环杂志, 1994, 9(2):104-106.

19. 郑先科,熊顺华,王新均,等.丹参对家兔急性缺血及再灌注心肌易损期和不应期的影响 [J].基础医学与临床, 2001, 21(4):371-373.

20. 马湘俊，林文辉，陈君柱. 急性冠状动脉综合征危险易损患者预测的研究进展［J］. 中国心血管病研究杂志，2004，2(8):669-672.

21. 许国磊. 冠心病易损患者早期预警指标的研究［D］. 北京:中国中医科学院，2007.

22. 曲丹. 冠心病易损患者早期预警及"瘀毒"临床表征的研究［D］. 北京:北京中医药大学，2010.

23. 陈文强. 动脉粥样硬化斑块易损性的研究［D］. 济南:山东大学，2004.

24. 刘成桂. 急性冠脉综合征心肌损伤和易损斑块生化标志物检测进展［J］. 四川医学，2008，29(7):932-934.

25. 马春梅，李晔，刘惠亮. 炎症介质与细胞因子在易损斑块到易损血液中作用的研究进展［J］. 中华保健医学杂志，2008，10(2):150-152.

26. SuFang Li，Jingyi Ren，Guangping Han，et al. GW24-e2497 Circulating MicroRNAs as Potential Biomarkers of Coagulation Dysfunction in Patients with Vulnerable Coronary Artery Disease［J］. Heart，2013，99:A103-A104.

27. 黎莉.冠状循环炎症和凝血因子梯度与急性冠状动脉综合征关系的研究［D］.济南:山东大学，2004.

28. W.Benjamin Wince，Pal Suranyi，U.Joseph Schoepf.Contemporary Cardiovascular Imaging Methods for the Assessment of At-Risk Myocardium［J］.Journal of the American Heart Association，2014，3(1):e000473.

29. Ong P，Athanasiadis A，Borgulya G，etal.High prevalence of a pathological response to acetylcholine testing in patients with stable anginapectoris and unobstructed coronary arteries.The ACOVA Study (Abnormal Coronary Vasomotionin patients with stable angina and unobstructed coronary arteries)［J］. J Am Coll Cardiol，2012，59(7):655-662.

30. Sara JD，Widmer RJ, Matsuzawa Y，et al. Prevalence of Coronary Microvascular Dysfunction Among Patients With Chest Pain and Nonobstructive Coronary Artery Disease［J］. JACC Cardiovasc Interv，2015，8(11):1445-1453.

31. Melikian N，Vercauteren S，Fearon WF，et al. Quantitative assessment of coronary microvascular function in patients with and without epicardial atherosclerosis［J］.Euro Intervention，2010，5(8):939-945.

32. Berger JS，Elliott L，Gallup D，et al.Sex differences in mortality following acute coronary syndromes［J］. JAMA，2009，302(8):874-882.

33. GM，Lee SW，Cho YR，et al. Coronary computed tomographic angiographic findings in asymptomatic patients with type 2 diabetes mellitus［J］.Am J Cardiol，2014，113(5):765-771.

34. Van den Hoogen IJ，de Graaf MA，Roos CJ，et al. Prognostic value of coronary computed tomography angiography in diabetic patients without chest pain syndrome［J］. J Nucl Cardiol，2016，23(1):24-36.

35. Young LH，Wackers FJ，Chyun DA，et al.Cardiac outcomes after screening for asymptomatic coronary artery disease in patients with type 2 diabetes: the DIAD study: a randomized controlled trial［J］.JAMA，2009，301(15):1547-1555.

36. Eskerud I，Gerdts E，Nordrehaug JE，etal.Global Coronary Artery Plaque Area is Associated with Myocardial Hypoperfusion in Women with Non-stelevation Myocardial Infarction［J］.J Womens

Health (Larchmt). 2015，24(5):367-373.

37. Pijls NH，Fearon WF，Tonino PA，et al.Fractional flow reserve versus angiography forguiding percutaneous coronary intervention in pat ients with multivessel coronary artery disease: 2-year follow-up of the FAME (Fractional Flow Reserve Versus Angiography for Multivessel Evaluation) study [J] . J Am Coll Cardiol，2010，56(3):177-184.

38. De Bruyne B，Pijls NH，Kalesan B，et al.Fractional flow reserve-guided PCI versus medical therapy in stable coronary disease [J] . N Engl J Med，2012，367(11):991-1001.

39. N. Curzen，O.Rana，Z.Nicholas，et al.Does routine pressure wire assessment influence management strategy at coronary angiography for diagnosis of chest pain: The RIPCORD study [J] . Circ Cardiovasc Interv，2014，7 (2):248-255.

40. Herrmann J，Kaski JC，Lerman A. Coronary microvascular dysfunction in the clinical setting: from mystery to reality [J] . Eur Heart J，2012，33(22):2771-2782.

41. Sen T.Coronary Slow Flow Phenomenon Leads to ST Elevation Myocardial Infarction [J] .Korean Circ J，2013，43(3):196-198.

42. Xu Y，Meng HL，Su YM，et al.Serum YKL-40 is increased in patients with slow coronary flow [J] . Coron Artery Dis，2015，26(2):121-125.

43. Dogan M，Akyel A，Cimen T，et al. Relationship between neutrophil to lymphocyte ratio and slow coronary flow [J] . Clin Appl Thromb Hemost，2013，21(3):251－254.

44. Akboga MK，Canpolat U，Balci KG，et al.Increased Platelet to Lymphocyte Ratio is Related to Slow Coronary Flow [J] .Angiology，2016，67(1):21-26.

45. Badimon L，Vilahur G. Thrombosis formation on atherosclerotic lesions and plaque rupture [J] . J Intern Med，2014，276(6):618-632.

46. Rana A，Goyal N，Ahlawat A，et al. Mechanisms involved in attenuated cardio protective role of ischemic preconditioning in metabolic disorders [J] .Perfusion，2015，30(2):94-105.

47. Maslov LN，Naryzhnaya NV，Pei JM，et al. Problem of end-effector of ischemic postconditioning of the heart [J] . Ross Fiziol Zh Im I M Sechenova，2015，101(6):647-669.

48. Thomas RL，Gustafsson AB.Mitochondrial autophagy—an essential quality control mechanism for myocardial homeostasis [J] . Circ J，2013，77(10):2449-2454.

49. Wojciechowska M，Zarębiński M，Pawluczuk P，et al. Decreased effectiveness of ischemic heart preconditioning in the state of chronic inflammation [J] .Med Hypotheses，2015，85(5):675-679.

50. Chytilová A，Borchert GH，Mandíková-Alánová P，et al. Tumour necrosis factor-α contributes to improved cardiac ischaemic tolerance in rats adapted to chronic continuous hypoxia [J] . Acta Physiol (Oxf)，2015，214(1):97-108.

51. 王筠，张军平. 从中医络病学说认识血管新生 [J] . 中国中医基础医学杂志，2005，11(7):493-494.

52. 李欲来，张军平. 从冠心病危险因子探讨络病的分子机制 [J] . 新中医，2005，37(10):3-4.

53. 王筠，张军平. 冠心病之络脉虚滞论 [J] . 中医药学刊，2006，24(4):629-630.

54. 袁卓，张军平. 冠心病抑郁与络损神伤 [J] . 上海中医药大学学报，2007，21(1):31-32.

55. 杨萃，张军平. 大气下陷证中气下陷证探析［J］. 光明中医，2009，24(1):5-6.

56. 彭立，张军平. 易损斑块与阴虚毒瘀病机相关理论的探讨［J］. 中华中医药学刊，2009，27(5):970-971.

57. 李明，张军平. 浅析大气下陷论［J］. 辽宁中医杂志，2009，36(6):907-909.

58. 张俊清，张军平. 大气下陷与冠心病心绞痛的中医药治疗［J］. 辽宁中医杂志，2009，36(9):1511-1512.

59. 张俊清，张军平. 大气下陷证与冠心病相关性探讨［J］. 山东中医药大学学报，2009，33(5):378-379.

60. 杨萃，张军平. 冠心病介入术后大气下陷证与中气下陷证探析［J］. 中国中医基础医学杂志，2009，15(9):680-681.

61. 高宇，张军平. "阳微阴弦"在冠心病介入术后新解初探［J］. 辽宁中医杂志，2010，37(S1):53-54.

62. 周亚男，张军平. 从"阴虚血瘀热毒"论治围绝经期心血管疾病［J］. 中华中医药杂志，2010，25(6):869-871.

63. 张光银，张军平，丁彬彬. 冠状动脉介入术后中西医结合防治再狭窄初探［J］. 中华中医药杂志，2010，25(8):1180-1183.

64. 吕仕超，张军平. "大气"源流与临床指导［J］. 中华中医药学刊，2010，28(12):2501-2503.

65. 张军平，吕仕超，袁卓，等. 冠心病介入术后中医证治初探［J］. 中国中西医结合杂志，2011，31(7):985-987.

66. 郭晓辰，张军平. 从表达邪治则在冠心病治疗中的运用［J］. 中华中医药杂志，2011，26(8):695-697.

67. 庞树朝，张军平，吕仕超，等. 从"大气"论治冠心病经皮冠状动脉介入术后无复流［J］. 中医杂志，2012，53(1):25-27.

68. 丁义，吕仕超，彭立，等. 基于伏邪理论探析冠心病介入术后病机［J］. 中华中医药学刊，2012，30(3):530-531.

69. 王小玲，张军平，许颖智. 论毒邪理论在心系疾病中的运用［J］. 中华中医药杂志，2012，27(8):2090-2093.

70. 吕仕超，张军平. 中医药防治经皮冠状动脉介入术后无复流现象概述［J］. 中医杂志，2012，53(15):1331-1333.

71. 吕仕超，张军平. 经皮冠状动脉介入术后无复流现象与玄府开阖的研究［J］. 世界科学技术(中医药现代化)，2012，14(5):1981-1984.

72. 翟昂帅，张军平，郭晓辰，等. 伏邪理论与治未病思想在防治PCI术后无复流的应用探讨［J］. 中华中医药学刊，2012，30(11):2430-2431.

73. 荣杰，许颖智，张军平. 冠心病患者介入术前后中医证候演变规律分析［J］. 中医杂志，2012，53(23):2027-2030.

74. 李光辉，张军平，吕仕超，等. 冠心病介入术后中医证候学研究概况［J］. 中华中医药学刊，2013，31(11):2404-2406.

75. 王强，吕仕超，许颖智，等. 基于雌激素浅谈围绝经期冠心病发病的中医机制［J］. 中华中医药杂志，2014，29(1):50-52.

76. 荣杰，张军平，许颖智，等. 冠心病不同类型及阶段的临床证候学研究［J］. 辽宁中医杂志，2015，42(12):2361-2363.

77. 周欢，张军平. 基于雌激素减少探讨围绝经期胸痹心痛的中医治法要点［J］. 江苏中医药，2016，48(1):65-67.

78. 张光银，张军平. 益肾健脾涤痰散结法治疗心脑血管病的机制研究［J］. 辽宁中医杂志，2016，43(4):734-735.

79. 周欢，张军平. 从"大气怫郁"角度探讨冠心病介入术后无复流机制［J］. 中华中医药杂志，2016，31(7):2621-2623.

80. 周欢，张军平. 从"疏肝气，调营卫"角度探讨柴胡桂枝汤治疗冠心病的用义与内涵［J］. 中华中医药学刊，2017，35(5):1170-1173.

第三章

高血压病研究热点与新思路

第一节 我国高血压病流行病学特点与诊断要点

一、我国高血压病特点

高血压病分为原发性高血压病和继发性高血压病，原发性高血压是以体循环动脉压升高为主要临床表现的心血管综合征，通常简称为高血压。而继发性高血压是指由某些确定的疾病或病因引起的血压升高，导致继发性高血压的常见疾病有肾素分泌瘤、嗜铬细胞瘤、原发性醛固酮增多症等。高血压病常与其他心血管疾病危险因素共存，是重要的心脑血管疾病危险因素，长期的高血压易导致心、脑、肾、血管等靶器官功能性损害和器质性病变。

根据 2020 年国务院新闻办发布的 2019 年国民营养与慢性病状况调查报告显示，我国 18 岁以上居民高血压患病率为 27.5%，较 2015 年有所上升，参考 2020 年第七次全国人口普查数据估测高血压患病人数为 3.08 亿。因气候及饮食原因，我国高血压患病率呈现北方高于南方，沿海高于内地等特点，并且东北和华北地区属于高发区，研究发现高盐和油腻的饮食习惯，以及不均衡的膳食模式增加了北方居民高血压的风险。另外尚有城市高于农村，女性在更年期前患病率略低于男性，但在更年期后高于男性，高原少数民族患病率较高等特点。虽然我国政府高度重视高血压等慢性病的防治，然而据 2018 年统计，我国目前高血压的知晓率、治疗率和控制率分别为 51.6%、45.8% 和 16.8%，远远低于发达国家。

对于我国高血压发病人群而言，其主要危险因素为高钠低钾饮食、超重和肥胖、饮酒及精神因素等。高钠低钾饮食是导致我国大部分高血压患者发病的主要危险因素之一，已经有研究表明，限盐对高血压患者、正常血压人群的血压控制均有益。我国高血压防治指南也指出，我国钠盐摄入量应该＜6g/d。而我国大部分地区人均钠盐摄入量＞12g/d。随着我国社会经济的发展，人群中超重和肥胖的比例与人数呈现上升趋势，人群中体重指数与血压水平呈正相关，BMI ≥24kg/m² 者发生高血压的风险是体重正常者的 3 ～ 4 倍。我国饮酒人数众多，男性高血压患者部分有嗜酒的习惯，虽然少量饮酒能够在短时间内降低血压，但是长期少量饮酒也会使血压升高，过度饮酒不仅升高血压，还容易诱发脑出血或者心肌梗死。长期过度精神紧张也会增加高血压的发病率。另外影响高血压发病的因素还有家族史、吸烟、血脂异常和糖尿病等。

二、高血压病及心、脑、肾等靶器官损害诊断

1. 高血压的诊断

对于高血压的诊断，首先我们需要确定患者所处血压水平及其他心血管危险因素，并且寻找高血压的病因，明确患者有无继发性高血压，如果是继发性高血压，则要先治疗原发病，并且评估目前患者靶器官受损情况。目前血压测量是评估血压水平、诊断高血压和观察降压疗效的主要手段。

高血压的诊断主要是根据诊室血压的测量，但是诊室血压测量难以避免"白大衣效应"，医务工作者应采用经校准的水银柱或电子血压计，测量患者安静休息 5 分钟后坐位时上臂肱动脉部位血压，一般需非同日测量 3 次，血压收缩压均≥140mmHg 和（或）舒张压均≥90mmHg 方可诊断为高血压，如果患者既往有高血压病史，并且正在使用降压药物，血压虽然正常，仍然诊断为高血压，此外也可以参考家庭自测血压，收缩压≥135mmHg 和（或）收缩压≥85mmHg，而家庭血压的测量常受到测量者操作不规范等的影响，使得血压测量不够准确。目前准确度较高、影响较小的是 24 小时动态血压监测，其诊断标准为 24 小时平均血压≥130/80mmHg，白天≥135/85mmHg，夜间≥120/70mmHg，然而确诊高血压不能仅仅靠 1 次或 2 次诊室或者家庭血压的测量，需要经过一段时间的随访，进一步观察血压变化和水平。

2. 心脏损害的诊断

心脏彩超目前是临床上诊断高血压性心脏结构变化的主要辅助检查手段，在诊断左心室肥厚和舒张期心力衰竭方面优于心电图，有临床研究针对 100 例高血压患者进行心脏彩超检查，其中诊断为左室壁增厚的为 52 例，左室扩大的为 25 例，诊断阳性率为 74%，而心电图检查的阳性率仅为 60%，提示心脏彩超诊断高血压心脏病的阳性率高，

诊断准确率也明显高于心电图。而且心脏彩超无创、可重复、速度快，值得临床应用与推广。

心电图检查可以发现左心室肥厚、心肌缺血、心脏传导阻滞或心律失常等。目前心电图检查是许多指南推荐诊断左心室肥厚（LVH）的常用方法，心电图的敏感性虽低，但是其特异性较高，尤其是对于重度 LVH 患者的特异性高达 80% ～ 90%。

胸部 X 线检查可以了解心脏轮廓、大动脉及肺循环情况，用 X 线胸片观察心胸比一直是观察心脏外形与心脏大小的影像学客观指标，有研究显示，心胸比可作为心脏肥大的筛选指标，对判断心脏是否增大有较高的敏感性。另外还有心脏冠脉造影、MRI、MRA 等。

3. 脑部损害的诊断

头颅 MRI、MRA 或 CTA 有助于发现腔隙性病灶或脑血管狭窄、钙化和斑块病变。经颅多普勒超声对诊断脑血管痉挛、狭窄或闭塞有一定帮助。有研究表明经颅多普勒超声检查可以准确地了解患者的脑底动脉血流动力学情况，处于早期阶段时常表现为高流速脑血管痉挛，如果脑血管已经发生了变化则常表现为脑底动脉低流速，如果存在广泛脑动脉硬化常表现为检测到脑动脉硬化。

4. 肾脏损害的诊断

高血压肾损害诊断主要根据血肌酐升高估算的肾小球滤过率降低或尿白蛋白排出量增加。然而肾脏具有很强的代偿功能，在损伤早期患者大多没有任何临床症状和体征。临床上检测肾脏的常用指标有尿素氮、血肌酐、尿微量白蛋白。微量白蛋白尿已经被证实是心血管事件的独立预测因素，肾小球滤过率是一项判断肾脏功能的简便而且敏感的指标。

第二节 现代医学诊治高血压病的困境

当前高血压病的患病率仍在不断增加，严重威胁着我国居民的健康。现代医学在高血压病的诊治方面仍面临诸多困境。高血压病本身具有病因不明确、不易根治的特点，临床上降压药的大量应用所引起的血压不稳定增加了心血管意外的风险，高血压病易引起继发性器官损害，造成不良后果，同时患者对疾病认识的缺失、依从性不佳也为高血压病的诊治增添了困难。

一、顽固性高血压

顽固性高血压又称为难治性高血压，是一种特殊的临床类型高血压，其在所有高血压患者中的比例为 20% ～ 30%，是指对已经应用包括一种利尿剂在内的、足够而适宜的 3 种降压药物治疗，且所用药物已接近最大剂量，血压仍未被控制在 140/90mmHg 以下者；而使用 4 种或 4 种以上降压药物血压达标也应考虑为顽固性高血压；对于老年单纯性收缩期高血压患者，虽经足够的 3 种药物治疗仍未能使收缩压下降到 160mmHg 以下者，亦考虑为顽固性高血压。由于人口老龄化及肥胖、糖尿病等疾病的不断增加，预计未来顽固性高血压患者的数量还将继续增加。事实上，顽固性高血压病并不罕见，全美营养健康调查分析显示，所有正在接受治疗的高血压病患者中，只有 53% 的人能将血压控制在＜ 140/90mmHg。虽然并不是所有未控制的高血压都是顽固性高血压病，但这样的数字仍让我们感到震惊。

1. 顽固性高血压的病因

（1）假性顽固性高血压　血压测量错误、"白大衣效应"、治疗依从性差是出现假性顽固性高血压的原因。假性难治性高血压常发生于广泛动脉粥样硬化和钙化的老年人。在临床上出现以下情况时应怀疑为假性高血压：①血压明显升高而无靶器官损害；②降压治疗在无过多血压下降时产生明显的头晕、乏力等低血压症状；③重度单纯性收缩期高血压；④肱动脉血压高于下肢动脉血压；⑤肱动脉处有钙化的证据。

（2）降压治疗方案不合理　有的降压药因服用次数多而造成经常性漏服、不可避免的不良反应、患者依从性不佳等因素造成不合理用药史，导致无法增加剂量提高疗效和依从性，并且患者对降压药产生耐药性等不良后果；在多种药物联合用药时未包括利尿剂。

（3）不合理的生活方式　吸烟可导致血压的昼夜节律消失及降低抗高血压药物的疗效；过度肥胖易出现胰岛素抵抗及高胰岛素血症，使血压不易控制；过度饮酒引起血压升高可能与交感神经兴奋增加，改善细胞膜通透性使钙离子进入细胞有关。

（4）其他药物对降压治疗的干扰　非甾体类抗炎药（NSAIDs）、拟交感神经药物、三环类抗抑郁药、免疫抑制剂环孢素、促红细胞生成素、口服避孕药等均可通过不同机制引起血压升高、拮抗降压药的作用。

（5）容量超负荷　钠盐摄入过多可抵消降压药的作用，肥胖、糖尿病、肾脏进行性损害、血压下降反射性交感神经紧张导致水钠潴留，通常有容量超负荷。

（6）睡眠呼吸暂停综合征　约有 83% 的顽固性高血压患者存在睡眠呼吸暂停。大多数伴有睡眠呼吸暂停的患者血压波动幅度大，昼夜节律消失或改变。

（7）继发性高血压病因未消除　有些继发性高血压疾病由于症状不典型，或检查选择不合理等因素而不能及时诊断，不能针对病因治疗，使血压难以控制。

2.西医对顽固性高血压的应对

（1）改善生活习惯　积极改善患者的生活方式：①减轻体重；②合理膳食；③增加体力活动；④调整心态，避免精神过度紧张、情绪激动，减少熬夜，保持优质睡眠。

（2）提高患者治疗的依从性　首先了解患者依从性差的原因，有针对性地调整治疗方案，优先选择效价比高的药物，加强对患者用药的监测；必须加强对患者高血压知识的宣教，使患者充分认识到血压控制不佳所带来的危害，帮助患者树立长期服药的观念及坚持治疗的信心；增加医患沟通，建立良好的医患相互信任关系。

（3）强调动态血压及家庭自测血压的意义　重视对动态血压及家庭自测血压的应用，其意义主要表现在两方面：①在诊断中，可有效排除假性顽固性高血压；②在治疗中，有助于高血压时间治疗学的应用。通过动态监测血压，确定患者每日血压峰值出现时间，并据此选择不同作用时间的降压药，及时调整服药时间，更有效控制血压，使血压峰值和血药浓度峰值相吻合，从而更有效地发挥降压作用。

（4）药物治疗　西医治疗除了常规的联合使用利尿剂、血管紧张素转化酶抑制剂（ACEI）、血管紧张素拮抗剂、β 受体阻滞剂及钙通道阻滞剂（CCB）以外，可加用螺内酯、α 受体阻滞剂或交感神经抑制剂等进一步控制血压。对于顽固性高血压的药物治疗原则包括：首先停服影响血压的药物；其次是利尿剂的应用：大多数患者应用长效噻嗪类利尿剂后能满意的控制血压，肾功能正常者应选用噻嗪类利尿剂，而肾功能不全者宜选用袢利尿剂，若高血压仍控制不理想的患者，可考虑双重利尿治疗；大多数患者需要联合降压药物治疗。针对不同患者选用不同的降压药物：高动力循环状态的青年患者选用 β 受体阻滞剂；心输出量增高患者可选用 β 受体阻滞剂或钙通道拮抗剂；周围血管阻力升高患者可选用 CCB、血管紧张素转换酶抑制剂或血管紧张素 Ⅱ 受体拮抗剂；血浆容量增多患者可选用利尿剂，同时严格控制钠盐摄入；血浆肾素活性升高患者可选用 ACEI、ARB 或 β 受体阻滞剂。另外还应结合患者病情选择降压药，如高血压合并冠心病心率偏快的患者首选 β 受体阻滞剂；合并糖尿病患者首选 ACEI 或（和）ARB；合并肾功能损害或慢性肾脏疾病引起的高血压患者选用 ACEI 或（和）ARB+CCB 和利尿剂。先如 ACEI 或 ARB+ 钙通道拮抗剂 + 噻嗪类利尿剂，或由扩血管药、减慢心率药和利尿剂组成的三药联合方案，如果效果不理想可再加一种降压药，如螺内酯、β 受体阻滞剂、α 受体阻滞剂或交感神经抑制剂，联用大于 3 种药物时应以个体化为原则，不能标准化。顽固性高血压患者中原发性醛固酮增多症发生率高，在多种药物联用的基础上加用盐皮质激素受体拮抗剂有明显的降压作用。

（5）非药物治疗　近年来，介入性治疗发展日趋成熟，逐渐引起人们的关注，肾脏去神经支配治疗运用连接射频发生器的导管进行肾脏去神经支配，可有效控制顽固性高血压患者的血压。肾脏去神经支配治疗（RDN）可产生明显、持续的降压作用，无肾血管并发症，介入治疗虽然有效，但不能作为高血压治疗的一线选择而替代药物，应作为储备的治疗手段用于药物确实无效的顽固性高血压患者。并且对于如何有效地确定肾动脉交感神经完全消融、如何合理选择 RDN 治疗的适用人群及 RDN 治疗的远期预后等问题仍需大规模临床试验证实。另外，Rheos 压力反射高血压治疗系统、持续性正压通气、深部脑刺激、减慢呼吸治疗等都能对治疗顽固性高血压起到一定的作用。

二、高血压左心室肥厚

1. 高血压左心室肥厚概述

高血压长期控制不佳可引起心脏结构和功能的改变，称为高血压心脏病，包括早期左室舒张功能减退、左心室肥厚（LVH），逐步发展为心肌收缩功能减退，最终发生心力衰竭，其中左心室肥厚是高血压病常见的并发症。心肌肥厚是左心室肥厚的病理基础，是心脏对血流动力学超负荷和非血流动力学因素的一种基本的适应性反应。左心室肥厚是一种心肌对血压升高的代偿性改变，心肌收缩力增强以维持足够的心排量，但时间长可引起心肌细胞肥大，肌纤维增粗，退行性变，毛细血管相对密度下降等改变。早期出现心肌重塑现象，即向心性重塑，心肌细胞肥大，但数量并不增加，排列改变，胶原纤维增多，胶原累积超过 20% 则出现纤维化，以取代失去功能的细胞，从而发生向心性肥厚，最后发生容量负荷，增加引起离心性肥厚。高血压左心室肥厚首先反映在室间隔增厚上，后者是心脏大小循环所共有的部分，对左右心室收缩功能均有十分重要的作用。LVH 是导致心肌梗死、心力衰竭、心律失常、猝死等心血管事件的独立危险因素。

2. 西医治疗高血压左心室肥厚

降压是逆转 LVH 的治疗基础，相关临床研究与实践证明长期有效的降压具有逆转 LVH 的作用。尽早接受规范的降压治疗能够有效逆转 LVH，减少心血管事件发生，《中国高血压防治指南 2010》推荐高血压伴 LVH 患者应参照心力衰竭患者，将血压目标值设定为 < 130/80mmHg。

目前有研究显示 ACEI、ARB、钙通道拮抗剂、利尿剂和 β 受体阻滞剂 5 类降压药逆转 LVH 的作用存在不同程度的差别，左室重量指数（LVMI）下降比分别为 ARB 13%、钙通道拮抗剂 11%、ACEI 10%、利尿剂 8%、β 受体阻滞剂 6%。

目前 RAAS 阻断剂比其他降压药更能够有效降低 LVMI。

（1）ACEI　逆转 LVH 较优选择有卡托普利、依那普利、雷米普利等。然而 ACEI 的常见不良反应为刺激性干咳及神经性水肿，一般认为与缓激肽聚积相关，由此易导致患者治疗依从性下降。另外也有研究表明 ACEI 逆转 LVH 与其他降压药相比差距并没有统计学意义。ARB 逆转 LVH 的作用已经得到大量临床研究和荟萃分析结果确认。氯沙坦是目前唯一具有逆转 LVH 并改善心血管硬终点证据的 ARB。研究显示在使用缬沙坦时，82% 的向心性重构和 84% 的向心性肥厚患者获得逆转，LIFE 研究亚组分析还显示，与 LVH 逆转的患者相比，LVH 持续 / 进展患者的心血管事件风险显著增加。基于此项研究，各国高血压指南推荐高血压伴 LVH 人群使用 ARB。

（2）钙通道拮抗剂　通过扩张阻力血管，减轻心脏后负荷，使心肌做功减少，使 LVH 减轻。

（3）β 受体阻滞剂　动物实验和人体实验均表明 β 受体阻滞剂有逆转高血压 LVH 的作用，其逆转 LVH 的作用弱于 ACEI 和 ARB 类药物。亲脂性、高度 β_1 选择性的 β 受体阻滞剂可能具有改善 LVH 的优势。

（4）醛固酮受体拮抗剂　通过抑制心肌成纤维细胞和血管周围间质纤维化，逆转 LVH。虽然有研究表明依普利酮逆转 LVH 的作用与依那普利的作用差异无统计学意义，但长期使用螺内酯治疗的依从性仍需要斟酌，同时缺少逆转 LVH 并改善心血管事件的终点研究。

三、高血压蛋白尿

高血压长期控制不佳使肾小球内囊压力升高，肾小球纤维化、萎缩，肾动脉硬化，导致肾实质缺血和肾单位不断减少，造成肾脏损害，两者相互影响，后者又使血压进一步升高，并难以控制。高血压早期肾损害通常表现为肾小管功能的障碍，出现夜尿增多，尿钠排出增多，可见微量白蛋白尿，如果肾小球缺血性损害时，则表现为轻、中度蛋白尿，并且可以伴见少许红细胞及颗粒管型。然而高血压造成的肾脏损害在早期不易被发现，很多患者发现时已经出现了严重的肾功能损害。

1. 降压药物的合理使用

钙通道拮抗剂主要通过扩张血管，改善血管痉挛，降低肾血管阻力，增加肾血流量和肾小球滤过率，从而阻止高血压血流动力学直接损伤。特别是对蛋白尿小于 300mg/d 的高血压肾损害患者有一定的优势。

血管紧张素转换酶抑制剂通过抑制肾素血管紧张素系统 Ang Ⅱ 的形成，扩张肾小球的出球小动脉，有效降低肾小球内毛细血管压，从而改善肾小球内的高压、高灌流和高滤过状态，并能通过其减少肾脏细胞外的基质蓄积的作用，达到减缓肾小球硬化的发展和肾保护作用。

血管紧张素 Ⅱ 受体拮抗剂可通过对 AT1 型受体的拮抗作用，阻断血管紧张素 Ⅱ 的作用，从而抑制 RAAS 系统。同时，ARB 可选择性扩张出球小动脉，降低肾小球内压力，增加肾血流量和肾小球滤过率，减轻肾血管阻力，减少蛋白尿，改善肾功能。

2. 肾保护药物的选择

前列腺素能直接作用于血管平滑肌，通过抑制血管平滑肌钙离子活性，阻止交感神经末梢释放去甲肾上腺素而扩张血管，使肾小球过滤率增加，肾小管周围毛细血管开放，减轻缺血对肾脏的损害，从而改善肾功能。他汀类降脂药，如阿托伐他汀对高血压早期肾损害具有明显的保护作用，研究表明阿托伐他汀能通过降低炎症因子 CRP、IL-6 的抗炎作用减少高血压肾病患者的尿蛋白，有望改善肾功能。另有研究报道指出，西立伐他汀能够通过减轻炎症和癌细胞增殖来减轻蛋白尿和肾损害，并且这一作用独立于降压和降脂之外。

第三节　高血压病中医病机认识与治疗新思路

中医学根据高血压病的临床表现，将其归于"眩晕""头痛"等范畴。现代医家认为高血压病的病机为素体阴阳偏盛偏衰，脏腑亏损；精神紧张，情志不遂，饮食失节，环境变化等为诱因；病机以风、火、痰、瘀、虚为要；证类可分为肝阳上亢、痰浊瘀阻、肝肾阴虚、痰湿中阻等；治法以平肝潜阳、祛痰降浊、活血化瘀、滋补肝肾为主。在临床实践中由于患者的病情具有复杂性，高血压病的治疗往往不能简单应用以上治法论治，尤其对于顽固性高血压的辨治更应因时制宜，善后防复。以下我们就高血压病的中医病机新认识及治法上的创新点进行论述。

一、从毒邪辨治高血压病新论及治法创新

随着对毒邪理论认识的深化，毒邪有内外之分被明确提出。所谓外毒，意为来源于体外，可单独害人，亦可杂六淫侵袭的一类致病因素。与此相反，内毒则是脏腑功能减退或障碍，机体代谢减退、紊乱或乖戾失常过程中产生的一些新的致病因素或新的病理变化。古代医家倾向于对外来之毒的研究，外袭之毒有邪化为毒及邪蕴为毒两种变化方式，前者常由六淫之邪转化，后者多由外邪内侵，久而不除，蕴积而成。现代医家则多倾向于对内毒的研究，内生之毒顾名思义就是来源于体内。内毒的产生是排毒系统功能发生障碍的标志，多是一种长期的慢性潜在病变过程，既可以单独产生，亦可夹杂其他内生之邪而现。当内生之邪气累积到一定程度后，便会因众邪蕴积，阴阳状态严重失衡，导致众邪的积－化－酿生毒。近年来，由于现代病理机制研究的深入，传统毒邪的认识得以深化和拓展。氧自由基、兴奋性神经毒、过敏介质、钙离子超载、凝血及纤溶产物、微小血栓、新陈代谢毒素、突变细胞、自身衰老及死亡细胞、致癌因子、炎性介质和血管活性物质的过度释放等，均可看成是广义的内生毒邪。高血压病病变过程中形成的这些内生毒邪直接影响疾病的病理变化、预后和转归。

历代医著对毒邪进行了深入阐述，随着医学的进步和发展，毒邪被赋予了新的含义。毒邪是各种心系疾病的共同病理基础，治疗应以毒邪形成及存在的不同病因、病机、证候特征为根据辨证施治。运用毒邪理论指导心系疾病的治疗，可提高临床疗效，为其治疗提供了新的思路。

1. 从热毒论治

原发性高血压病具有火热性、从化性、损伤广泛性、兼夹性、病情复杂多变等特点，热毒证是其重要病理类型，其内在原因与体质相关，五志过极、饮食失节是其主要危险因素，治疗采用解毒泄热法，多用连翘、栀子、黄芩、白花蛇舌草、夏枯草、莲子心、玄参、知母、黄柏等药物，不仅能提高中医药治疗顽固性高血压的临床疗效，而且对于西药治疗还有增效作用。

2. 从浊毒论治

（1）从现代医学探析高血压病中外来浊毒的物质基础　高血压病病因迄今不明，目前认为，其属于多种致病因素共同作用所致的生活习惯病，其中不良饮食习惯是高血压病发病的重要因素之一。在临床中我们多见高血压病与肥胖、血脂异常及糖代谢异常等并存，称为代谢综合征。若血糖、血脂及胰岛素等物质，代谢失常，瘀积于血分，成为

内生浊滞之邪，日久浊易化热，浊滞与热邪相搏，进而酿生浊毒。

（2）从中医学及现代医学探析高血压病中浊毒的生变　无论是外界浊邪入里，湿浊困脾，还是饮食不节，浊邪内生，或是火热郁内，伏于血分为毒，亦或浊邪内蕴，郁热为毒，都与脾失运化，元气不充，脾不升清，胃失和降密切相关。脾胃升降功能受限，气机不得通畅，浊毒积滞体内不得消散，阻碍气血津液的正常运行输布，津血停滞，可进一步使浊毒加重，成为恶性循环。

现代生理学亦认为，肝脏是人体的主要解毒器官。当肝的生理功能正常时，即使体内产生一些浊毒，也可经由肝得到及时清除，但是一旦出现肝失疏泄或肝阳上亢等病理变化，则可影响肝的泄浊解毒功能，为浊毒在体内的停积不消提供可能。

高血压病的常见并发症之一是肾损害，《景岳全书》曰："五脏之伤，穷必及肾。"浊毒潜伏下注于肾，损伤肾络，可使肾不固藏，精微泄漏而出现蛋白尿。另一方面，浊毒犯肾造成肾气虚衰，开阖失司，膀胱气化无权，浊液潴留，或推动无力，令大肠传导失司，均导致邪无出路，浊毒可重新吸收入血，进一步损伤精气，败坏形体，形成恶性循环，出现诸多变证，如高血压日久可出现肾功能损害甚至肾功能衰竭。

（3）浊毒在高血压病中的演变规律　具体而言，可分为：①病变早期：浊毒初生，以浊为主，此阶段往往临床症状隐匿不显，或因"浊邪害清"，壅塞清窍而仅表现为紧张、劳累后的头痛、眩晕等；②病变中期：浊毒渐盛，浊积日久亦可化毒，此阶段临床往往表现为浊毒症状开始显现或明显；③病变后期：浊毒壅滞，以毒为主，并深入脉络，因毒损脏腑之不同而造成心、脑、肾等靶器官的损害，病情多复杂而缠绵难愈。浊毒之邪长期停留体内，易酿痰、成瘀，所以本病后期常兼痰瘀为患。

（4）从浊毒论治是治疗高血压病的关键环节　"治病必求于本"，既然本于浊毒之邪，则治疗高血压病应注重适时应用芳香化浊、清热解毒法并随证变通，从浊毒论治，清除浊毒以改善患者证候，逆转病势，此乃治疗高血压病的关键环节。

①芳香化浊、清热解毒是高血压病治疗中的有效方法：我们在临床诊治高血压病的过程中体会到，此时若在常规用药的基础上加入芳香化浊、清热解毒之品，常能令血压得到控制，这说明浊毒可能是患者高血压状态持续的关键因素。即使对于以气虚或阴虚表现为主者，辨治时在益气、养阴方中酌加芳香化浊、清热解毒之品，往往疗效较前也有增进，进一步说明浊毒亦可耗伤气阴，造成或加重本病气虚、阴虚的变化。另从"治未病"角度而言，无论以邪盛还是正虚为主，久病都可酿毒。

②高血压病浊毒为患的临床表现及治疗方药：柴苓汤虽不是典型化浊解毒之方，但

其所包含的小柴胡汤和五苓散一升一降，分别针对中下二焦予以调理，对本病治疗亦有意义。小柴胡汤为和解少阳代表方，此处用于调理中焦。少阳为枢，中焦亦为枢，从人体之上下内外的枢纽入手，使壅滞的气机得以疏利而恢复正常运转，则它处之邪亦易随之而除。"浊为湿之渐，毒为火热之极"，内生浊毒大多以湿热为始，逐渐演变而成，亦具有如湿热一样"易结难分，致病缠绵难愈"的特点。故在治疗时参以治湿热大法——分解湿热，湿去则热孤而病可去。五苓散针对下焦，"渗湿于热下"，引湿浊之邪从小便而去，不但可以提高清热解毒药物的疗效，而且还有"利尿降压"的作用。再据证加入佩兰、石菖蒲、苍术、砂仁等芳香化浊之属，连翘、黄连、栀子、玄参等清热解毒之类，协同前方达到清热化浊解毒之目的。

临床上，我们从浊毒论治高血压病，酌加芳香化浊、清热解毒之品，可使反复波动的血压趋于稳定，减轻降压西药的不良反应，或在保持血压平稳的前提下提高西药的降压作用，从而减少西药使用的种类和用量等。总之，从浊毒论治高血压病，是中医药治疗高血压病的新思路、新方法，验之临床颇有疗效，值得继续进行深入的理论、实验与临床实践探索。

3.从火热内生之邪论治

（1）内生火热、日久成毒为患贯穿高血压发病的全过程 火热内生有虚实之分，究其病因主要有如下四个方面：一是由于生活水平的提高致饮食结构变化，人们的体质逐渐发生变化，肥胖、痰湿、阳盛体质的人越来越多，而体质的改变导致机体代谢失常更易化热积毒；二是外界环境的改变，导致人体内毒邪堆积，郁久化火；三是人们长期处于精神紧张、劳逸失度中，易生痰火，而五志过极，七情内伤，气机郁结，均易化火生热；四是痰饮、瘀血等病理产物的形成，加重病理变化，或引起新的病变发生，日久致毒聚体内。

（2）以辨证论治为基础，配合清热泻火解毒之法是提高和巩固疗效的关键 我们认为热毒是高血压的基本病机，初期多因心肝火旺，热极生风，上蒙清窍，而发眩晕头痛；随着病情发展，虚实夹杂，火热痰瘀胶结难解，久则生毒，浸淫血脉，损及脏腑及脉络，造成多种并发症，体现了毒邪的致病特点。

（3）火热之邪致高血压病的临床辨证施治

①实热—清肝泻火，解毒泄热：临床患者症见头痛眩晕时作，情绪激动时加重，耳鸣，头目胀痛，口苦，失眠多梦，遇劳烦郁怒而加重，饮纳多，小便黄，大便涩滞结硬，舌红苔黄，脉弦数，治疗采用龙胆泻肝汤加大剂量连翘、白花蛇舌草等清热解毒之

品，治以泄热通腑。现代研究也证明，葛根的多种有效成分对高血压模型动物均有一定降压效果，可明显改善症状。

②虚热—养阴清热，滋补肝肾：肝肾阴虚，精亏血少，阴虚火旺，水不涵木，阳亢于上，发为眩晕、头痛。症见头痛隐隐，时时昏晕，颜面潮红，口苦，心悸失眠，遇劳加重，急躁易怒，腰酸背痛，盗汗，舌红少苔，脉细数。治以养阴清热，滋补肝肾，给予天麻钩藤饮合二至丸，加知母、黄柏等药。现代药理研究证明，鹿含草有抗炎、降压作用，能扩张心、脑、脾、肾、四肢等血管，增加血流量及增强免疫功能，而甘松亦有降压、抗心肌缺血、抗心律失常等药理作用。

③湿热—清热化毒，淡渗利湿：过食滋腻厚味等助湿生热之品，或饮酒房劳太过，势必助湿生热，耗损阴液，湿热内蒸，上蒙清窍，而致眩晕。症见眩晕，头重如裹，或伴视物旋转，胸闷恶心，呕吐痰涎，倦怠乏力，小便黄赤，舌红苔黄腻，脉滑数，临床给予柴苓汤加茵陈、黄连等。

④瘀热—化瘀清热，活血解毒：现代医学研究认为，高血压病的实质在于机体存在"血流供求不平衡"，因动脉硬化、狭窄、管壁的粥样斑块形成，且全血黏度、血浆黏度增高，血中脂质增加，致使心脏血液流变状态及微循环障碍等，这符合中医"血瘀"的特点。临床上，患者头痛多经久不愈且痛处固定，如锥刺感，兼见心悸，烦躁，精神不振，面唇紫暗，手足心热，多汗，舌紫暗，有瘀斑、瘀点，苔薄，脉细或细涩。治以化瘀清热，活血解毒，以通窍活血汤为基本方，另加丹参、栀子等。

⑤痰热—清热化痰，理气健脾：孙思邈认为，痰热互结可致动风，风心相乱后致眩。朱丹溪认为"无痰不作眩"，如过食肥甘厚味，偏嗜烟酒，脾胃运化失司，积滞生痰则化火。临床患者症见眩晕，头痛昏蒙，脘痞闷痛，恶心，口苦，呕吐痰涎，纳呆，多汗易怒，便秘，舌红苔黄腻，脉滑数或弦滑数。方选半夏白术天麻汤加浙贝母、瓜蒌、竹茹以清热化痰、理气健脾。

4. 从瘀论治

南宋杨仁斋首先提出"瘀滞不行，皆能眩晕"。其后明代李中梓《医家必读》亦提出"瘀血停蓄，上冲作逆，亦作眩晕"。清·王清任论治疾病重视气血，指出若元气虚，血气不畅也会发生"瞀闷"。据此，血瘀不仅是眩晕产生的病理基础，同时也是眩晕反复发作的关键要素。

（1）中医理论对"因瘀致眩"的认识　眩晕在其病变过程中均有可能出现血瘀之证，并与其他病机兼夹出现。如王清任在《医林改错》中指出："元气既虚，必不能达于血管，血管无气，必停留而瘀。"瘀血内停，脉络受阻，三焦气化不利，脾失健运，亦可导致痰浊内生。痰浊蒙蔽清阳而致眩晕，痰浊与瘀血并存，使眩晕更重。所以，因瘀致眩，并不是说眩晕皆由瘀起，而是指瘀可以是眩晕发病的直接因素，也可以是眩晕病程中多种因素相互作用的结果，并主导着病机的变化，贯穿眩晕的全过程。

（2）现代医学对血瘀与高血压关系的认识　中医学之血瘀主要是微循环障碍、血液黏稠度的改变，也包括代谢功能紊乱。血液中的血脂和脂蛋白升高，造成血细胞聚集性增强，引起血液流变学异常，使血液呈高黏、高凝、血瘀状态，导致血液在前庭区等微循环中流速减慢，从而发生眩晕。久病可以致瘀，如糖尿病、高血压病、高脂血症等常并存，称为代谢综合征，其病程长，多合并血管、微血管病变，侵及心脏、肾脏、视网膜、神经系统等重要器官，久病入络为血瘀，毛细血管阻塞，血液瘀滞则血流缓慢致局部缺血、缺氧而引发眩晕。

（3）在辨证论治的基础上，活血化瘀是治疗眩晕的关键环节　眩晕血瘀证属于实证范畴，但致瘀原因有虚实之分，且血瘀日久又耗精血，形成虚实夹杂之局面。这是眩晕反复发作，久治不愈的重要因素。故临床中应仔细辨别瘀血在眩晕病因中的主次兼夹，在辨证论治的基础上合理应用活血化瘀药。同时，现代中药药理研究认为，活血化瘀中药可以改善血管功能，改善动脉硬化。例如川芎、当归具有抑制血小板聚集、改善血液的流变性及抗血栓的作用。

血压升高时，即使瘀血症状不明显，治疗也应注重配伍活血化瘀药，防患于未然。天麻钩藤饮为治疗肝阳上亢的常用方，该方除用平肝潜阳息风、补益肝肾药物外，亦佐以益母草、牛膝等活血化瘀之品，意在"疏其气血，令其调达，而致和平"。因此，在治疗眩晕时，若单纯用或补、或化痰、或平肝潜阳等方法，效不彰者，多因瘀血未去。

血瘀是高血压病发病的重要病理因素之一，且因致瘀因素具有广泛性，眩晕易形成虚实夹杂之局面，这也是眩晕反复发作，久延不愈的重要因素。在临床诊疗中应细心辨别血瘀在眩晕病因中的主次兼夹，辨证论治，酌情选用活血化瘀药，切忌简单堆砌。

二、从脑腑"以通为补"论治高血压病

根据因虚致眩病机，"虚"应理解为气血阴阳绝对不足及因痰、瘀、浊毒导致气血的相对虚少两个方面。通过对眩晕发病机制的认识，阐明虚乃眩晕发生之本，从而为临床指导用药提供理论依据。中医认为气血以通为补，在治疗高血压时如果单独补益气血而不重视气血流通的问题则无法达到很好的效果。以通为补是在辨证论治的基础上，辨明

证候的虚实，虚者补益，实者通调，使气血运行趋于常态，以改善临床症状。

1.气血阴阳的绝对不足导致高血压病

虚乃眩晕发病之本，在治疗眩晕时勿忘其本，气血不足则补之，肝肾亏虚则益之。气血乃是构成人体和维持人体生命活动的基本物质，气血的绝对不足包括生成乏源和丢失过多两个方面。《类证治裁·眩晕》谓："肝胆乃风木之脏，相火内寄，其性主动主升，或由身心过动，或由情志郁勃，或由地气上腾，或由冬藏不密，或由高年肾液已衰，水不涵木，或由病后精神未复，阴不吸阳，以致目昏耳鸣，震眩不定。"可见肝肾阴虚，水不涵木，阴不维阳，阳亢于上，则发为眩晕。

2.痰、瘀、浊毒致虚发为高血压病

随着人们生活条件的改善，饮食结构的改变，工作节奏的加快，眩晕发病以痰和瘀证为主者占十之八九。若痰、瘀滞留于脑之脉络，蕴积日久，便可化毒，从而产生内生浊毒，导致脑之组织、气血等诸多损害，即浊毒损脑络。

朱丹溪认为"无痰则不作眩"，肝失疏泄，气机郁滞，津液停积易生痰邪；脾为生痰之源，脾虚则水湿运化失常，易生湿聚痰。痰邪壅遏脉络，致使清阳不升，脑窍失养，发为眩晕。虞抟认为"血瘀致眩"，瘀血阻滞气机，使血液运行不畅，影响新血生成；另一方面，因瘀导致血液流通速度减慢及血流量减少，使脑窍充养不足，导致眩晕。叶天士认为"浊邪害清"。浊毒初生，以浊为主，浊毒渐盛，浊积日久即可化毒，浊毒壅滞，并深入脉络。当浊毒壅盛，气机不利，血行不畅，则促使痰与瘀生成，如不能及时排出，蕴结于脑，郁久腐化，久则凝聚成毒，损伤脑络，易引起眩晕。

3.以通为补论治高血压

（1）以通为补的理论依据

《素问·五脏别论》云："五脏者，藏精气而不泻也，故满而不能实。六腑者，传化物而不藏，故实而不能满也。"指出了"五脏满而不实，六腑泻而不藏"的生理功能。叶天士认为，脾升则健，胃降则和，气机升降是脾胃协调配合的基础。胃作为六腑之一，参与了水谷的受纳、消化和传导，进行着周而复始的虚实交替过程，这就要求胃气必须始终保持通而不滞的状态。据此，叶天士提出了"胃腑以通为补"理论。而腑又以通为用、以通为补。鉴于动脉粥样硬化是脑血管疾病的重要危险因素，动脉粥样硬化会引起血流不畅，痰瘀浊毒蕴生，从而使清窍被扰失养。取象比类，脑动脉类于肠腑，若动脉血流通畅，脑窍供养充足，则脑腑清明，故认为脑腑以通为补。

（2）以通为补指导治疗高血压

叶天士云："通字须究气血阴阳，便是看诊要旨矣。"可见，叶天士主张疏通胃腑的气血阴阳，而非仅是攻下通利。故通法不可拘泥于通腑泻下，推而广之，通乃为通调气血阴阳，以达到阴平阳秘的状态。

高血压病总属本虚标实证。眩晕虽与虚、痰、瘀、浊毒等因素有关，但虚为发病之本。可见，无论是气血阴阳绝对不足导致的眩晕，还是气血不通的相对虚少发为眩晕，皆与虚密切相关，即无虚不作眩。在眩晕的发病过程中，痰、瘀、浊毒等实邪因素均可诱发。因此，在辨证论治的基础上，以通为法，指导临床用药治疗眩晕，使脑窍脉络通畅，气血阴阳充足，从而达到治疗目的。

三、顽固性高血压的中医病机及治法

近年来，随着医学的发展和患者的重视，大多数患者通过改善生活方式和合理使用降压药，可以达到满意的临床疗效。但仍有部分患者虽已联合使用 3 种或 3 种以上降压药（包括 1 种利尿剂）持续治疗 1 个月，血压仍难以达到 140/90mmHg 以下，或者单纯收缩期血压不能降至 140mmHg 以下，称为顽固性高血压病。

有研究对 221 例普通高血压患者和 83 例顽固性高血压患者的证候要素进行统计分析发现，普通高血压以阴虚阳亢证多见，而顽固性高血压则以阴阳两虚证多见。对两组病例年龄与证候要素变化趋势的分析发现，普通型高血压患者随年龄增大阳虚证随之增多，而顽固性高血压阳虚证患者数量不受年龄变化影响，提示阳虚证是顽固性高血压的特征性证候。进一步研究显示顽固性高血压主要表现为肾阳虚证。

1. 从肾阳虚论治

（1）肾阳虚衰致顽固性高血压的依据

①生活方式的改变：快节奏、高效率、高强度已成为现代生活的新特点。在这样的生活背景下，过劳已成为普遍现象，严重耗伤了人体先天之阳气，故现代的生活方式成为肾阳虚的基础，导致肾阳虚广泛存在。

②饮食因素：高血压病与患者饮食不当有密切关系，高血压病患者往往嗜食咸味。中医理论认为咸入肾，咸味属阴，过食咸味伤及肾阳。患高血压病后不注意控制饮食，过食咸甘，导致肾阳虚衰、脾不运化，变生他证，会使血压居高难下。

③年龄因素：高血压病的发生与年龄呈正相关。《素问·上古天真论》中记载女子五七、男子五八，肾气、肾阳逐渐虚衰。顽固性高血压病患者以中老年人居多，多有肾

阳虚表现。

（2）肾阳虚致顽固性高血压的病机认识

①肾阳虚导致肝阳上亢、火热为患：肾阳虚不能发挥温煦脏腑气血之职，肝肾同属下焦，且肝为刚脏、体阴而用阳、喜升发，故奋起代肾司其温煦之职。然肝阳过刚，终无肾阳之柔，不能温煦，反易伤害脏腑气血。又因肾为水火之宅，阳损及阴，肾水亏虚无以涵木，肝中阳气过盛而无从遏制，化热化火。临床表现多夹杂火盛之症，肾阳虚之症易被肝阳上亢所掩盖。

②肾阳虚是证候转化的关键因素：肾阳虚不能温煦脏腑气血是证候转化的关键因素。肾阳虚导致脾阳虚则聚湿成痰，导致心阳虚则无力行血而成瘀，导致肺阳虚则气虚不运。痰、瘀、虚相互影响，又与肝阳导致之火热胶结不解成毒而致证候转化、病机复杂多变，病情严重，导致各种并发症的发生。

（3）温补肾阳是顽固性高血压的重要治则　结合临床，我们发现对于有肾阳虚表现的顽固性高血压患者仅采用平肝息风、滋阴潜阳、重镇降逆、解毒泄热等方法治疗后效果仍不理想。而在复方中酌情加入肉桂、附子、川乌、草乌等温补肾阳之品，取得了很好的疗效，并可预防或减少高血压引发的心脑血管病事件的发生。所以，在辨证治疗的基础上采用温补肾阳法治疗顽固性高血压，不仅能提高中医药治疗的临床疗效，而且对于西药治疗还有增效作用。

从肾阳虚论治顽固性高血压病有其内在病理基础和客观依据，临床治疗时应当考虑肾阳虚的影响，在传统辨治的基础上，酌情使用温补肾阳法，从而获得更好的临床疗效。

2. 从浊阴论治

在临证中我们发现很多痰湿壅盛患者还常常伴有尿液起沫、肢体麻木发凉等不适感，尿液起沫大多与尿液中含有蛋白或黏液相关，而这些符合中医学"浊"（黏腻、重浊、不清）的基本特性。肢体麻木发凉是由于血压升高时，小血管痉挛狭窄，致使肢体远端血供减少而导致的，这与中医学中的络脉阻滞病机十分相似，而这种肢体麻木发凉的症状与经络寒证相似。据此认为顽固性高血压病，与"浊""寒"相关，浊阴阻滞络脉是发病的重要原因，结合痰湿症状分析，顽固性高血压病的病机关键在于痰湿积聚，久湿伤阳，阳气虚衰，或阳气被痰湿郁闭，导致痰湿难化而成浊阴，浊阴随气血入络脉而难出，进而阻滞络脉，即浊阴阻络。

（1）浊阴阻络是顽固性高血压病的主要病机

①浊阴由寒而生：早在《黄帝内经》中便有"寒极生热，热极生寒，寒气生浊，热气生清"的记载。寒气凝滞属阴而生浊，故称浊阴；热气升散属阳而生清，故称清阳。"清阳出上窍，浊阴出下窍"，以此来说明生理状态下浊阴的排泄，并为浊阴离开人体指明了出路。可见寒是生浊阴的原因，又因下窍是浊阴的出路，故祛浊之法当以温化与通利二法为主。

②浊阴阻络的成因：在人体生命过程中，随着脏腑功能逐渐衰退，气血阴阳失调，气虚不能化津，津停则聚痰生饮，湿为阴邪，久湿伤阳，则寒凝痰饮为浊阴，浊阴随气血周行全身络脉，气血到达络脉，发生气化而发挥其滋养脏腑的生理功能，而浊阴则停于络脉，故浊阴难以逆向而出，日久则积聚形成浊阴阻络，影响络脉的渗灌调节功能。

（2）浊阴致顽固性高血压病的过程　年老体虚者，浊阴阻于络脉，气血津液难以入络渗灌脏腑。阳气虚者，无力蒸化阴液，加之"久湿伤阳"，进一步加重阳虚，如此更易因寒湿相搏结形成"浊阴"，因肾络被"浊阴"所阻滞，使其无法从"下窍"而出，故行于经脉，上凌清窍，形成"眩晕"。此类患者舌象多表现为舌苔白而厚腻，或水滑。

素体强壮者，往往因嗜食肥甘伤及脾阳，津液不化而造成浊阴阻络，此时气血津液郁于经脉，日久形成痰饮，由于患者本无阳虚，故痰饮易郁久而化热，痰热互结，阻于清窍，而成"眩晕"。此时患者表现为痰热壅盛的实热证，形成脏腑热经络寒的寒热错杂证。此类患者虽脏腑有热，但却是郁热，阳虽不虚，但郁而不能达络，经络阳气不足，出现肢体麻木发凉等经络寒的证候表现。患者的舌苔是厚腻而微黄的，但舌质较暗淡，且多有舌下络脉怒张。虽然此类患者证候复杂，但临床也较常见。

（3）从浊阴论治顽固性高血压病

①温通化浊："温通化浊、宣通利浊"是治疗顽固性高血压病的两个环节，其中以"温通化浊"尤为重要，只有浊阴化或从络脉逆向而出，才能解决络脉痹阻所引起的一系列病理变化，从而有效地缓解症状、降低血压。因此"温通化浊"是解决"浊阴阻络"的关键环节。

临床诊治高血压病的过程中张军平教授发现，若在辨证论治的基础上加用二乌丸，常能令血压得到控制。二乌丸一方，出自《中藏经》，主治眩晕，药用川乌、草乌、青盐、黑豆。大抵取其疏通络脉，辛温以除浊阴之意，且黑豆、青盐入肾，引浊阴从下窍而利，兼有温通化浊与宣通利浊之功。这进一步说明浊阴阻络是顽固性高血压病的致病因素，虽然浊阴属寒，但因其不在脏腑，而在经络，所以用药方面也要注意尽量使用温通经络药。在温通化浊的基础上，年老体弱、阳气虚弱者则加用大补元煎；痰热壅盛、脏腑郁热者加用升降散，每获良效。

②宣通利浊：表现为典型痰湿的患者往往在化浊的基础上选用柴苓汤，使阻于络脉之浊阴辛温得化，继而从小便利之。符合"浊阴出下窍"的基本生理特性。其中柴苓汤既有小柴胡之疏利少阳气血水之功，又有五苓散通阳利水之效，可使三焦得通，各脏腑气、血、水的运行趋于正常，浊阴得利。在临床上尤其适用于痰湿兼浊阴阻络之证。

此二法虽疗效甚佳，但还要注意川乌、草乌的用药安全。因为患者对川乌、草乌的耐受程度不同，一般要根据患者体质从小剂量用起，逐渐增加剂量至血压有所下降，并要先煎至口尝无麻辣感为宜，尽量避免乌头碱中毒。

3. **从热毒论治**

（1）**热毒致顽固性高血压的基本病机**

①**体质因素**：顽固性高血压患者多属肾水禀赋不足、心火上炎、肝阳上亢之类。痰湿体质之人亦易患顽固性高血压。此类患者多素体肥胖，营养过剩，痰湿久蕴化热，积热成毒。其肥胖程度与血压升高呈相关性，如果不减轻体重，祛除湿热聚毒，血压控制往往不理想。

②**饮食因素**：高血压病与患者饮食不当有密切关系，即患高血压病后不注意控制饮食，如烟、酒、肥肉、动物内脏等一概不忌，嗜食咸甘，均可导致脾不运化，酿生湿热，积久成毒，毒热交结，使血压居高难下。

③**情志因素**：从情志因素看，血压升高与精神状态不佳也有密切关系，特别是抑郁、暴怒状态的患者，气机升降失调，气滞又影响津液、血液的运行输布，导致郁结不散，化热成毒，进而血压久治不降。

（2）**解毒泄热是其基本治法**　结合临床，我们发现部分顽固性高血压患者应用平肝息风、滋阴潜阳、重镇降逆等传统方法治疗后效果往往不佳。在辨证论治的基础上，酌情使用解毒泄热法治疗常常获得较好疗效。如在西药常规治疗的基础上，辨证遣药，使用含有连翘、栀子、黄芩、白花蛇舌草、夏枯草、莲子心、玄参、知母、黄柏等的中药汤剂治疗，往往能减轻西药的不良反应，提高西药的降压作用，并可预防或减少高血压引发的心脑血管病事件的发生。所以，采用解毒泄热法为主治疗顽固性高血压，不仅能提高中医的临床疗效，而且对于西药治疗还有增效作用。

（3）**在解毒泄热基础上辨证施治**

①**初期以热为主者**，症见眩晕耳鸣，头痛且胀，每因烦劳或恼怒而头晕、头痛加

重，颜面潮红，急躁易怒，少寐多梦，口苦，舌质红，苔黄，脉弦或数。治以清热泻火，平抑肝阳。方选黄连解毒汤合天麻钩藤饮加减，方中可加玄参、苦参、黄芩、夏枯草等。

②中后期以毒为主者，症见头晕、头痛不休，伴胸闷、胸痛、口干口苦、耳鸣、舌质红，苔腻、脉滑数或沉迟无力，往往因虚致实、虚实夹杂，累及心、肾等脏腑相兼为病。本期有以下三个特点：一为病变复杂，症状繁多；二为骤发性烈、凶险善变；三为虚实夹杂，顽固难愈。治以解毒散结，平肝息风，有瘀者配合活血化瘀，有痰者配合化痰、涤痰，兼虚者补其虚。方选四妙勇安汤合半夏白术天麻汤加减，兼瘀者加桃仁、红花、降香、川芎；兼气滞者加延胡索、川楝子；兼痰者加瓜蒌、半夏、茯苓；阴虚加女贞子、墨旱莲；阳虚加淫羊藿、菟丝子；气阴两虚加黄精、麦冬、五味子等。

四、女性高血压病从肝体阴用阳论治

1. 肝体阴用阳理论对肝阳上亢型高血压病治疗认识

（1）体阴用阳，是肝脏生理功能的体现　肝在五行中属木，具有主升、主动、喜条达恶抑郁等特点。"体阴"是肝之阴血，指出肝藏血的功能，其能够贮藏血液和调节血量。"用阳"指的是肝疏泄气机功能和肝气主升主动的特性。体阴而用阳体现了肝藏血和主疏泄的关系，一血一气，一阴一阳，二者正如阴阳那样对立互根，此消彼长。肝所藏阴血的濡养功能正常，才能制约肝的阳气升腾，维持肝的疏泄功能，使之冲和条达。同样，肝的疏泄功能正常才能保证血行通畅，有效地调节血量，以供机体活动之需。正常情况下，"体"和"用"之间保持着动态平衡关系，在某些病理因素作用下，这种平衡关系被打破，就会引起疾病的发生。肝之阴血亏虚，常可导致疏泄失常，肝气郁结或升动太过，阴不制阳，肝阳亢盛于上，甚则阳化为风，形成肝风内动。

（2）高血压病虚实之辨　大量文献研究发现，原发性高血压病的根本在于肝肾阴阳失衡，为上实下虚的本虚标实之证，上实指肝火上炎，肝阳亢于上，下虚为肝肾阴亏于下，其本为阴虚，标为阳亢。此时肝体和肝用之间的动态平衡关系被打破，其阴阳关系无法平和，疾病发生。因此，应用育阴潜阳之品调和肝脏的阴阳平衡即可起到治疗原发性高血压病的作用，肝之阴血充足则疏泄功能恢复，阴阳平和则肝阳无以上亢。我们认为原发性高血压都存在肝脏阴血亏虚的情况，有的在虚证基础上，可能存在标实的表现。

（3）养其体而培其用，平调阴阳以收功　《医学衷中参西录》中的镇肝息风汤就是根据这一原则组方，可用于治疗肝肾阴亏、肝阳上亢的原发性高血压病。镇肝息风汤方

中玄参、天门冬和白芍滋阴清热，壮水涵木，补肝肾阴之不足，又针对其肝阳偏亢加龙骨、牡蛎等重镇之品以降逆；肝喜条达而恶抑郁，为防止重镇影响其条达，加茵陈、川楝子、麦芽调节肝气。全方抓住了育阴潜阳原则，从而达到肝脏体阴和用阳之间的平衡。若只注意患者肝气过旺而没注意其根本乃肝阴不足，误用辛燥疏肝，病非但不愈，反会耗动肝阴而使病症加剧。肝肾"乙癸同源"，肝血肾精相互滋养，肝阴不足与肾阴不足常同时出现，故补肝阴的同时还需补肾阴。阴虚则生内热，而内热更会导致阴伤进一步加剧，所以滋肝阴的同时需清肝热。

肝体阴用阳理论是对肝脏生理功能的高度概括，治疗肝阳上亢型原发性高血压病，在关注肝阳上亢之标实的同时，更需要重视其肝阴血亏虚的本虚，做到肝体和肝用互参，使二者达到阴阳平衡。

2. 从肝体阴用阳论治围绝经期高血压病

围绝经期高血压病主要是指女性进入更年期之后发生的高血压病，属原发性高血压病。女性在绝经前后，肾气渐衰，天癸渐竭，冲任二脉虚衰，部分女性由于体质、环境等因素影响，不能适应这一阶段，阴阳失去平衡，脏腑气血不相协调，故而出现诸多症状。

（1）围绝经期高血压病的病机特点　中医学理论认为，肝体阴而用阳，从生理角度解释为肝主疏泄，其用属阳，又主藏血，其体属阴；而肝为刚脏，是指肝气主升主动，具有刚强躁急的生理特性而言。在临床上也发现，肝郁血虚阴伤是围绝经期高血压病的重要病因病机。

女子以肝为先天，在绝经期前后，因抑郁伤肝，肝气不舒，疏泄失职，气机不得畅达，形成气机郁结的病理变化，即肝气郁结。或因暴怒伤肝，或气郁日久化火，导致肝气亢逆，升发太过，即肝气上逆。肝气郁滞，肝风内动，上扰颠顶及气机郁久，致气郁血逆而血脉失调，血压升高，是眩晕发生的最常见原因。女子，以血为本，精血同源，肾精亏虚，髓海不足，无以充盈于脑，则发为眩晕。脾胃为气血化生之源，若久病体虚，或饮食不节，致脾胃虚弱，气血两虚，气虚则清阳不升，血虚则清窍失养，故发为眩晕。精血同源，故血虚为眩晕发生的根本。

（2）基于肝体阴用阳的中医治法　根据中药药性理论，辛味能散能行，具有发散、行气行血的作用，而酸味属木、入肝，在《金匮要略》中也有"夫肝之病，补用酸，助用焦苦，益用甘味之药以和之"。联系临床实际，针对高血压病眩晕之肝郁血虚阴伤的病机，可以滋阴、养血、柔肝为主要治法。

①滋阴：更年期高血压病患者经常伴有耳鸣健忘、心烦失眠、舌红少苔等伤阴之症，故以炙鳖甲为滋阴之首选。鳖甲入肝而补至阴之水，为滋阴清热要药。配伍上以大补阴丸、青蒿鳖甲汤、左归丸等为主方，根据具体情况加入不同药对，如黄精和玄参、墨旱莲和女贞子等。

②养血：血虚生风，故补血以息风，临床可在辨证基础上与其他治法相结合，如补气生血之当归补血汤、补血调血之四物汤、养血活血之桃红四物汤、健脾益气补血之归脾汤。

③柔肝：高血压病眩晕多为本虚证或本虚标实之证，以肝郁、肝气瘀滞、肝风内动为主要病机，故治疗首当选用疏导柔肝之法，而不宜采用过于峻猛刚燥的疏肝理气之剂，以防伐肝。遣方用药上，仲景喜用如白芍、木瓜、苦酒等阴柔调肝之品；而叶天士在治疗肝阴不足诸证方面，常选用枸杞子、白芍、五味子、牛膝、山茱萸等。

参考文献

1. 王强，吕仕超，张军平. 基于络病理论浅谈高血压肾损害三期防治［J］. 新中医，2013, 45(12):7-9.

2. 任晓晨，张军平. 顽固性高血压病从浊阴论治［J］. 中华中医药杂志，2013, 28(6):1752-1754.

3. 张玉焕，张军平，朱亚萍. 浅谈无瘀不作眩［J］. 新中医，2013, 45(2):161-163.

4. 王小玲，张军平，许颖智. 论毒邪理论在心系疾病中的运用［J］. 中华中医药杂志，2012, 27(8):2090-2093.

5. 朱亚萍. 基于治未病理论浅谈高血压与认知障碍的关系［A］. 中国中西医结合学会养生学与康复医学专业委员
   会.中国中西医结合学会养生学与康复医学专业委员会委员会议暨第七次学术研讨会论文集［C］.中国中西医结合
   学会养生学与康复医学专业委员会，2011:34-36.

6. 徐媛媛，张军平. 基于肝体阴用阳论治围绝经期高血压病［J］. 新中医，2011, 43(8):158-159.

7. 仲爱芹. 探讨中医"三不"病机与气虚痰瘀型老年高血压病的关系［A］. 中国中西医结合学会络病分会、中国医
   师协会.络病学基础与临床研究(6)［C］.中国中西医结合学会络病分会、中国医师协会，2010:361-363.

8. 徐媛媛，张军平，彭立. 浅谈火热内生与高血压病［J］. 中国中医基础医学杂志，2010, 16(7):544+559.

9. 郭晓辰，张军平. 高血压病从浊毒论治［J］. 中医杂志，2010, 51(7):581-583.

10. 周亚男，张军平. 从"阴虚血瘀热毒"论治围绝经期心血管疾病［J］. 中华中医药杂志，2010, 25(6):869-871.

11. 张晓磊，张军平. 基于肝体阴而用阳理论对肝阳上亢型原发性高血压病治疗认识［J］. 河北中医，2010, 32(1):
    56-57.

12. 张晓磊，张军平. 清热解毒法在原发性高血压病治疗中的应用［J］. 吉林中医药，2010, 30(1):22-23.

13. 彭立，张军平. 顽固性高血压从热毒论治［J］. 山东中医杂志，2008, 27(1):3-4.

14. 王晓景，吕仕超，张军平，等. 以心肌纤维化为病理基础的高血压病伴左心室肥厚与扩张型心肌病证候学研究
    ［J］. 中医杂志，2016, 57(15):1317-1321.

15. 吕仕超，杨锡燕，张军平. 中医药治疗高血压心肌纤维化的研究［J］. 世界科学技术-中医药现代化，2015,
    17(6):1295-1299.

16. 吴美芳，吕仕超，李萌，等. 中医药干预心肌纤维化的效应与机制［J］. 中国中西医结合杂志，2014, 34(7):
    887-891.

17. 吕仕超，张军平. 以心肌纤维化为病理基础的心系疾病证候差异［J］. 辽宁中医药大学学报，2014, 16(1):83-85.

18. 倪淑芳. 顽固性高血压证候学特点及温肾安冲法干预的临床观察研究［D］.天津:天津中医药大学，2011.

第四章

脑心同治理论指导缺血性脑血管病临床诊治思考

第一节 脑心同治理论基础

脑血管病和心血管病分别归属于中医学的"中风病""胸痹心痛"范畴，两者病名虽然不同，但联系却相当紧密。心脑共主神明，一处神明伤，则两处俱伤；心脑共病具有共同的病位——络脉，共同的物质基础——气血；心脑发病基于共同的病机——正虚邪瘀。从现代医学角度看，心脑血管疾病同源于动脉粥样硬化，同治于动脉粥样硬化，具有共同的致病因素和危险因素。而"脑心同治"理论正是基于中医整体观、异病同治理论，因此在临床治疗中应该见心病兼治脑，见脑病兼顾心。

脑心同治基于共同的生理病理基础。张锡纯《医学衷中参西录》指出：人之神明，原在心、脑两处，神明之功用，原在心、脑相辅而成；络、脉是心脑沟通的渠道，"久病入络、久瘀入络"，致心脑共病；精血同源，为心脑共同的物质基础，气血失和，痰瘀互阻，心脑病变始动、发展。而现代医学认为，心脑同为循环系统疾病损害的靶器官，而且脑缺血等引起的中枢神经系统改变与心血管系统病变直接相关，密切联系，故有心脑综合征和脑心综合征之说。总之，心与脑及心脑血管系统无论在生理还是病理上的联系都最为密切，这为脑心同治提供了确切的中西医理论基础。

一、从气血学说探讨脑心同治

中医气血学说认为，"气为血之帅"，其功能以推动、温煦为主；"血为气之母"，其功能以濡养、滋润为主，即《难经》中所谓："气主煦之，血主濡之。"气与血，相互依存，相互为用。脾胃运化水谷精微，再化生为营气、体液，"心生血"，心火化入脉之营气和津液为赤色血液，即张志聪《侣山堂类辨·辨血》所谓："血乃中焦之汁……奉心化赤而为血。"心又主脉，脉是血液运行的通道，血液的生成与运行，有赖于心的作用。脑为髓海，是诸阳之会，与气血关系亦很紧密，如《灵枢·邪气脏腑病形》曰："十二经脉，三百六十五络，其血气皆上于面而走空窍。"而心脑必须依赖气血的濡养，才能发挥正常的生理功能。心脑通过气血在生理上紧密联系，相互影响。《素问·调经论》云："血气不和，百病乃变化而生。"气血失和，心脑失养，导致心脑功能低下，进而引发病变。

痰瘀互阻是脑心病变的病理基础，痰瘀是疾病发展过程中，气血津液运化失常产生的病理产物，又是各种疾病的致病因素。动脉粥样硬化是众多心脑血管疾病的基础，而脂质代谢紊乱是动脉粥样硬化形成的主要原因之一，归属于中医学的痰浊、瘀血等范畴。血瘀与痰浊互为因果，互生互化，既可因痰生瘀，亦可因瘀生痰，导致痰瘀互结，阻塞心脑脉络。现代人饮食习惯偏于肥甘厚味，导致痰浊易在体内累积，随着年龄的增长，脾胃功能往往会有不同程度的减弱，脾胃虚易生痰浊，久而致瘀，加速了动脉粥样硬化进程。

毒损络脉是脑心病变的关键所在，饮食不节、劳倦内伤、思虑过度等因素长期作用于人体，使得脏腑功能失调，气血津液运化失常，产生痰浊和瘀血，蕴积体内过多而成毒，毒损脉络，这在心脑缺血性疾病中至关重要，是心脑缺血级联反应逐级放大，最终导致不可逆性功能损伤的关键环节。西医学研究发现毒损脉络的病机相当于易损斑块的异常变化，而易损斑块破裂、脱落，常导致急性冠脉综合征，危及生命。本团队对易损斑块的研究认为，其病机是阴虚为本，毒损为标。阴虚则血流不畅，血液稠浊，易于成瘀，热甚伤血，热与血结，亦可致瘀，瘀血日久不散，既可致新血不生，阴液难复，又可酝酿成毒，形成毒瘀相结于络脉的顽疾。治疗时常用四妙勇安汤滋阴解毒，取得了良好疗效。

二、从络病学说探讨脑心同治

络脉，包括十五别络、孙络、浮络和血络等，彼此连接，犹如网络，纵横交错，遍布全身，内络脏腑，外联肢节，具有贯通表里上下、环流气血津液、渗灌脏腑组织等生理功能，亦是心脑沟通的桥梁。唐容川《中西汇通医经精义》云："脏腑经脉皆交会于脑，源液出入，岂无其路。"指出心与脑之间有络脉直接联属。心脑亦通过经络密切联系，如督脉"入络脑，贯心"。《素问·痿论》云："心主一身之血脉。"心气虚无力推动血液运行，致瘀血阻滞心脑之络，引起中风、胸痹等诸多疾病。可见心脑通过经络、血脉相互沟通联系，在病理生理上相互影响。

中医学认为"久病入络，络损神伤"，络脉损伤是心脑血管病的主要病理变化，是心脑病的病理基础。心脑血管疾病多为慢性迁延性疾病，病程较长，如脑中风、心悸、胸痹等，反复发作，最终入络入血，导致气血津液输布障碍，由此引起痰瘀阻滞，损伤络脉，即"久病入络"。从西医学讲，主要表现为动脉粥样硬化，神经反射失调、体液调节及代谢紊乱。并且心脑血管疾病具有共同的致病因素，如脂代谢异常、高血压及其血管病变等，这与中医学肝肾亏虚、痰瘀交阻、血行瘀滞等证候表现相似。因此，心脑疾病虽然具有不同的证候，却存在共同的病机，这为异病同治找到了依据。

基于心、脑二者病理生理的密切联系，针对现代医学治疗存在的问题，从中医整体观出发，以"心脑同治"理论为指导，发挥中医药多途径、多靶点的优势治疗和预防心脑血管疾病，归纳以下治疗原则：

1. 补益气血，化瘀通络

老年心脑血管疾病患者，多有脾胃功能减弱，肾精亏损，气血化生无源，脉络不充或气虚血瘀，阻于脉络，故补益气血，化瘀通络成为中老年中风病和冠心病的基本治法。常用药物有黄芪、人参、赤芍、丹参、川芎等。

2. 搜风解痉，祛瘀通络

"久病入络为瘀"，络病与瘀血相关，故多用虫类药活血化瘀，也可祛风止痉而入络搜风，常用药物有水蛭、全蝎、僵蚕、土鳖虫、蜈蚣等。

3. 辛香宣透，引经通络

辛则通，善行气血通经络，辛香走窜，可开络通结化瘀，引诸药入络并透邪外达，常用药物有麝香、苏合香、檀香、降香、香附等。另外，现代药理研究表明麝香、冰片、石菖蒲既能通过血脑屏障，又能扩张血管、解除血管痉挛等。

4. 清热泻火，解毒通络

热、火、毒三者，异名而同类，火为热之极，火之极尽是毒。痰浊瘀血日久化瘀毒，郁久成热毒，因此清热解毒法也为心脑同治的重要治法。常用药物有黄连、黄芩、栀子、连翘、金银花等。

5. 取类比象，散结通络

根据中医取类比象原理，藤类缠绕蔓延，犹如网络，纵横交错，无所不至，其形如络脉。对于久病不愈，邪气入络，络脉瘀阻者，可加藤类药物以通络散结。《本草便读》曰："凡藤类之属，皆可通经入络。"常用药物有鸡血藤、络石藤、海风藤、忍冬藤等。

三、从"虚""痰""瘀""毒"同害探讨脑心同治

中医学认为，心脑血管疾病迁延难愈，最终入络，均为络病；现代医学认为，络病及络脉出现各种病理变化时会导致高血压、高血脂、动脉粥样硬化、微循环障碍等。所以从络脉出发，兼顾"虚、痰、瘀、毒"，心脑异病可从络脉同治。

1.通络养心安神，平调神伤

"心脑共主神明"，心脑血管疾病在临床上均可见神志改变，除了个人、社会等外在因素，与动脉粥样硬化引起的慢性缺血缺氧等内在因素有关，这与中医"络损神伤"病机不谋而合，故采用通络养心安神大法，方用解郁舒心汤。

2.芳香化浊、清热解毒有效降压，防微杜渐

本法主要针对高血压病这一心脑血管疾病危险因素而设。浊毒生变为高血压病的重要病机，因此加入佩兰、石菖蒲、苍术、砂仁、连翘、黄连、栀子、玄参等芳香化浊、清热解毒之品，既可有效控制血压，又可降低西药降压的副作用，防微杜渐。

3.滋阴活血、解毒通络稳定斑块，治病求本

此法对于稳定易损斑块有重要作用。阴虚是易损斑块的主要病理因素，为病之本；毒瘀是病情发展和恶化的病理基础，为病之标，是斑块易损和破裂的关键因素。心脑血管疾病发病急，故以祛邪为要，兼顾正虚，方选滋阴活血、解毒通络的四妙勇安汤治疗，对脑出血和冠心病都有良好作用。

4.益气滋阴、活血解毒、涤痰散结，辨证把握

现代研究发现中药具有多靶点多通路的药理作用，可作用于心脑血管疾病的多个病理环节。补肾抗衰片在心脑血管疾病中正是发挥了积极有效的多靶点效应，其具有益肾健脾、活血解毒、涤痰散结功效。

既往对中风病或冠心病单独治疗，临床疗效差强人意。心脑同治理论为临床治疗心血管疾病提供了新的治疗手段和策略。基于"异病同治"理论，从"络病"角度，以"虚、痰、瘀、毒"为切入点治疗心脑疾病，为心脑同治明确了研究靶点、作用机制，在选方用药上也有利于紧扣病机，使药效直达病所，提高心脑同治的疗效。

第二节　脑心同治理论实践

一、基于脑心同治理论探讨冰片的临床运用

心脑血管疾病往往起病急骤，发展迅速，病情反复，变化复杂，及时用药，使药物迅速起效，对抑制病情发展极为重要。因此在治疗过程中有效药物浓度是心脑同治的核心。在治疗中，中药的有效成分与中药的引经作用是分不开的。正所谓："汤之有引，如舟之有楫。药无佐使，则不通病所。"因此引经药是心脑同治的关键。冰片为心经引经药，而心经"其支者，从心系，上夹咽，系目系"，目系即眼后与脑相连，可见归属心经可治神志病的冰片也可入脑，因此冰片可作为心脑同治的桥梁：①冰片引药旁行，治疗心血管疾病。冰片不仅能够促进人体对药物的吸收，如其可以提高丹参素和三七皂苷的血药浓度，还能够扩张冠状动脉，解除冠状动脉痉挛等，起到缓解心绞痛的作用。②冰片引药上行，治疗脑部疾病。冰片脂溶性强，能够快速通过血脑屏障，并且能够引药入脑，如可以使川芎嗪迅速进入脑组织及提高川芎嗪在脑内的生物利用度，冰片本身亦能够减轻脑水肿，对脑组织损伤起到治疗和保护作用。

中风病与胸痹心痛在心脑之孙络、浮络，此二者为血脉经络之终末，非辛香开窍之品不能达也。冰片，味辛性苦，能"通诸窍、散郁火"，为治疗心脑疾病复方中药，如复方丹参滴丸、安宫牛黄丸等的重要组成，在治疗心脑疾病中发挥重要作用。

二、论虚气留滞与缺血性脑卒中

缺血性脑卒中归属于中医学"中风"范畴，根据其临床表现和发病阶段，又有"仆击""薄厥""偏风""偏枯""偏身"等病名。

1.虚气留滞的内涵

清代费伯雄在《医醇賸义》云："操烦太过，营血大亏，虚气无归。"首先提出了"虚气"的概念，而虚气留滞是指元气虚衰、气血津液等流动物质发生郁滞的病理变化，包括以下四方面的含义：①气血离居："虚气"者，元气虚衰，难以与血相匹配，以致气血离居，"有血而无气"，血无气不行则留滞。②因虚留滞：虚则气滞，元气虚衰则无力行气而气滞，即虚则气滞，又有虚则血瘀和气滞血瘀，气虚、气滞、血瘀三者互为因果，最终出现气滞血瘀的病理状态。③虚、滞相伴：虚致滞，滞留日久而耗气，虚、滞

致瘀，瘀久耗气，新血不生，最终形成以虚为本，虚、滞相伴的病理状态。④滞留络脉：生理情况下络脉充盈，然其络体细小狭窄，纵横交错，血流缓慢，如网如曲，故易滞而形成络病。

2. 虚气留滞是缺血性脑卒中的基本病机

关于缺血性脑卒中的病因病机，历代医家多从风邪、火邪、气血不调等方面论治，但本虚标实为各医家之共识，这里主要从"虚气"之本，"滞留脑络"之标来论。

（1）虚气是缺血性脑卒中发病之本，一是虚气在发病之前即存在，本病多发于年老体衰者，亦多发于形盛气衰者，因"虚气"致病；二是发病之后渐成，有些患者在发病之前虽无明显"虚气"的表现，但必存在气血功能失调，一旦发病，表明气血留滞的病理状态早已形成，即所谓"邪之所凑，其气必虚"。故言虚气是本病发生、发展的根本。

（2）滞留脑络是缺血性脑卒中发病之标，虚致滞，滞留脑络，脑髓失养，其功能迅疾受损，轻者头晕目眩、肢体麻木，重者突然昏仆、口舌㖞斜、舌强语謇、肢体痿废，故滞留脑络是发病之标。

（3）虚气与留滞互相影响，互为因果，相互作用，最终导致缺血性脑卒中的发生。

3. 益气消滞法治疗缺血性脑卒中

根据缺血性脑卒中本虚标实的病机，提出益气消滞法。主要包括益气行滞、益气活血、益气通络。①益气行滞，因本病虚气之本表现突出，又有气血留滞脑络，故治疗中常重用黄芪、人参等药为君，峻补元气，助气血上行，以行"塞因塞用"之意。②益气活血，《医林改错》曰："元气既虚，必不能达于血管，血管无气，必停留而瘀。"代表方剂有补阳还五汤、天麻黄芪汤等。③益气通络，适用于脑络阻塞，髓海失养，偏瘫失语等标证突出者，代表中成药脑心通胶囊应用广泛。缺血性脑卒中的发病是因虚致气血不行，留滞脑络，气虚首当其冲，故治疗应"伏其所主而先其所因"，必以益气为主，辅以活血、通络，使元气得复，气血留滞的病理状态得消，则脑络气血条达，神机可用。且尽早使用，可减少后遗症，促进瘫痪肢体恢复；长时间应用，可改善和恢复脑功能。

虚气留滞与缺血性脑卒中的病因病机、临床表现、辨证论治密切相关。虚气是发病之本，滞留脑络是发病之标。抓住这一特有规律，审机论治，运用益气消滞法治疗缺血性脑卒中，可取得较好临床疗效。

三、从痰瘀致毒探讨中风机制

痰浊是人体水液代谢失衡的产物，瘀血是人体气血运化失常的产物，痰浊来源于津液，瘀血来源于血，又因"津血同源"，二者相互助生，共同致病。痰浊阻滞气血运行而成瘀血，瘀血形成后，一方面阻滞津液运行，使其凝聚成痰浊，另一方面可耗伤营阴，灼津成痰。

痰浊与瘀血相互结合，形成了中风的病理基础，王清任《医林改错》则云："元气既虚，必不能达于血管，血管必停留而瘀。"《素问·通评虚实论》云："仆击，偏枯……肥贵人则膏粱之疾也。"指出了中风与瘀血、痰浊的关系。现代研究证明，高血脂是动脉粥样硬化、脑血管病的主要危险因素，而动脉粥样硬化最终可导致中风。血脂增高和脂蛋白异常与中医学之"痰"有关，血脂和脂蛋白异常又常导致血液流变学异常，使血液呈高黏、高凝、血瘀状态，这是血瘀证的重要生化基础。由此可见，痰浊和瘀血在中风发病中互为因果，共同推动病情进展。

痰浊瘀血致毒是中风发病关键，中风多见于中老年人，脏腑功能衰退，失运化而痰浊内生，进而又致瘀血，与痰浊互结，不能及时排出而蕴结于脑，郁久腐化成毒，损伤脑络发为中风。而且现代医学研究发现，导致中风发生的物质，如毒性氧自由基、兴奋性神经毒、酸中毒、微生物毒素、钙离子超载、炎性介质、胰岛素抵抗、血管活性物质过度释放等，都可看作中医"毒邪"的范畴，这些物质皆能直接或间接参与痰浊、瘀血的形成。

基于以上痰瘀致毒的中风发病机制，提出了清热解毒、活血化瘀、降痰化浊治疗法则。以"痰、瘀、毒"为切入点，兼顾中风的临床特点，在临床应用上，脑梗死之中风痰厥证，或脑出血之痰湿蒙塞心神证，可用涤痰汤；中风失语风痰阻络证，主方用《张氏医通》解语汤；脑血管病痴呆痰迷心窍证，主方用导痰汤；中风偏瘫寒痰阻络证，主方用《太平惠民和剂局方》活络丹。

以痰瘀致毒的中风机制指导临床应用，能够起到确切的临床疗效，深入研究痰瘀致毒理论对防治心脑血管具有重要意义。

四、从玄府学说论中医药防治脑缺血再灌注损伤

脑缺血再灌注损伤（CIRI）是缺血性脑血管病（ICVD）血运重建过程中常见的并发症，大大降低了临床治疗ICVD的疗效，防治CIRI在治疗脑卒中中至关重要。CIRI病理机制较为复杂，与血脑屏障通透性被破坏、炎症反应、Ca^{2+}超载等机制有关，其核心发病机制是脑内微循环灌注障碍，故减轻微循环障碍和功能损伤是防治CIRI的根本措施。中医学对CIRI的病名无相应记载，属于"中风""卒中"等范畴，而其微循环障碍相当

于络脉瘀阻，故我们认为 CIRI 的实质是气血无法渗灌脑络，其关键在于玄府闭塞，神机不遂。

"玄府"一词最早见于《黄帝内经》，王冰注曰："汗液色玄，从空而出，以汗聚于里，故谓之玄府。"可见玄府的最初含义仅指皮肤的汗孔。金元医家刘完素扩展了玄府的内涵，认为玄府为人体结构的最细微层次，这是中医学结构认识的一次飞跃。随着医学的发展，现代医家逐渐认识到玄府是中医藏象理论中的微观结构，其宣通与否与人的一切生命活动有关，故而大脑中也有玄府的表现，例如血脑屏障作为一种进入大脑的开合关口，维持正常的生理功能即是玄府以开通为顺的状态，而脑缺血时血脑屏障被破坏是 CIRI 的重要病理基础，即 CIRI 时，血脑屏障的结构和功能异常，导致脑内微循环障碍，这都是玄府以闭合为逆的表现。由此可以看出玄府闭塞是 CIRI 的基本病机，玄府以通为顺，以闭为逆，"玄府闭塞"是百病之根。而痰浊、瘀血、热毒等邪蒙蔽脑窍导致 CIRI 玄府闭塞，故开通玄府是防治 CIRI 的关键，也成了临床治疗该病的一个主要目标和基本原则。

1. 开玄解毒

这一治则主要针对火热之邪所致的玄府闭塞，刘完素以火热立论，提出"热气怫郁，玄府密闭"的病机。现代医学研究亦发现热毒与动脉粥样硬化的炎性机制高度相关。无论从中医学的热毒学说还是从西医学的炎症学说角度，在防治 CIRI 时，开通玄府的同时佐以清热泻火解毒显得尤为重要。

2. 开玄化瘀

中医学认为久病必瘀，而脑中风发病急，成病久，瘀血阻络是此病的重要病机。现代医学中血流动力学改变、血液黏稠度和凝固性增高、血流慢等特点正是这一病机的表现。因此活血化瘀药有助于开通玄府，提高临床疗效。

3. 开玄醒脑

脑为"清窍之府"，贵在清灵通利，玄府开通，血气渗灌、津液流通，维持脑复杂的生理活动；玄府闭塞，津停液聚，为水为浊，脑窍阻塞，这与现代医学发现的脑水肿机制存在一定吻合之处，因此在开通玄府的同时佐以醒脑开窍之法，加入冰片、麝香等醒脑开窍药物，可以改善脑水肿、改善局部血流量，恢复神机。

因此，临床辨证施治时在开通玄府的同时配以清热解毒、活血化瘀、醒脑开窍等法，一举多得，可取得最大临床疗效。

参考文献

1. 许晓敏，仲爱芹，徐士欣，等. 论心脑异病从络同治［J］. 辽宁中医杂志. 2015，42(7):1237-1238.

2. 吕仕超，张军平. 从气血学说探讨脑心同治［J］. 新中医. 2013，45(3):1-2.

3. 庞树朝，张军平. 浅谈心脑同治理论及其应用［J］. 中医杂志. 2012，53(7):555-557.

4. 仲爱芹，徐士欣，张军平，等. 论虚气留滞与缺血性脑卒中［J］. 新中医. 2011，43(9):5-6.

5. 张俊清，张军平. 从痰瘀致毒探讨中风机制［J］. 天津中医药. 2008，25(5):393-394.

6. 季帅，张军平，吕仕超，等. 基于心脑同治学说探讨冰片的临床运用［J］. 中医杂志. 2013，54(2):114-116.

7. 季帅，张军平，吕仕超，等. 从玄府学说论中医药防治脑缺血再灌注损伤［J］. 中医杂志，2013，54(14):1197-1199.

第五章

其他心系疾病中医药干预靶点

第一节　慢性心力衰竭的理论研究

一、大气下陷为慢性心衰发病之本

慢性心力衰竭是各种心系疾病的严重和最终阶段，是以心脏结构或功能异常导致的心室充盈或射血分数降低为特点的一类临床综合征，属于中医"心悸""水肿""喘证"等范畴，临床以下肢浮肿，甚至一身悉肿，心悸气短，不能平卧，颈脉动充盈，面唇舌青紫，脉沉细或结代为主要特征，它并非一种具体的心脏疾病，更多体现在心血管功能的"老化""退化"与"不足"。大气理论根源于《黄帝内经》，后世经喻嘉言、孙一奎、张锡纯进一步发扬阐释，该理论与心血管多种疾病的发病机制、临床表现等有高度一致性，对于慢性心衰也有很好的治疗指导意义。

所谓胸中大气即为宗气，是人身诸气之一，上焦之阳也，它由先天之元气与后天水谷之气及吸入的自然界清气汇聚而成，斡旋于胸中，行贯心脉，司呼吸之功用，正如张锡纯所言："此乃乾元资始之气……徐徐上达，培养于后天水谷之气……绩贮于膺胸空旷之府……独名大气者，诚以其能撑持全身，为诸气之纲领。"大气积于胸中，与心肺之功能最为密切，心之主血脉与肺之司呼吸全赖"大气"之"行"与"动"。而大气如若不足甚至无力升举而气陷，则为张锡纯所言的大气下陷证，他提道："人觉有呼吸之外气与内气不相接续者，即大气虚而欲陷，不能紧紧包举肺外也""此气一虚，呼吸即觉不利，而且肢体酸懒，精神昏愦，脑力心思，为之顿减。"

大气功能失调主要可概括为大气之虚与大气下陷。大气不足则不能贯心脉、司呼吸，表现为心肺功能低下，而进一步发展则成为因虚甚而陷的大气下陷之证，不能包举

心肺，诸气失于统摄，气、血、津液均运行障碍。故大气不足是心肺功能障碍与亏损的体现，是多种心系疾病的代偿期与失代偿期，也是发病的始动因素；而发展至大气下陷证则为由各种心肺疾病导致的心力衰竭状态，是疾病加重的根本原因。就症状而言，大气下陷最主要表现为患者呼吸困难，气短不足以息，时欲喘而不能；胸闷憋气，心中空闷滞胀，心悸怔忡，脉沉细无力，这与慢性心力衰竭患者心脏泵血功能障碍，进而影响循环、呼吸功能如出一辙，正如张锡纯所言："气短不足以息，或努力呼吸，有似乎喘，或气息将停，危在顷刻。"因此大气下陷是慢性心衰发病之本。

二、气、血、水同病为慢性心衰基本病机

气陷是因气虚无力升举而下陷，张锡纯曾提到大气下陷的病因："其证多得之力小任重或枵腹力作，或病后气力未复，勤于动作，或因泄泻日久，或服破气药太过，或气分虚极自下陷，种种病因不同。"心虽为君主之官，其主血脉的功能需赖宗气以发挥，宗气积聚于胸中，为上焦之阳，全身血液也有赖宗气而流畅通利，若宗气旺盛，清阳得升，浊阴得降，营卫气血和畅；若宗气不足，甚至虚陷，心推血无力，血凝脉中，瘀血潜生，肺治节无力，水饮内停，则变生水肿、咳痰喘等病，因此胸中大气虚陷是慢性心衰引起气、血、水失常的根本病机。

大气下陷会导致慢性心衰的血瘀与水停。首先，气为血帅，血为气母，气行则血行，气虚无力运血则血行迟缓，出现气短、胸闷、憋气、面色暗或青紫、舌有瘀斑之象。其次，水液的运化、输布也赖气的升降出入、气化、温煦、固摄、推动作用，因此气行则水行，气机壅滞则水湿潴留，如《中藏经》云："三焦壅塞，营卫闭格，血气不从，虚实交变，水随气流，故为水病。"如若气不行水、气不化水则水聚成痰饮，出现水肿、咳嗽、咳痰、气喘等症。再者，津血同源，水饮停聚日久会影响血分，瘀血由生，血分不利，又会影响水液的正常代谢，正如《血证论》云："血与水本不相离，病血者未尝不病水，病水者未尝不病血。"《灵枢·刺节真邪》谓："血道不通，日大不休，俯仰不便，趋翔不能，此病荥然有水。"血水为病，表现为水肿、语声低微、面色暗滞或青紫、舌有瘀斑。故气血水三者相互依存、相互影响、相兼为病，气血水三者不利是慢性心衰发病的重要病机。

因此，对于慢性心衰的治疗，把握大气下陷为发病之本，应以升补大气为大法，提气与升气是治疗关键。因此贯心脉以通之，司呼吸以举之，行气血以楫之，补后天以养之。张锡纯自创升陷汤、回阳升陷汤、理郁升陷汤及醒脾升陷汤四方治疗该证，尤以升

陷汤的组方思路对慢性心力衰竭之病机最为符合，《医学衷中参西录》云："升陷汤以黄芪为主者，因黄芪既善补气，又善升气，惟其性稍热，故以知母之凉润者济之；柴胡为少阳之药，能引大气之陷者自左上升；升麻为阳明之药，能引大气之陷者自右上升；桔梗为药中之舟楫，能载诸药之力上达胸中，故用之为向导也。"当然对于升补大气之方并不拘泥于升陷汤，恢复大气之正常贯心脉、司呼吸功能皆为治疗心衰的重要举措，在具体治疗之时，应结合当时病情，补气、升气、敛气各有侧重。同时，慢性心衰基本病机涉及气、血、水同病，也要注重气血水同调，可在升陷汤的基础上，兼以活血利水祛痰之品，加当归、川芎、丹参以活血化瘀、畅利血行，葶苈子、泽泻、猪苓、白术、瓜蒌等利水渗湿、化痰逐饮。

第二节　心悸病的理论研究

一、从风论治心悸

心悸之病常以心中悸动、惊慌不安、心神不宁、不能自已、脉律不齐为主要表现，这与风性之"善行而数变""风胜则动"的特征基本符合，"善行"是指风邪易行而无定处，正如心悸之病此起彼伏，病位不固定；"数变"是风邪变化无常和发病急骤的体现，也符合心悸常发病急、变化多、传变快的特点。《素问·风论》中有言"心风"之论："心风之状，多汗恶风，焦绝，善怒吓，赤色，病甚则言不可快，诊在口，其色赤。"《诸病源候论》中也提及："凡惊悸者，由体虚心气不足，心之府为风邪所乘，或恐惧忧迫，令心气虚，亦受风邪。风邪搏于心，则惊不自安。惊不自已，则动悸不安。"故可知心悸之悸动不安、脉律不齐之表现，无不与风邪致病的表现有众多相似，风邪也贯穿了心悸发病的全过程。

而在临床上，在心悸发作的初期及加重期，患者可有风邪炽盛、心脉瘀阻之象，此时投以风药治疗，往往可提高和巩固疗效。风药具有质轻气清之特点，辛、散、串、透、动之性，可辛散透邪、宣畅气机，还可温通走散、推动气血之行，助瘀血之消散。临证选药，如需辛散祛风，可选川芎、白芷、防风、蔓荆子等；如肝风内扰，升而不息，忤动心体，则可用磁石、龙骨、石决明、珍珠母、羚羊角等重镇之品平肝息风安悸；如心血不足，心失所养，虚风内扰，可选当归、生地黄、白芍、阿胶、龟甲之品养血祛风；毒邪蕴生，与风邪互患，则以白花蛇舌草、土茯苓、苦参、连翘等解毒祛风；

如若病程日久，风邪隐匿心络，宜用白芥子、地龙、全蝎、蜈蚣、石菖蒲等涤痰搜络祛风。就治疗而言要做到审证求因，把握病变之虚实缓急，可在辨证基础上选择各种作用不同的风药而佐之，灵活搭配，直达病所。

二、病毒性心肌炎心律失常的中医治疗思路

病毒性心肌炎是临床较为常见的心脏疾病之一，是多种嗜心性病毒感染后对心肌造成的直接损失或通过自身免疫反应导致心肌细胞变性、坏死或炎性细胞浸润及纤维渗出的过程。心律失常是病毒性心肌炎后最常见的后遗症，多由失治或治不得法，病情迁延，累及心脏传导系统所致，可分为快速性心律失常和缓慢性心律失常，如若不能得到有效治疗，往往导致病情迁延难愈，严重影响患者生活质量，甚至有生命危险。现代医学主要采取药物与非药物协同治疗手段治疗病毒性心肌炎后心律失常，其中，药物治疗一直是防治心律失常主要手段或必需组成部分，但近30年来，抗心律失常药物研究进展缓慢，同时因药物潜在的致心律失常作用和负性肌力作用限制了其应用，而心律失常的非药物治疗手段也因对身体的侵袭和高额的医疗费用使患者望而却步。而中医药治疗本病有丰富的经验和独特的优势，疗效确切且毒副作用小，该病属于中医"心悸""怔忡"范畴。中医总体治疗思路是在辨证论治的基础上宏观把握疾病的动态变化，紧扣其本虚标实的疾病本质，与现代医学常规治疗相互补充，达到调整气血阴阳，恢复脏腑功能，延缓复发，改善生活质量的目的。

参考文献

1. 周亚男，张军平. 慢性心力衰竭大气下陷说及从气、血、水论治 [J] . 新中医. 2009，41(4):7-8.

2. 陈晓玉，张军平，王竹瑛. 心悸从风论治初探. 天津中医药 [J] . 2005，22(4):311-312.

3. 吕仕超，张军平. 病毒性心肌炎心律失常的中医治疗思路. 国际中医中药杂志 [J] . 2011，33(6):527-529.

第六章

基于中医原创思维与临床实践的
"血-脉-心-神"一体观理论的提出

营卫、血脉理论是动脉粥样硬化的基本发病理论基础。营主血属阴,统于心,行于脉内,泌其津液注于脉,而化以为血;卫主气属阳,统于肺,行于脉外,发挥温煦、推动作用,二者各司其职,气化有常,交会有序,则血能濡养,脉能畅通,血脉和利,贯通内外。血脉作为营卫功能施展的载体,其所表现出来的"壅""凝""塞""闭"等病理状态往往是营卫失和日久后的具体表现。正如《伤寒论·辨脉法》言:"荣卫不通,血凝不流。"营卫失和,脉体失养,脉络绌急挛缩,血行滞涩,复因营卫交会障碍,气、血、津液化失其常,不能化为精微,反生痰、成瘀、蕴毒,成为继发脉络损伤的关键性因素。

缺血性心脏病,心肌低灌注才是根本病机,但目前的治疗常单纯以血和脉为切入点,陷入"重结构、轻功能""重急性期调营活血、略稳定期和卫固基"的误区,关注的重点在整个疾病发生演变的下游阶段,而对于上游"心"之结构和功能失稳态造成的"血脉失和"多有忽略。这与现代血管影像技术迅猛发展不无关系,对于临床可疑冠心病患者,优先选择的是冠脉造影、冠脉 CT 等血管大体形态学检查,很少考虑对心肌功能的评估,但事实上,心肌低灌注、缺血再灌注损伤相关的心肌顿抑、心肌冬眠现象并不少见,如果只是因为新诊断技术所得到的阳性发现都集中在"血液"和"血管"上,就把缺血性心脏病简单地看成"血液""血管"异常的结果,会导致治疗的片面性。冠心病虽主要表现为血脉病变向心肌病变的线性或非线性演变,然心肌自身对缺血缺氧的反应与疾病发展和预后均有关系。通过和血、利脉固然可以给心肌提供好的濡养环境,但终究是外因,心肌本身对缺氧的耐受性也会对外因作用下的心肌存活和电生理稳定起决定性作用,以减少后期心律失常、心室重塑及心功能下降等不良后果的发生。心脏作为高氧耗器官，其心肌细胞胞内线粒体结构和功能的动态变化是保证其随时适应缺血刺激的重要生理基础。目前看来，冠心病发病人群仍以中老年患者居多，年过五旬，脾肾作为先天之本，精气渐亏，养心、育心功能减退，心失所养，亦会出现心肌衰老之征，而以线粒体功能障碍和保护性自噬减弱为主要表现的衰老心肌更易遭受慢性缺血或缺血－再灌注损伤的打击。许多益气、活血中药在缺血前预处理和缺血后适应中显示出较好的心肌保护作用，虽然与之前"和血""畅脉"治法甚至方药无异，但拓宽了我们对于中医药治疗缺血性心脏病新靶点的认识，把"育心"理念贯穿到血脉理论中去，心有所用，则血脉冲和，畅通有序，五脏得禀，各司气化，绝痰瘀生成之源，此即"治心以利血脉"；反之，通过达脉之畅通，和血之瘀滞，使"血脉相传，壅塞不通"之病态得以缓解，心体得血之充分濡养，"心生血脉"之用亦趋向于常态，如此，"血－脉－心"同治，形成良性循环。

"血－脉－心－神"一体观是张军平教授在多年临床工作基础上总结出来的，是对心系疾病，尤其是对缺血性心脏病的全面认识，其认为缺血性心脏病关乎血、脉、心、神，是多角度复杂疾病。理论的提出基于中医治疗学整体观，在精气学说、阴阳学说、藏象学说的指导下，把人体生命活动的物质基础（精、气、血、津液）和外在表现（神）统一起来，认为"心"是生命活动的本体，"血"是生命活动的动力，"脉"是生命活动的载体，"神"是生命活动的主司。理论的提出破除了以心统诸器的"大心"之弊，弥补了脉络学说中脏与象分离，形与神脱离，重结构而略功能的不足。其不仅对"心为五脏六腑之大主"在治疗缺血性心脏病中的指导作用进行了诠释，明确了心之本体与心之功能的差异；而且着重提升"神"在"血－脉－心"失稳态中的大局性调控作用。理论具有空间上的多维性和时间上的序贯性两个特点，即认为缺血性心脏病是关乎"血－脉－心－神"共病的复杂体系，以血脉失和为直观表现，以心体失养、神不安位为最终归宿，但后者并非前者的线性结局，而是在疾病之初即已作为内因与血脉病变长期并存，且互为因果，反馈加重，关联于病情纵向发展的每个截面；同时又强调缺血性心脏病主要的演变模式仍然是"血管－血液"病变以量变或质变的形式加重心体失养和神不安位，四者失稳态具有一定的时间序贯特点。两个特点并不矛盾，而是强调不同时期，疾病侧重点不同，以此辨证施治。在该理论的指导下，结合缺血性心脏病的发病特点与病理演变规律，根据疾病在临床上的不同阶段，总结了同时兼顾血、脉、心、神多维度的治法。有从血脉失和角度出发，提出的清热解毒、和血畅脉法，有从心神失养角度出发，提出的益肾健脾、育心安神法等，临床上效果肯定，也进一步证实"血－脉－

心-神"一体观的正确性和全面性。现将"血-脉-心-神"一体观理论及基于理论的研究成果介绍如下。

第一节 "血-脉-心-神"理论中的基本概念

一、血、脉、心、神的中医内涵

1. 血是生命活动的动力

"血"具有濡养功能，行于脉中。血有容量，有浓度，有成分，有流动性。血主要由营气和津液组成，由水谷精微化生，正如《灵枢·决气》曰："中焦受气取汁，变化而赤，是谓血。"《灵枢·邪客》亦云："营气者，泌其津液，注之于脉，化以为血。""血主濡之"，各组织器官只有得到血的濡养，才能发挥其生理功能，正如《素问·五脏生成论》中曰："肝受血而能视，足受血而能步，掌受血而能握，指受血而能摄。"因此，血是生命活动的动力，为生命活动提供物质基础。

2. 脉是生命活动的载体

"脉"，即血脉、经脉，为气血运行的通道，在此特指血管，包括动静脉及全身微小血管。"脉"是血脉系统的主体，由脉及络，支横别出，层层分级，内联脏腑，外络皮毛肌腠，故在机体内形成一个相对密闭的管道系统，血液和营气在脉道中循行，遍布周身，承担周身上下的濡养功能，使得全身脏腑组织器官能正常地发挥各自的生理功能，正如《灵枢·本脏》中所言："经脉者，行血气而营阴阳。"故脉亦是生命活动的载体。"血-脉-心-神"一体观理论认为脉是生命活动的载体，是机体新陈代谢的重要途径。脉的病理包括脉失养、脉不通、脉绌急（痰浊气滞、瘀血阻脉、气血双虚致搏动无力，脉气不相续接）所致的面色晦暗，唇舌青紫，四肢不温，心前区憋闷和刺痛，以及脉象结、代、促、涩等外在表现。

3. 心是生命活动的本体

"心"指心之本体，起着主宰、统帅血、脉、神的功能，即生命活动的本体。心的功能包括主血脉与主神明两个方面。心主血脉，血液的生成运行和脉道的通利有赖于心气的推动作用。心主神明，是"神"产生和变化的场所，心能统领人体的精神活动，并统辖、协调脏腑功能，正如张介宾所言："心为五脏六腑之大主，而总统魂魄……五志惟心所使也。"心之本体受损可表现为主宰血脉和神明的失调，出现血脉失和及心神失调的症状，如心前区疼痛、胸闷、心悸、怔忡、心烦、不寐等。

4. 神是生命活动的主宰

"神"，有广义之"神"和狭义之"神"之分，广义之"神"即人体生命活动的主宰者和调控者，狭义之"神"主要是指人的精神意识思维活动。人体的五脏六腑、形体官窍、精神思维、心理意识等生命活动，均由心所主宰。神明是七情变化的统帅，而七情是神明在不同状态下的具体表现。七情即怒、喜、忧、思、悲、恐、惊七种情志变化，其与脏腑的功能活动密切相关，分属五脏，以怒、喜、思、悲、恐为代表，称为"五志"。神志失调会出现失神的症状，如郁病、狂病、心悸、怔忡、不寐等。因此，"血－脉－心－神"一体观理论认为"神"是生命活动的统帅，主管生理、情志、意识等活动。

二、血、脉、心、神的内在生理病理联系

1. 血与脉合

生理状态下，血承载营养物质濡养四肢百骸，而脉为血液运行的通道，脉道通利则血流通畅，即"壅遏营气，令无所避，是谓脉"；病理状态下，因脉中营气未化赤成血，反成痰涎浊阴之类壅遏脉道，脉管不利则血不能行其濡养之责。

2. 血与心合

生理状态下，"心主血脉"，其意一为生血，二为行血，即推动血液运行以营养脏腑四肢；病理状态下，冠脉之病累至心体受损，而不能行血，或血液凝滞成瘀，或血流缓慢不足荣心，导致心体进一步受损，恶性循环。

3. 血与神合

生理状态下，神之变常以脑为中介，脑的功能必以心主血脉为基础，血脉和利，脑内玄府才能开阖有度，使元神得以安养，故神之安稳有赖血之濡养；病理状态下，血液成分改变导致神经受损，例如血脂及血糖代谢异常导致心脏自主神经功能受损，使心体失用，元神失养。

4. 心与脉合

生理状态下，脉为心之合，其不仅是传递信息的使道，接受心之指令，亦能通过自身特异性气化影响不同脏腑的血行状态，达到与所属脏腑独特病生理特征的匹配，尔后形成共振反馈于心；病理状态下，"脉痹不已，复感于邪，内舍于心"，"心痹者，脉不通"，脉痹者致心失所养，心气愈发不足。

5. 心与神合

"心为五脏六腑之大主，而总统魂魄，兼赅志意"，中医认为在生理状态下，心神主导正常的情志变化；病理状态下，情绪刺激超出生理承受范围，可出现气机逆乱，血行不畅而致胸痹心痛。

6. 脉与神合

脉与神合，"心藏脉，脉舍神"，可见生理状态下血液在脉中运行的作用与心主神志的功能密不可分；且现代临床发现，病理状态下，冠心病患者脉道受损，损及心肌，后期心损又及神，焦虑抑郁与冠心病存在相同的发病机制，两者互为致病因素。

第二节　"血－脉－心－神"一体观的特点

一、"血－脉－心－神"一体的空间多维性

"血－脉－心－神"一体观的形成是张军平教授基于多年临床治疗心系疾病的经验，于实践中总结出来的，它针对的并不是缺血性心脏病这一单一疾病，而是包括所有心系疾病，如前期的高血脂、高血糖等血液异常阶段，后期的冠心病支架术后焦虑抑郁阶段，以及冠心病心律失常、心衰病变。因此，此理论的第一个特点就是空间多维性，即所有病变并不是按照血－脉－心－神的顺序线性发展，也不是按照此顺序依次递进，而是在疾病之初血、脉、心、神已作为内因并存发展，相互影响，反馈加重，关联于病情纵向发展的每个截面。因此心系疾病，尤其是缺血性心脏病应理解为包括"血－脉－心－神"四个方面在内的共病复杂体系，它以血脉失和为直观表现，以心体失养、神不安位为最终归宿。

近年来，由于血管介入技术的迅猛发展，使得临床医生过分关注血管形态学改变，认为冠脉狭窄对心脏缺血起关键作用，解除冠脉狭窄就能"治愈"心肌缺血，以此带动了冠脉支架术和搭桥术的发展，然而事实并不尽如人意，研究证实冠脉介入术后患者胸痛的发生率仍在7%～45%。很显然这种只关注血管狭窄，而忽视血管内皮功能受损、微血管障碍灌注不足、心肌自身因素对心肌缺血的影响，并不能使治疗收到很好的效果。《灵枢·经脉》云："脉道以通，血气乃行。"只有脉道通利，气血才能运行，以濡养脏腑百骸；《灵枢·平人绝谷》云："血脉和利，精神乃居。"可见血贵调和，脉贵通利，血脉生理上相互联系，病理上相互影响，若血脉和利，则心有所养，神有所安；若

血脉失和，血瘀脉滞，必然影响心体之用。同时，中医有"心主神明"之说，心与神的关系远超其他脏腑，"神"依赖血的濡养，亦调控着血脉运行，中医讲"心藏神""心伤则神去"，血脉畅达，心体得养，神安其位；反之，血脉失和，心不藏神，神不守舍，频起作乱。因此"血－脉－心－神"一体观的空间多维性有其理论基础。

由于血液的病变、脉管的狭窄是相对显性的方面，易被发现，也是治疗的重点，而心体本身及心神的病变则常常被忽略，或者作为次要治疗方面。然中医讲"治病求本"，显然这种"舍本求末"的治疗方法并不会从根本上解决问题。心神病变虽是由于血脉痹阻，但长期失稳态的心神病变会作为内因反过来影响脉之通利，血之调和，此时仅仅针对血脉病变施治很难达到治疗心神病变的目的，因其已作为内因决定着疾病的演变和转归。因此本理论倡导"血－脉－心－神"的空间整体性，对心系疾病进行多方面、多靶点的治疗。

二、"血－脉－心－神"一体的时间序贯性

缺血性心脏病的每个病程节段虽均为"血－脉－心－神"之共病体，但其侧重点却不相同，其主要演变模式仍然是"血液－血管"病变以量变或质变的形式加重心体失养和神不安位，四者失稳态具有一定的时间序贯特点。血脉作为心神的物质基础，血脉失和仍是疾病始发因素，"血液－血管"病变作为疾病早中期的主要表现形式，病机重点在"虚、痰、瘀、毒"的递进演变上，此期"血液－血管"病变尚未引起心神病变，或心神的病变较轻，患者主要表现出胸痛胸闷等症状。疾病中后期，心体因长期慢性失养及局部瘀、毒微环境的戕害，已发生了不可逆改变，虽通过药物或血运重建术解除了血脉失和的大部分问题，但心体自身的适应性改变、再灌注损伤（二次打击）、心肌缺血缺氧仍长期存在，为邪去正伤阶段，病机主要在心体失养，心神不守，患者主要表现出气短、心悸、失眠等心神症状。

"血－脉－心－神"一体观理论认为缺血性心脏病的发病还是有一定的时间序贯性，即按照血－脉－心－神顺序不断演变、不断加重，但这并不是说缺血性心脏病均遵循此顺序发病，而是强调不同时期，病机侧重点不同，从而在治疗上也存在差异，以便更好地指导临床治疗。

第三节 "血－脉－心－神"一体观的应用

缺血性心脏病是关乎血（血液成分、血液功能等）、脉（管壁斑块、舒缩功能、微

血管密度等）、心（心肌细胞数量、缺氧耐受度）、神（神经－内分泌系统、精神心理）共病的复杂体系。"血－脉－心－神"一体观是以心为本体，结合血、脉、神的特点，对缺血性心脏病血管失稳态过程的病机进行概括，并指导临床治疗。

缺血性心脏病的致病原因多样，危险因素较多，涉及中医的心、血、脉、神等诸多方面。临床上，往往着眼于血液、血管变化，即关注血与脉，而对心肌功能和与此相关的神志改变的关注并未贯穿始终，即心之本体和司心之神病的防治。特别是在慢性稳定性缺血性心脏病中，对心、血、脉、神四者在不同阶段的分阶段分层次治疗，有助于临床疗效提高和患者生活质量改善。

一、"血－脉－心－神"一体观指导下分期论治缺血性心脏病

1. 病在血时

在动脉粥样硬化发生之前，已存在血液的变化，即"血"病阶段。人至中年，脾肾渐亏，加之饮食不节、起居无常致痰湿内生，日久阻滞血脉，血行不畅；肾阳不足，无以温煦心阳，则心阳助血运行之力减弱，此期虽未形成有形之"痰""瘀"，患者亦无不适之感，但血液中已夹杂病邪，只是此期病邪并不甚，不足以为害，中医注重治未病，此期即是"未病"阶段。需要注意的是这期已有"痰""瘀"之病邪但未发病。

病在血时，证属脾肾亏虚，临床可见胸痛不著，胸闷，心悸气短，肢体倦怠乏力，腰膝酸软，头晕耳鸣，腹胀纳差，大便黏腻，舌淡胖大或有齿痕，苔白或白腻，脉沉滑。实验室检查可见血脂、血糖异常，腹型肥胖患者占多数。治疗以益肾健脾为主，临床可选益气健脾、调补肾之阴阳类方剂，以四君子汤、六味地黄丸、二仙汤、二至丸为基础方，随证加减，药物多用鹿角霜、肉苁蓉、菟丝子、巴戟天、仙茅等温阳，黄精、女贞子、墨旱莲等滋阴，参类、刺五加、绞股蓝等益气。

2. 病在脉时

动脉粥样硬化早中期，即"病在血时"未加干预，病邪进一步聚集，血液中"痰""瘀"积聚，必然影响血液运行，致血流减慢、不畅，痰瘀之邪互相影响，日久酿生浊毒，此期"痰""瘀"夹"毒"变为有形实邪阻滞血脉，影响血液运行，导致血脉痹阻，发为真心痛。此期疾病进展到"脉"病阶段，主要是痰瘀阻滞血脉而致。

病在脉时，证属毒瘀阻络，临床可见明显胸痛症状，甚者胸痛彻背，伴或不伴胸闷、憋气，心悸汗出，口干口苦，烦热，大便秘结，舌红，苔黄或苔少，脉弦滑或滑数。辅助检查早期可见心电图改变，冠状动脉 CT 显示冠状动脉病变等。治疗以活血解

毒为主，临床可应用活血解毒理气类方剂加减，如四妙勇安汤、黄连解毒汤、升降散、柴胡类方等，药物多用连翘、夏枯草、白花蛇舌草、漏芦等清热解毒，薤白、檀香等宽胸理气，姜黄、延胡索、郁金等理气活血。

3. 病在心时

动脉粥样硬化早中期会持续相当长时间，病至此期患者已经出现胸痛、胸闷等胸痹症状，通过生活方式及药物的治疗，病情可得到一定程度地控制，然脾肾已亏，血脉已伤，"虚、痰、瘀、毒"俱显，必然导致心体失养。血脉的正常运行需依靠心气心阳的鼓动，而心体发挥正常的主血功能也需要血液的滋养，长期痰瘀内蕴、血脉痹阻使得心之本体得不到供养而到达"心"病阶段。

病在心时，证属气阴两虚，临床可见胸前区隐痛或压榨性绞痛，休息后可自行缓解，时作时休，或以胸闷、憋气、心慌或卒发胸骨后压榨性疼痛等为主要表现，伴周身乏力懒言，伴或不伴潮热、手足心热，易汗出，舌红少苔，脉细数。病情多处于稳定阶段，辅助检查提示心脏、血管无明显病理性改变。治疗以益气养阴为主，临床可应用益气养阴类方剂加减，如生脉散、沙参麦冬汤、炙甘草汤等，药物多用醋鳖甲、知母、牡丹皮、生地黄、沙参、麦冬、玉竹、石斛等滋阴。

4. 病在神时

"血－脉－心"的病变是长期过程，久病则"心病及神"，"心神同病"。中医认为心主神志，所以《素问·灵兰秘典论》云："心者，君主之官，神明出焉。"心所藏之神不仅包括广义之神，即人体一切生命活动及外在表现；也包括狭义之神，即人的意识、思维、情志活动。《素问·灵兰秘典论》记载："主明则下安，主不明则十二官危。""心为五脏六腑之大主"，因此血脉病变影响心体心用，长期作用必然导致"神"的病变，出现失眠、抑郁、焦虑等表现。

病在神时，证属心神不安，扰动心神，临床可见胸痛、胸闷症状，且多由恐惧、焦虑、情绪激动、劳累等因素诱发，伴或不伴心慌，心烦易激动，头晕耳鸣，口干不苦，寐少多梦，舌红少津苔黄，脉弦数。以精神、情志改变为主，焦虑抑郁量表、匹兹堡睡眠量表等可见异常。治疗以清心安神为主，临床可应用清热养心安神类方剂加减，如交泰丸、柴胡类方等，药物多用栀子、郁金、合欢花、浙贝母、莲子心等清热，龙骨、牡蛎、酸枣仁、远志等安神。

二、"血 - 脉 - 心 - 神"一体观指导下多维度论治缺血性心脏病

缺血性心脏病是"血、脉、心、神"共病的复杂疾病，又涉及痰瘀、气血、营卫、心脑等多维度病理变化，因此在对慢性稳定性缺血性心脏病分阶段分层次治疗的同时，也要兼顾多维度，整体把握。

1. 血脉之病，根于脾肾，成于"痰"，变于"毒"

动脉粥样硬化的本质是本虚标实，本虚即脏腑功能衰退，为病之本，标实也多因虚乃得，以气滞、血瘀、痰凝、毒热等为表现形式。血脉病总不离"虚、痰、瘀"，因虚而生痰致瘀，痰、瘀之间又递进演变、相互影响，痰是瘀的初期阶段，瘀是痰的进一步发展，痰瘀互结是"病重之源"，故治心、血、脉之法，必关联本虚，从扶养先后天角度益肾健脾，恢复机体内环境的稳态，使精血津液化之有常，则血清脉坚，痰瘀不生。

运用滋阴活血解毒法干预动脉粥样硬化兔易损斑块的大量实验研究亦已证实，四妙勇安汤原方和拆方均可不同程度地拮抗斑块内炎症反应，促进斑块稳定，一定程度上佐证了"斑块易损 - 炎症 - 瘀毒"的对应关系，奠定了滋阴活血解毒法治疗动脉粥样硬化性疾病的理论基础。

2. 人之所有，血与气耳，调气血需重视和营卫

营卫气血周流不息是维持机体脉络结构与功能正常的先决条件。营属阴，统于心，行于脉中，《灵枢·邪客》云："营气者，泌其津液，注之于脉，而化以为血。"亦具有化生血液调控血运的作用。故治疗上更应将调和营卫、疏解壅滞、分清泌浊作为先导和求本之法。临床以《伤寒论》柴胡桂枝汤为底方，酌加活血、解毒之品，屡获良效。遣方之义，诚如《难经》所言："损其心者，调其营卫。"以此方解脉外卫阳之壅滞，复脉中营阴之精纯，使营卫相伴，循脉行分肉，畅通无滞，动静有序，则血脉无瘀、毒之患，五脏得濡养之令。

3. 育心保脉，全程干预

育心保脉是顺应缺血性心系病证全程、全方位干预理念而提出的，对心、脉有形之体进行结构和功能的预防性保护和长久性康复策略。其形式不局限于一方一法，所提倡的是一种包含"治未病"思想和后续康复治疗在内的全程管理理念，可以通过运动、饮食、药物、心理干预等多种途径实现，重在缓缓扶持，不必贪图峻猛之效，以无限延长疾病前期和瘥后稳定期为目的。

"育"有"抚育""养育""培育"之义，育心就是养心、培心，以保留和维持其生

长生发之性，主司血脉之能；"保"有"保护""保养""维护"之义，保脉可寓为通过延缓内皮衰老，促进内膜修复和激发血管新生等机制，以维持脉道气化、裹血、通经之能。

缺血性心脏病是一种与增龄、衰老相关的退行性病变，从中医角度而言，它是人体先天禀赋渐衰，后天养分不足或偏颇而致的关乎"血 - 脉 - 心 - 神"功能障碍的系统性疾病。先后天之养心、育心功能减退，心失所养，心虚则血脉无主，无气推动而血液凝涩，化生无权，血少脉稀，且凝涩之血终成有形之瘀，一则阻脉道更碍血行，二则因瘀血久留而生新无望，如此，已虚之心体因濡养不及、后援不足而愈虚，血脉的化生和代谢稳态进一步紊乱、失序，形成恶性循环。

"正气存内，邪不可干；邪之所凑，其气必虚。"心、脉之体用受损虽终以血液流变状态、细胞或生化特征改变为直观表现，但却是常被我们忽略的真正导致该病发生发展的核心环节。目前，在整个缺血性心脏病的认识和治疗过程中，我们极容易被显性可见的"狭窄""斑块"病变所迷惑，而未能将眼光聚焦在隐藏其后的先发生的脏腑功能失调。可见，育心保脉，着眼于功能，可能是防治缺血性心系病证的核心和关键。

4. 心脑同治，"双心"同调

缺血性心脑血管病的发生在血、脉层次具有高度一致性，脏腑衰败，内皮薄弱，脂浊沉积，碍血酿毒，毒损络脉是二者共同的病理基础，但此仅为病变结构的类似，故有心脑同治一说。研究表明，在以血、脉病变为主的临床阶段，二者的证候表现也大同小异，如疾病初（前）期，以血管老化相关的内皮功能障碍和可逆性脂质沉积为基础，即"年过四十而阴气自半也，起居衰矣"，脾肾亏虚，心之体脉失养，又津停痰阻，蕴积脉络，均当益肾健脾，从"源"从"本"而治。疾病的进展期，以斑块破裂继发血栓事件为主要表现，虽最终效应分别落在"心肌"和"脑 - 神经元"上，出现了心之本体和司心之神损伤，表现为心脏和心理双重损伤，故当"双心同调"。在疾病的进展期，血、脉骤变是共同基础，临床证候演变规律亦提示此期均以阴虚、热毒、血瘀证候为主，治当滋阴、清热、解毒、活血、调神，速通血脉，平复应激，稳定斑块。疾病的恢复期，因不同程度地经历了溶栓、缺血 - 再灌注损伤等过程，加之长期慢性疾病的复杂关联，往往表现为大邪已去，微邪深伏络脉，正气中伤，心神受损之象，以虚实夹杂（气虚血瘀）为主，以（心脑）体、脉受损，（络）脉失畅达，血流不宁，神易飘忽为主要特点，治疗的目的在于扶正气、祛微邪、防复发，应血、脉、体、神兼顾，且以血、脉、体功能恢复为治疗常态。

三、"血-脉-心-神"一体观指导下的临床常用治法

张军平教授结合缺血性心系病的发病特点与病理演变，根据病理进程与疾病在临床上的不同阶段，将临床常用治法总结如下。

1. 益肾健脾法

通过益肾健脾，改善脏腑气化功能，使水谷之精微得命门之火煦，随食随化，充养血脉，而绝痰浊、脂浊产生之源，延缓伤、老相关性心-脑-脉功能障碍的发生，是疾病"潜证"期、稳定期的主要治法。常以桑寄生、龟甲、醋鳖甲、酒黄精、熟地黄等滋补肾阴，填补精血；仙茅、淫羊藿、肉苁蓉、金毛狗脊、桑螵蛸等温补肾阳，助阳化气；黄精、山药、党参、黄芪等益气健脾。

对于诸病衰老、气化失司、代谢紊乱、因虚致实者，如高脂血症、高尿酸血症、动脉粥样斑块已形成等，用之既可改善体质（先后天匮乏，心-脑-脉虚损），安尚未出现显性病变之脏，以降低未来易感风险；又可扶正祛邪，使已成之痰浊得化，血滞得通。

2. 清热解毒法

"内痈"理论在治疗心系病症方面运用得越来越广泛，动脉粥样硬化、病毒性心肌炎、高血压病、糖尿病等，均涉及外科"痈"的概念。"内痈"的提出，以及清热解毒法的使用，与现代微观辨证的发展密切相关，慢性炎症是联系以上诸病的共同病理基础。循环炎症、局部炎症（斑块、内膜、心脏间质、脂肪组织等）表现出的红、肿、热、痛的现象，促进了临床学者对于"炎症-痈-毒"的认识。

对于不稳定心绞痛、病毒性心肌炎急性期、顽固性高血压等伴热毒征象者，均可在辨证论治基础上酌加连翘、玄参、黄连、白花蛇舌草、半枝莲、苦参等清热解毒之品，或直接以四妙勇安汤、黄连解毒汤等经验方加减化裁以发挥抗炎作用。中药抗炎-稳斑、稳血压等作用已得到了基础和临床研究结果的佐证。

3. 补虚托毒法

补虚托毒法仍着眼于"毒"，动脉粥样硬化病变过程中，诸如斑块破溃、糜烂、炎细胞浸润等病理改变，以及病势飘忽、变化迅速、易致危急的发病特点与"毒"极为相似，然世人对"毒"之认识多如《疡科纲要》所言："外疡为病，外因有四时六淫之感触，内因有七情六郁之损伤……盖外感六淫蕴积无不化热，内因五志变动皆有火生……此世俗治疡，所以无不注重于清润寒凉。"提"毒"便用苦寒，"毒""火"并称者多。然痈之所

得，虽以火毒、阳痈者居多，而与之相反的阴痈、寒痈却鲜少提及。

就动脉粥样硬化病变来看，阴气自半，阳亢化热或营卫失和，卫阳郁遏的确可致痰瘀搏结，毒从热化；然因阳气内伐，气化失司，痰湿停聚，从阴化寒者亦不在少数，患者多表现为形肥体胖、气短乏力、畏寒肢冷、舌胖脉沉等症，此"毒"则应作"阴毒""寒毒"来解，即使结合理化检查明确炎症反应活跃，亦不可断章取义，重投苦寒，临证常以炮附子、肉桂、干姜、炙黄芪、麻黄等温里、补虚以托毒外出，取阳和汤之义，诚如王洪绪《外科证治全生集》所言："世人但知一概清火以解毒，殊不知毒即是寒，解寒而毒自化，清火而毒愈凝。"强调"毒"乃邪之久聚，需温通辛散以消导之。

4. 调和营卫法

营卫气血周流不息是维持机体脉络结构与功能正常的先决条件。调和营卫，分清别浊，以复各自循行之常道，如此则清者自清，濡养有序，环周不息，而无痰、瘀之虞。卫阳滑利善动，或循脉或逆行，极易受外界应激因素的干扰，是元神调控"心－血－脉"功能活动的重要途径，故调和营卫法在心系病证中用之甚广，尤其是有精神心理因素参与的微血管心绞痛、心脏神经官能症、高血压病患者，桂枝汤、柴胡桂枝汤类方加减化裁，疗效甚佳。

5. 疏肝理气法

"百病生于气"，在现今快节奏社会环境下，长期精神紧张、烦躁、焦虑，均可直接导致肝的疏泄功能失常。《明医杂著·医论》云："肝气通则心气和，肝气滞则心气乏，此心病先求于肝，清其源也。"故临床常用柴胡、香附、佛手、郁金等疏肝理气之品，如有化热之象，则酌加焦栀子、川楝子、牡丹皮、生地黄、玄参等清肝凉血之品。

6. 祛风通络法

"络风内动"学说是近年备受关注的心系病病机新认识。急性冠脉综合征、络脉绌急类心绞痛/头痛、频发性心律失常等均具有起病急骤，变化多端，倏忽来去，反复发作的特点，类似"风性善行而数变"之特性，病位在络，可因风寒内侵、情志失调、年老体虚而致，病机分"毒热生风"和"络虚生风"。在辨清虚、痰、瘀、毒的基础上，酌加僵蚕、蝉蜕、地龙等虫类之品搜剔络邪，或以羌活、防风、葛根、橘络、木瓜、桑枝等辛散、藤蔓类之品祛风通络，每每效宏而力捷。

7. 化痰活血法

痰瘀互结理论古已有之，《丹溪心法》云："自郁成积，自积成痰，痰挟瘀血，遂成窠囊。"形象地描绘了"气－痰－瘀－结"形成的内在关系。痰乃津液之变，水谷精微化失其正，化以为痰，痰渗脉中，血浊气滞，浊脂滋生，黏腻涩滞，日久成瘀，遍身上下，无处不到，故痰瘀互结是血脉病变最根本的病理表现，化痰活血基本每方必用。但需注意的是，痰聚和血瘀均为泛指，临证过程需鉴别痰之有形、无形，以及痰湿、痰浊、老痰、痰毒等不同特性分而治之，如痰湿多为聚之始，投之以半夏、茯苓、苍术、扁豆之属即可；痰浊乃聚之渐，质较稠，需以薤白、石菖蒲、粉萆薢、瓜蒌等化痰泄浊；老痰、顽痰则为聚之久，无形可辨，致病多怪，必以青礞石、皂角刺、胆南星、生铁落等可除；瘀血阻脉，以丹参、赤芍、当归、鸡血藤等行血通脉，养血活血。

8. 软坚散结法

动脉粥样硬化局部斑块形成、广泛的血管壁重构，以及后期渐进性缺血性心肌纤维化等有形病理改变与中医"积证"类似。《素问·至真要大论》云："坚者软之，结者散之。"在常规化痰、活血的基础上，酌加软坚之品，是提高疗效的关键。在辨证治疗时可酌加煅牡蛎、皂角刺、醋鳖甲、夏枯草等，轻证则投之以丹参、玄参、浙贝母、绞股蓝之属。从微观角度来看，软坚散结法的效应机理囊括了胶原代谢、脂质代谢及细胞的增殖迁移等多个方面。

第四节 "血-脉-心-神"一体观的临床研究

"血-脉-心-神"一体观是在缺血性心脏病诊疗过程中形成的理论假说，并依此分别从血、脉、心、神四个阶段构建了缺血性心脏病的防治体系，指导缺血性心脏病的治疗。血、脉、心、神四个阶段既具有各自的证候特征，又非完全独立，在病变进程方面具有延续性，在病位方面多位点共存，因此在临床治疗上我们强调对四个阶段分清主次进行干预的同时，也注重对疾病全周期治疗的把控。在以上"血-脉-心-神"一体观防治体系的指导下，我们在临床取得了较好效果，并进行了疗效评价及初步机理探讨，下面分述之。

一、病之伊始，主病在血

缺血性心脏病伊始，主要以血液改变为主，体内代谢紊乱导致血糖、血脂、尿酸等物质升高，影响血管结构和功能，引起缺血性心脏病的发生。研究发现肥胖及糖尿病患者有更高的缺血性心脏病发生风险，脂肪分泌的瘦素、炎症因子等是肥胖导致缺血性心脏病的主要原因，而高血糖导致的糖基化产物堆积，损伤血管内皮是糖尿病导致缺血性心脏病的重要原因。因此,我们在"血-脉-心-神"一体观指导下应用活血解毒法对稳定型心绞痛肥胖人群及冠心病合并糖尿病人群进行了临床疗效研究及起效机制的初步探讨。

1. 活血解毒法干预稳定型心绞痛肥胖人群的临床疗效

纳入符合毒瘀阻络证的稳定型心绞痛肥胖患者 30 例,使用活血解毒法治疗,并视病情配合西药基础治疗,应用自身前后对照的方法,在 0、4、8 周记录样本信息、取血清,以评价其疗效。结果见表 6-1 ~ 6-3,表明心绞痛积分和中医总证候积分在治疗 4 周和 8 周与治疗前相比,均显著性下降($P < 0.05$),且随治疗时间延长,下降程度越明显($P < 0.05$);血清瘦素水平较治疗前显著下降($P < 0.05$)。说明活血解毒法可通过降低血清瘦素水平,减轻血清瘦素促炎作用,阻止缺血性心脏病进一步加重。

表 6-1 心绞痛积分治疗前后比较

时间	n	心绞痛积分
0周	30	10.00(6.00,12.50)
4周	29	4.28(2.00,6.00)△
8周	26	2.00(0.00,2.08)△▲

注:与 0 周比较,△$P < 0.05$;与 4 周比较,▲$P < 0.05$。

表 6-2 中医总证候积分治疗前后比较($\bar{x} \pm s$)

时间	n	中医总证候积分
0周	30	14.63 ± 6.52
4周	29	9.66 ± 4.12△
8周	26	7.58 ± 3.63△▲

注:与 0 周比较,△$P < 0.05$;与 4 周比较,▲$P < 0.05$。

表 6-3 血清瘦素水平治疗前后比较($\bar{x} \pm s$)

时间	n	瘦素(ng/mL)
0周	30	7.35 ± 1.59
4周	29	6.91 ± 1.85△
8周	26	6.74 ± 1.46△

注:与 0 周比较,△$P < 0.05$。

2.活血解毒、温阳通络法干预稳定性冠心病合并 2 型糖尿病的临床疗效

研究共纳入符合条件的冠心病合并糖尿病患者共 132 例，其中治疗组、对照组各 66 例，治疗组在西药常规治疗的基础上叠加活血解毒、温阳通络方药治疗，在 0、4 周分别采集两组患者血清资料。结果见表 6-4，表明治疗后两组可溶性血管内皮黏附因子（sVCAM-1）、白细胞介素 -6（IL-6）均显著下降（$P < 0.05$），且治疗组血清 sVCAM-1 下降较对照组更明显（$P < 0.05$）；治疗后两组血清可溶性晚期糖基化终产物受体（sRAGE）显著升高（$P < 0.05$）。说明活血解毒、温阳通络法方药可通过促进 sRAGE 受体的表达，减少糖基化终产物黏附于血管内皮，减轻血管炎症反应，发挥血管保护作用，延缓缺血性心脏病的病程进展。

表 6-4 两组血清 sRAGE、sVCAM-1、IL-6 治疗前后比较（$\bar{x} \pm s$）

组别	时间	sRAGE（μmol/L）	sVCAM-1（μmol/L）	IL-6（μmol/L）
治疗组	0周	1475.80 ± 238.56	10.99 ± 0.77	76.75 ± 8.23
	4周	2095.31 ± 229.04△	7.51 ± 1.22△▲	51.25 ± 9.26△
对照组	0周	1501.11 ± 232.34	11.05 ± 0.97	72.14 ± 9.45
	4周	2131.47 ± 208.65△	10.25 ± 0.94△	52.2 ± 11.81△

注：与 0 周相比，△$P < 0.05$；与对照组 4 周时相比，▲$P < 0.05$。

二、已病加骤，主病在脉

在缺血性心脏病的急性加剧阶段，以冠状动脉粥样硬化程度加重为主要原因，动脉粥样硬化是累及全身大中动脉血管壁的渐进性粥样斑块，甚至导致斑块破裂的多因素病理过程，其病理变化沿着内皮功能紊乱—泡沫细胞和脂质条纹形成—纤维斑块形成—粥样斑块—继发斑块钙化或破裂的过程进展，与炎症、内皮损伤等因素相关，表现为斑块不稳定及微血管舒缩功能降低。我们在"血-脉-心-神"一体观指导下，针对维护斑块稳定性及改善微血管舒缩功能等对冠脉临界病变人群及微血管性心绞痛患者进行了临床疗效研究及起效机制的初步探讨。

1.活血解毒法干预冠脉临界病变斑块微环境的临床疗效

研究共纳入 138 例符合纳入标准的冠脉临界病变患者，试验组与对照组各 69 例，试验组在西药常规治疗基础上加用活血解毒方药，分别于 0、4 周时收集患者血清资料。结果见表 6-5 ～ 6-6，表明两组在治疗后均可显著升高血清超氧化物歧化酶

（SOD）、对氧磷酶 –1（PON-1）水平（$P < 0.05$），且试验组血清 SOD 水平升高更加显著（$P < 0.05$）；两组均可显著降低还原型辅酶氧化酶 5（NOX5）、人 8 异前列腺素 F2a（8-iso-PGF2a）水平（$P < 0.05$）。表明活血解毒方药可能通过促进斑块微环境中抗氧化因子及抑制促氧化因子的释放，调控氧化应激水平，改善斑块微环境进而达到稳定斑块、保护血管的作用。

表 6-5 两组血清抗氧化因子治疗前后比较（$\bar{x} \pm s$）

组别	时间	n	SOD（pg/mL）	PON1（ng/mL）
对照组	0周	11	1011.86 ± 94.60	22.13 ± 3.25
	4周	11	1320.92 ± 67.21△	25.73 ± 2.81△
试验组	0周	11	987.54 ± 101.50	19.66 ± 1.69
	4周	11	1439.42 ± 117.92△▲	27.57 ± 2.60△

注：与 0 周相比，$^{\triangle}P < 0.05$；与对照组 4 周时相比，$^{\blacktriangle}P < 0.05$。

表 6-6 两组血清 NOX5、8-iso-PGF2a 治疗前后比较（$\bar{x} \pm s$）

组别	时间	n	NOX5（pg/mL）	8-iso-PGF2a（pg/mL）
对照组	0周	11	1404.71 ± 97.07	249.63 ± 11.29
	4周	11	1247.49 ± 107.73△	158.93 ± 15.97△
试验组	0周	11	1435.20 ± 74.62	249.11 ± 11.29
	4周	11	1322.71 ± 97.07△	174.34 ± 30.57△

注：与 0 周相比，$^{\triangle}P < 0.05$。

2. 调和营卫法干预微血管性心绞痛的临床疗效

试验共纳入 50 例微血管性心绞痛患者，治疗组在常规西药治疗的基础上叠加调和营卫汤剂，对照组在常规西药治疗的基础上叠加盐酸川芎嗪注射液，分别在 0、4、8 周收集患者相关资料。结果见表 6-7 ～ 6-8，表明治疗后两组心绞痛积分均较前明显改善（$P < 0.05$），且调和营卫法更具有优势（$P < 0.05$）。基于临床疗效，我们从血管舒缩功能（NO、ET-1）、神经内分泌（NPY）角度进行了血清学指标的测定，结果表明，调和营卫法对微血管性心绞痛患者症状改善可能与降低血清 NPY 水平，缓解微血管收缩有关。且随着治疗时间的延长，改善效果更显著（$P < 0.05$），在血管内皮舒缩功能方面

表现出改善趋势。

表6-7　两组心绞痛积分治疗前后比较

组别	n	治疗前	治疗后
治疗组	25	8.00（5.00，10.00）	4.00（0.00，6.00）△
对照组	25	8.00（5.00，8.00）	6.00（4.00，7.00）△▲

注：与0周相比，△$P < 0.05$；与治疗组相比，▲$P < 0.05$。

表6-8　两组血清舒缩功能及神经内分泌指标治疗前后比较

时间	n	NO（μmol/L）	ET-1（pg/mL）	NPY·（pg/mL）
0周	25	9.75（7.15，15.28）	93.21（21.15，127.57）	2298.67（1373.72，3135.12）
4周	25	11.70（9.10，17.91）	55.07（26.86，128.81）	2386.4（1745.97，2911.11）
8周	15	10.34（6.50，20.77）	66.49（36.00，76.56）	1791.12（1219.64，1865.99）△▲

注：与0周相比，△$P < 0.05$；与治疗组相比，▲$P < 0.05$。

三、病稳偶发，主病在心

此阶段主要以缺血所致心体受损为主，在缺血性心脏病急性发作损伤心肌时，我们主张通过溶栓、介入等现代医学手段快速恢复心脏血供，解除生命危险。在心肌损伤恢复期或介入术后，我们主张通过中医药清除心肌损伤、梗死后产生的炎性因子，修复受损内皮，恢复心脏血氧供应，改善患者心功能及生活质量。基于以上理念，我们在"血-脉-心-神"一体观指导下对支架术后稳定型心绞痛及心肌梗死后恢复阶段患者进行了临床观察。

1. 对支架术后稳定型心绞痛患者的临床研究

研究共纳入48例支架术后稳定型心绞痛患者，针对临床常见证型阴虚毒瘀证、肾气不足证，分为解毒活血组、益肾健脾组，均以辨证论治为前提，在西药常规治疗基础上叠加中药汤剂，采取自身治疗前后对照的方法，在0、4、8周记录样本信息，取血清，以评价疗效。研究结果见表6-9～6-11，显示"血-脉-心-神"一体观指导的方药对支架术后稳定型心绞痛患者的心绞痛症状、睡眠质量都有不同程度的改善，并且可以对支架术后稳定型心绞痛患者的内皮起到保护作用，可调节促炎/抗炎动态平衡状态保护心肌细胞免受损害，减少心绞痛复发，改善患者生活质量。

表6-9 心绞痛积分治疗前后比较

组别	时间	n	心绞痛积分
解毒活血组	0周	23	8.0（6.0，10.0）
	4周	23	6.0（0，8.0）$^\triangle$
	8周	19	0（0，6.0）$^{\triangle\blacktriangle}$
益肾健脾组	0周	25	6.0（0，8.0）*
	4周	24	0（0，6.0）$^\triangle$
	8周	20	0（0，0）$^{\triangle\blacktriangle}$

注：与本组治疗前0周比较，$^\triangle P < 0.05$；与本组治疗后4周比较，$^\blacktriangle P < 0.05$；与解毒活血组比较，$^* P < 0.05$。

表6-10 匹兹堡睡眠质量指数治疗前后比较（$\bar{x} \pm s$）

组别	时间	n	PSQI分数
解毒活血组	0周	23	9.00 ± 3.99
	4周	23	$6.78 \pm 2.39^\triangle$
	8周	19	$6.17 \pm 2.64^\triangle$
益肾健脾组	0周	25	$7.84 \pm 4.21^*$
	4周	24	$6.16 \pm 3.05^\triangle$
	8周	20	$7.69 \pm 4.14^{\triangle\blacktriangle*}$

注：与本组治疗前0周比较，$^\triangle P < 0.05$；与本组治疗后4周比较，$^\blacktriangle P < 0.05$；与解毒活血组比较，$^* P < 0.05$。

表6-11 两组血清抗炎/促炎、内皮损伤因子水平治疗前后变化情况（$\bar{x} \pm s$）

组别	时间	n	IL-10（pg/mL）	LP-PLA$_2$（ng/mL）	ADMDA（ng/mL）
解毒活血组	0周	23	6.16 ± 3.75	281.66 ± 191.37	41.79 ± 38.12
	4周	23	8.53 ± 3.94	$176.17 \pm 114.39^\triangle$	42.22 ± 41.17
	8周	19	$9.73 \pm 3.74^{\triangle\blacktriangle}$	$144.65 \pm 103.84^{\triangle\blacktriangle}$	36.93 ± 33.09
益肾健脾组	0周	25	7.16 ± 4.25	317.60 ± 198.76	42.95 ± 20.49
	4周	24	7.47 ± 3.63	$203.09 \pm 95.50^\triangle$	36.83 ± 13.72
	8周	20	7.69 ± 4.14	$165.52 \pm 86.5^{0\triangle\blacktriangle}$	$35.43 \pm 14.00^\triangle$

注：与本组治疗前0周比较，$^\triangle P < 0.05$；与本组治疗后4周比较，$^\blacktriangle P < 0.05$。

2. 对缺血性心肌损伤的临床研究

研究共纳入 50 例缺血性心肌损伤患者,治疗组在西药常规治疗上加用育心保脉汤剂,在 0 周、4 周、8 周收集患者临床及血清资料,采取自身前后对照方法,从心绞痛积分、中医证候疗效上比较两组治疗前后的疗效差异,从能量代谢及心肌保护角度讨论其可能的起效机制。研究结果见表 6-12 ~ 6-14,显示应用育心保脉方药治疗后,患者 4 周、8 周心绞痛积分及中医证候积分均显著降低($P < 0.05$);血清学指标方面,心肌能量代谢底物游离脂肪酸(FFA)及受负反馈调节的心肌纤维化相关生长分化因子 15(GDF-15)在治疗 4 周、8 周后均显著降低($P < 0.05$)。说明育心保脉方药可能通过改善细胞能量代谢及抑制心肌纤维化,保护心肌功能,进而改善临床症状。

表 6-12 育心保脉方药 0、4、8 周心绞痛积分治疗前后比较

时间	n	心绞痛积分
0周	25	6.00(4.00,10.00)
4周	25	0.0(0.00,6.00)△
8周	20	0.00(0.00,6.00)△

注:与 0 周相比,△$P < 0.05$。

表 6-13 育心保脉方药 0、4、8 周中医证候积分治疗前后比较

时间	n	中医主症积分	中医次症积分	中医总症候积分
0周	25	4.00(4.00,8.00)	6.00(4.00,8.00)	13.00(7.50,15.50)
4周	25	4.00(2.00,5.00)△	5.00(4.00,6.50)△	10.00(6.50,10.00)△
8周	20	2.00(2.00,4.00)△	4.00(3.00,5.75)△	6.00(5.00,9.50)△

注:与 0 周相比,△$P < 0.05$。

表 6-14 育心保脉方药血清能量代谢底物及心肌保护因子治疗前后比较($\bar{x} \pm s$)

时间	n	FFA(mmol/L)	GDF-15(ng/mL)
0周	25	0.60 ± 0.36	7.86 ± 1.76
4周	25	0.39 ± 0.14△	6.86 ± 1.21△
8周	20	0.35 ± 0.15△	6.33 ± 1.00△

注:与 0 周相比,△$P < 0.05$。

四、兼见郁躁，病变在神

在缺血性心脏病的进程中，对疾病的认知水平较低、疾病本身带来的躯体症状、缺乏社会的支持等因素，常导致患者伴发焦虑、抑郁等精神、心理疾病，缺血性心脏病和焦虑抑郁状态共病现象在心血管疾病患者中非常常见。多项研究证实，焦虑或抑郁状态是缺血性心脏病发生、发展的独立危险因素，血管内皮结构的破坏、炎症反应及神经内分泌可能是缺血性心脏病与焦虑抑郁之间的桥梁。我们在"血-脉-心-神"一体观指导下对稳定型心绞痛伴焦虑抑郁状态的患者进行了临床疗效评价，在此基础上进一步拓展了"血-脉-心-神"一体观对"神"的探究，通过宁心安神法对血运重建术后心境障碍患者进行了疗效评价及初步机制探讨。

1. 稳定型心绞痛伴焦虑抑郁状态的临床研究

研究共纳入 60 例稳定型心绞痛伴焦虑抑郁患者，分为虚证组和实证组进行干预，以辨证论治为前提，在西药常规治疗基础上叠加辨证中药汤剂。研究结果见表 6-15～6-16，显示"血-脉-心-神"一体观指导下的中药辨治对稳定型心绞痛伴焦虑抑郁患者的中医焦虑抑郁积分有明显改善（$P < 0.05$），且虚证组与实证组在观察疗程结束时基本达到相似的疗效；在血清学指标方面，治疗后 5-HT 具有上升趋势（$P > 0.05$）。说明"血-脉-心-神"一体观中药干预方案可减轻患者焦虑抑郁状态，其起效机制可能与升高血清 5-HT 有关。

表 6-15　两组焦虑抑郁积分治疗前后比较

组别	时间	n	GAD-7	PHQ-9
虚证组	0周	30	6.00（3.00，7.00）	7.00（4.75，8.25）
	4周	29	4.00（2.00，5.00）△	4.00（2.00，6.50）△
	8周	24	2.00（1.00，3.00）△▲	2.00（0.25，3.00）△▲
实证组	0周	30	5.50（4.00，7.00）	7.00（5.75，7.00）
	4周	29	3.00（2.00，4.50）△	4.00（3.00，6.00）△
	8周	25	2.00（0，3.00）△▲	2.00（1.00，3.00）△▲

注：与本组治疗前 0 周比较，△$P < 0.05$，与本组治疗后 4 周相比较，▲$P < 0.05$。

表 6-16　两组血清 5-HT 水平治疗前后变化情况（$\bar{x}\pm s$）

组别	时间	n	5-HT（ng/mL）
虚证组	0周	30	1.39 ± 0.20
	4周	29	1.40 ± 0.19
	8周	24	1.48 ± 0.36
实证组	0周	30	1.44 ± 0.40
	4周	29	1.39 ± 0.27
	8周	25	1.45 ± 0.33

2. 宁心安神法干预冠心病血运重建后心境障碍的临床研究

研究共纳入 150 例冠心病血运重建后心境障碍患者，分为宁心安神方药治疗组和常规西药对照组，每组各 75 例，分别收集患者 0 周、4 周心境状态量表及血清资料。研究结果见表 6-17 ～ 6-18，显示"血－脉－心神"一体观指导下的中药治疗对冠心病血运重建后心境障碍患者的心境纷乱总分有明显改善（$P < 0.05$），且宁心安神法更具有优势（$P < 0.05$）；治疗后两组中皮醇（CORT）治疗组显著下降（$P < 0.05$），且与对照组更具优势（$P < 0.05$）。提示"血－脉－心－神"一体观指导下的宁心安神方药干预方案可减轻患者心境状态，其起效机制可能与抑制 HPA 轴的过度激活有关。

表 6-17　两组心境状态治疗前后比较（$\bar{x}\pm s$）

组别	时间	n	心境纷乱总分
治疗组	0周	75	31.93 ± 5.71
	4周	72	27.67 ± 5.24[*#]
对照组	0周	75	31.19 ± 5.59
	4周	73	30.83 ± 5.96

注：与本组 0 周比较，*$P < 0.05$；与对照组比较，#$P < 0.05$。

表 6-18　两组 HPA 轴相关激素治疗前后比较（$\bar{x} \pm s$）

组别	时间	n	ACTH（pg/mL）	CORT（pg/mL）	NE（pg/mL）
治疗组	0周	11	189.71 ± 32.17	6189.14 ± 1331.81	351.47 ± 63.63
	4周	11	182.94 ± 40.02	5008.71 ± 945.03*#	309.95 ± 75.86
对照组	0周	11	189.01 ± 39.02	6811.35 ± 1168.82	309.59 ± 85.86
	4周	11	182.02 ± 39.56	6715.83 ± 1450.81	281.56 ± 56.68

注：与本组 0 周比较，*$P < 0.05$；与对照组比较，#$P < 0.05$。

五、慢病久调，序贯施治

在缺血性心肌病初始阶段及急性发作后，疾病往往表现为慢性进展，需要长期治疗。以心肌梗死为例，在心肌梗死早期阶段，西医治疗主要以抗心肌缺血及再灌注治疗为核心，中医治疗当以活血畅脉、解毒散结为主，改善血液、斑块的易损态；心肌梗死后期阶段，西医治疗以心肌保护、改善微循环、能量代谢重构为主，中医治疗当育心保脉、调神安位为主，以缓解心脏缺氧耐受、微循环障碍，提高患者生活质量为目标。序贯理念指导下的长时程治疗方案可反映研究群体的动态性和复杂性，形成的可变干预模式可动态评价个体疗效，优化以终点事件为单一结局指标的体系评价，更加关注患者生活质量、健康状况、经济负担等目标，基于以上问题，我们开展了临床研究。

研究共纳入 232 例心肌梗死发生后 1 年内的患者，分为常规西药对照组和辨证施治治疗组，辨证施治组依据 CCS 分级分别给予血脉宁方药和心脉宁方药治疗，分别于 0 周、4 周收集患者临床资料及血清，并进行 1 年随访研究，从心血管不良事件发生率、生活质量改善，两方面评价序贯方案的优势。研究结果见表 6-19 ～ 6-21，显示辨证施治后中医证候积分显著下降（$P < 0.05$），血清残余炎症（hs-CRP）、残余胆固醇水平均明显降低，且辨证施治组降低得更明显（$P < 0.05$）；经过 1 年随访发现，长期序贯施治组复合心血管事件发生率较短期干预组显著降低（$P < 0.05$）。以上结果说明序贯施治在改善患者临床症状、提高生活质量的同时，可通过降低残余风险，降低复合心血管事件的发生。

表 6-19 两组中医证候积分比较（$\bar{x} \pm s$）

组别	时间	n	中医证候积分
常规治疗组	治疗前	116	15.43 ± 4.91
	治疗后	108	12.21 ± 5.11[*]
辨证施治组	治疗前	116	14.03 ± 6.46
	治疗后	105	11.45 ± 5.03[*]

注：和本组治疗前比较，[*]$P < 0.05$。

表 6-20 两组残余风险治疗前后比较（$\bar{x} \pm s$）

组别	时间	n	残余胆固醇（mmol/L）	残余hs-CRP（pg/mL）
常规治疗组	治疗前	22	0.78 ± 0.37	7136 ± 551.3
	治疗后	22	0.66 ± 0.31[*]	6788 ± 348.8[*]
辨证施治组	治疗前	22	0.81 ± 0.34	6867 ± 243.9
	治疗后	22	0.67 ± 0.27[*]	6004 ± 491.9[**##]

注：和本组治疗前比较，[*]$P < 0.05$，[**]$P < 0.01$；与常规治疗组治疗后比较，[##]$P < 0.01$。

表 6-21 两组患者不同随访时间心血管事件发生情况比较 [例数（%）]

组别	时间	n	再发心肌梗死	再次血运重建	严重心律失常	心衰住院	复合心血管事件
短期干预组	6月	28	1（3.6）	1（3.6）	2（7.1）	2（7.1）	6（21.4）
	1年	28	2（7.1）	2（7.1）	2（7.1）	3（10.7）	9（32.1）
长期施治组	6月	68	4（5.9）	3（4.4）	7（10.3）	9（13.2）	23（33.8）
	1年	68	2（2.9）	1（1.5）	4（5.9）	6（8.8）	13（19.1）[#]

注：与停服中药组治疗后比较，[#]$P < 0.05$。

参考文献

1. 周欢，张军平."血－脉－心－神"共调理念在冠心病治疗中的阐释［J］.中国中医基础医学杂志，2017，23（5）：651-653+661.

2. 周欢，张军平，仲爱芹，等.基于"血－脉－心－神"一体观探讨缺血性心脏病的时空整体性［J］.时珍国医国药，2017，28（5）：1161-1163.

3. 华改青."活血解毒"法治疗稳定型心绞痛肥胖人群的临床研究［D］.天津:天津中医药大学，2018.

4. 杨潇雅.基于"血－脉－心－神"一体观的温阳通络、活血解毒法干预稳定性冠心病合并2型糖尿病的临床研究［D］.天津:天津中医药大学，2021.

5. 杨闻雨."血－脉－心－神"一体观指导下活血解毒法干预冠脉临界病变斑块微环境的临床研究［D］.天津:天津中医药大学，2021.

6. 刘琪.基于血脉心神一体观探讨调和营卫法干预微血管性心绞痛临床研究［D］.天津:天津中医药大学，2019.

7. 韩辉茹.基于"血－脉－心－神"一体观指导下的"扶正祛邪"法对支架术后稳定性心绞痛患者的临床疗效研究［D］.天津:天津中医药大学，2017.

8. 施琦.基于"血－脉－心－神"一体观探讨"育心保脉"法干预缺血性心肌损伤的临床［D］.天津:天津中医药大学，2019.

9. 张娜."血－脉－心－神"一体观指导稳定型心绞痛伴焦虑抑郁状态的临床研究［D］.天津:天津中医药大学，2018.

10. 严志鹏."血－脉－心－神"一体观指导下的宁心安神法干预冠心病血运重建后心境障碍的临床研究［D］.天津:天津中医药大学，2021.

11. 漆仲文."血－脉－心－神"一体观指导下心肌梗死患者序贯施治评价及靶向外泌体实验研究［D］.天津:天津中医药大学，2021.

第七章

心系疾病临证病案举隅

第一节　胸痹心痛病

病案 1　李某，男，62 岁，2016 年 2 月 24 日初诊。

主诉：间断胸闷 2 月余，加重 1 周。

现病史：患者 2 月前无明显诱因出现胸闷，间断发作，每次持续 3 ～ 5 分钟，活动可诱发，休息即缓解，不伴胸痛、大汗出、气短等症状，近 1 周上述症状加重，平素纳寐可，二便调，舌尖红，苔白腻，脉弦细。现服用酒石酸美托洛尔片 12.5mg，日 2 次；氟伐他汀钠缓释片 40mg，晚 1 次；单硝酸异山梨酯片 20mg，日 2 次。

辅助检查：2016 年 1 月 4 日于当地某三甲医院查冠脉 CTA 示：冠状动脉呈右优势型；右冠状动脉段可见点状钙化斑块，管腔狭窄程度评估小于 30%；左主干可见非钙化斑块影，管腔狭窄评估约 60%。心电图示：心律失常（房性早搏伴室内差异性传导）。

既往史：心律失常（房性早搏伴室内差异性传导）10 年余；十二指肠溃疡 20 年余；陈旧性肺结核病史。

个人史：吸烟史 40 年余，20 支 / 天，已戒 1 月；饮酒史 40 年余，每次约 2 两，已戒 3 年。

家族史：父亲患冠心病 10 年余，母亲患糖尿病 10 年余。

西医诊断：冠心病（稳定型心绞痛），心律失常。

中医诊断：胸痹心痛（痰瘀痹阻，血脉失和证）。

治法：化痰活血，调和血脉。

处方：柴胡 6g，白芍 15g，桂枝 6g，黄连 10g，檀香 6g，法半夏 5g，炒白术 10g，酒黄精 15g，石斛 15g，佩兰 10g，胆南星 6g，橘络 10g。7 剂，2 日 1 剂，水煎服，每日早晚各 1 次，每次 200mL。

二诊：2016 年 7 月 27 日。自诉 4 个月来间断服用上方，现症状控制尚可，胸闷、心前区不适等症未再发作，纳寐可，二便调，舌淡红，苔白腻，脉弦细。BP115/76mmHg。

处方：柴胡 12g，白芍 30g，桂枝 6g，黄连 10g，檀香 6g，砂仁 6g（后下），三七粉 3g（冲服），漏芦 5g，僵蚕 6g，蝉蜕 6g。3 剂，制蜜丸，每丸 9g，1 丸 / 次，日 2 次，连服 3 月。

三诊：2016 年 9 月 7 日。服毕蜜丸，其间症状平稳，未发胸闷。近日天气渐凉，偶有心慌，持续时间为 3 ～ 4 分钟，晨起口苦，近期上半身出汗较多，纳寐可，二便调，舌尖红，苔白腻，脉弦细。BP101/75mmHg，HR87 次 / 分，律齐。

处方：柴胡 6g，黄芩 10g，法半夏 5g，党参 15g，茯苓 20g，麸炒白术 20g，泽泻 30g，鹿衔草 10g，红景天 6g，刺五加 5g，檀香 3g，降香 20g。7 剂，2 日 1 剂，水煎服，每日早晚各 1 次，每次 200mL。

病情平稳后以此方调制蜜丸，9g/ 丸，1 丸 / 次，日 2 次。

【按】从本案来看，动脉粥样硬化斑块的形成与机体气血失调，痰瘀痹阻心脉有关，遵循"治病必求于本"的原则，以桂枝汤为主方调和营卫，通脉养心，调畅气血，佐以柴胡、檀香等理气活血之品，脾为生痰之源，故选白术、黄精、佩兰健脾祛湿，石斛、黄连清痰瘀化热之火，半夏、胆南星、橘络涤痰通络，共奏调和血脉、涤痰化瘀通络之效。

二诊时患者胸闷症状好转，仍守上方，酌减化痰之药，佐以活血通络之品，时值夏季，暑湿壅盛，胸中邪气痹阻日久，易化热生火，故用僵蚕、蝉蜕二药升浮宣透，透达郁热，患者选择制蜜丸服用。

三诊时辨证属少阳枢机不利，胆火上炎，气机失调，津液不能正常输布，聚而生痰，更阻气机，且痰郁日久化热。病机已变，随证遣药，方选小柴胡汤疏调少阳气机，檀香、降香行气活血，茯苓、泽泻渗湿利水。患者年逾六旬，脾肾亏虚，脏腑失荣，功能紊乱，易生痰浊、瘀血等病理因素，故使用鹿衔草、白术、红景天、刺五加益肾健脾。患者病情平稳，在汤药的基础上，谨守病机，酌情加减，制以蜜丸巩固疗效。

病案 2 李某，男，50 岁，2016 年 1 月 30 日初诊。

主诉：胸痛伴憋气间作 2 年余，加重 1 周。

现病史：患者 2 年前活动后出现胸痛，持续数分钟，休息后缓解，后因胸痛频发于某三甲医院就诊，查冠脉造影诊断为冠心病，并植入支架 1 枚，术后胸痛消失。近半年再次出现胸痛频发，冠脉造影显示支架内再狭窄 90%，患者拒绝再次血运重建干预，为求进一步治疗，遂就诊于我院。症见胸痛，掣连后背加重 1 周，活动后（如爬楼梯或行走 100 米）可诱发，伴心慌、胸闷，休息后可缓解，下肢发凉，纳可，夜寐差，入睡困难，二便调。舌红，苔白腻，左脉沉细，右脉未触及。BP130/80mmHg。

辅助检查： 2014 年 3 月冠脉造影示前降支狭窄 95%；2016 年 1 月冠脉造影示前降支支架内再狭窄 90%。

个人史： 吸烟 30 余年，20 支 / 日，未戒；饮高度白酒 40 余年，每日 100 ～ 150mL，已戒。

家族史： 父亲患冠心病，母亲患冠心病、高血压。

西医诊断： 冠心病（稳定型心绞痛，支架术后状态）。

中医诊断： 胸痹心痛（热毒内蕴，痹阻血脉证）。

治法： 清热解毒，调和血脉。

处方： 柴胡 6g，白芍 15g，桂枝 6g，黄连 10g，檀香 3g，降香 10g，僵蚕 6g，三七粉 3g（冲服），蝉蜕 6g，法半夏 5g，栀子 15g，莲子心 6g。7 剂，2 日 1 剂，水煎服，每日早晚各 1 次，每次 200mL。

二诊： 2016 年 2 月 13 日。患者自诉仍有胸痛憋气，活动后可诱发胸部不适感，纳寐可，二便调。舌红，苔白腻，左脉沉细，右脉未触及。BP110/70mmHg。

处方： 柴胡 18g，白芍 30g，桂枝 6g，黄连 10g，檀香 6g，降香 10g，漏芦 6g，三七粉 3g（冲服），连翘 30g，玄参 30g。7 剂，2 日 1 剂，水煎服，每日早晚各 1 次，每次 200mL。

三诊： 2016 年 7 月 27 日。服毕中药，停药数月，诉其间胸闷、憋气症状明显缓解。现劳累后偶有胸闷、憋气症状，纳寐可，二便调。舌红苔厚腻，左脉沉细，右脉未触及。BP113/76mmHg，HR69 次 / 分。

处方： 柴胡 6g，白芍 30g，桂枝 3g，黄连 6g，檀香 3g，法半夏 5g，北沙参 30g，三七粉 3g（冲服），僵蚕 6g，蝉蜕 6g。7 剂，2 日 1 剂，水煎服，每日早晚各 1 次，每次 200mL。

病情平稳后以此方调制蜜丸，每丸 9g，每次 1 丸，日 2 次。

【按】 急性心肌梗死（AMI）、术前存在心功能不全、病变血管支数、前降支病变、B2/C 型病变是支架内血栓形成的独立危险因素，且支架本身具有致血栓源性特征，再加上术后对双联抗血小板治疗药物的服药依从性差，都可能造成支架内再狭窄的发生。支架内再狭窄（ISR）是在冠状动脉粥样硬化性心脏病（CAD）基础上发展而来的，中医认为两者病机有差别，冠状动脉粥样硬化性心脏病的临床证候以实证为主，虚证为辅，实证多为痰浊、血瘀、气滞痹阻心脉，虚证多为气虚、血亏、阴伤、阳虚；而支架内再狭窄，虽然去除了解剖学狭窄，但是正虚邪实的本质仍然存在。

本案患者支架术后，心损络伤，营卫气血失于调畅，加之患者年逾五旬，阴血阳气渐衰，营血不足，心失所养，"不荣则痛"，卫气失于温煦，寒邪易侵，气化不利，故而出现脉络狭窄及支架后再狭窄。遵循"损其心者，调其营卫"及"治病必求于本"的原则，方中桂枝汤调和营卫，调畅气血，柴胡疏肝理气，檀香、三七行气活血，通络止痛，佐以升降散条达胸中气机，黄连、栀子、莲子心清心安神，待气血畅达，营卫调和，则胸痹自除。

二诊病机不变，仍守上方，另加入连翘、玄参二药，有清热解毒之功，取四妙勇安汤之意。再佐以漏芦，有研究显示，漏芦中所含的蜕皮甾酮有一定降血脂作用。

三诊患者胸痛、憋气症状好转，故仍守上方，继以调和营卫，理气活血，清热解毒之法治疗，减少柴胡用量防劫肝阴，加北沙参养阴生津，意在津血同源，滋阴生津以养营血。

病案 3　江某，女，52 岁，2015 年 12 月 12 日初诊。

主诉：间断夜间胸闷半年余，加重半月余。

现病史：患者半年前无明显诱因出现夜间胸闷不适，休息后可缓解，其后于夜间间断发作，偶自服速效救心丸后症状消失。半月前患者于夜间出现胸闷不适加重，近期因情绪波动，自觉咽部有异物感，咯之不出，吞咽异物感消失，无咳嗽、咳痰症状，易出汗，为求进一步诊治，遂来我院就诊。症见夜间间断胸闷不适，偶有心前区隐痛，气短乏力，易出汗，腰膝酸软，偶有口干、口苦，情绪易波动，纳可，寐差，二便调，舌红，苔白厚，脉沉弦。BP110/80mmHg。

辅助检查：心电图示窦性心律，前间壁心肌梗死；心肌酶未见明显异常；心脏彩超未见明显异常。

个人史：无吸烟、饮酒史。

家族史：父亲患有高血压病。

既往史：8 年前于当地某三甲医院行甲状腺囊肿切除术；患子宫肌瘤 10 余年。

西医诊断：冠心病（陈旧性心肌梗死）。

中医诊断：胸痹心痛（肝郁心窒，气血失和证）。

治法：疏肝理气，调和营卫，益气养血。

处方：柴胡桂枝汤加减。柴胡 10g，黄芩 10g，党参 30g，桂枝 10g，白芍 30g，法半夏 5g，黄连 10g，降香 20g，檀香 6g，酸枣仁 15g，延胡索 20g，炙鳖甲 30g（先煎）。7 剂，2 日 1 剂，水煎服，每日早晚各 1 次，每次 200mL。

二诊：2015 年 12 月 26 日。患者服药后胸闷症状缓解，咽部异物感仍见，多汗、口苦，双下肢酸软，纳可，睡眠较前好转，二便调，舌淡，苔黄腻，脉沉细，BP120/85mmHg。前方去檀香、法半夏、延胡索，加墨旱莲、女贞子、浮小麦。7 剂，2 日 1 剂，煎服法同上。

三诊：2016 年 1 月 16 日。服药后出汗较前减轻，情绪波动后咽部异物感加重，余症同前。二诊方去墨旱莲、女贞子、炙鳖甲，加山萸肉、杜仲、合欢花。7 剂，2 日 1 剂，煎服法同上。

半年后电话随访，病情平稳，生活如常。

【按】本案患者夜间入睡时胸闷不适，偶有心前区隐痛，口干、口苦，因情绪波动发作，自觉咽部有异物感，乃肝胆枢机不利之征象，当投小柴胡汤。易出汗，其病机不外乎"阴阳失调，腠理不固，营卫失和"，当以调和营卫，和气畅血为主，方选桂枝汤，桂枝汤能调和营卫，调气和血。两方合用，治以柴胡桂枝汤加味。降香、檀香、延胡索理气活血止痛，加用苦寒之黄连合黄芩以清少阳之郁热，酸枣仁以养血安神。

二诊时，患者胸闷不适较前减轻，故去檀香、半夏、延胡索，考虑患者出汗未见明显缓解，又患有子宫肌瘤，常年经血量多，女子以血为本，肝主藏血，精血同源，故加用二至丸（墨旱莲、女贞子）以滋养阴精、补肾养肝，浮小麦以固表敛汗。

三诊时心前区隐痛明显减轻，出汗减少，加山萸肉、杜仲、合欢花以补益肝肾、疏肝解郁，以期治病求本。随访患者病情平稳。

病案 4 刘某，女，53 岁，2015 年 12 月 2 日初诊。

主诉：胸闷、气短间作 3 年余。

现病史：患者 3 年前无明显诱因出现胸闷、气短，呈进行性加重，步行 50 ~ 100 米即感如石压胸、呼吸急迫。间断服用单硝酸异山梨酯片、阿司匹林肠溶片、冠心通脉胶囊等药物治疗，症状改善不明显。初诊时患者情绪低落，每以"废人"自诩，症见神清，精神尚可，语声低微，形体倦怠，面色少华，胸闷、憋气时作，伴左肩背部不适，偶有心前区隐痛，无头晕、耳鸣、黑矇，无咳嗽、咳痰，口干喜饮，畏寒肢冷，纳食欠佳，多梦，二便尚调。舌淡红，苔白腻，脉沉弦。

辅助检查：查心电图示：窦性心律，V4～V6导联T波低平。2015年10月12日在当地某三甲医院查冠脉CT示：左前降支节段性混合斑，狭窄程度约60%；左回旋支及右冠脉主干散在点状钙化斑，无有意义狭窄（＜10%）。心肌核素显像示：左室前壁可逆性放射性稀疏，负荷像可见前壁心肌内轻度放射性分布稀疏区（占左室15%～20%）。

既往史：否认其他疾病。

西医诊断：冠心病（稳定型心绞痛）。

中医诊断：胸痹心痛（宗气下陷，浊阴盘踞，血不养心证）。

治法：降浊升陷，和血养心。

处方：柴苓汤加减。柴胡10g，黄芩10g，党参30g，桂枝12g，法半夏5g，茯苓15g，猪苓15g，泽泻30g，玉竹20g，降香20g，鹿衔草10g，黄连5g。7剂，2日1剂，水煎服，每日早晚各1次，每次200mL。

二诊：2015年12月16日。患者气短较前缓解，步行距离增至500米，步速快时伴憋气及左肩部不适，仍口干欲饮，夜寐较差。舌淡红，苔白腻，脉沉细。前方桂枝用量减为6g，加炙鳖甲30g（先煎），桑螵蛸10g。7剂，2日1剂，水煎服，煎服法同上。

三诊：2015年12月30日。服药2周后，患者渐露喜色，活动耐力明显提高，偶于家务劳动后或雾霾天时出现憋气及心前区隐隐不适，口干，鼻干，纳可，寐安，二便调。舌淡红，苔薄黄，脉沉细。改用补气阴之法。

处方：柴胡10g，黄芩10g，桂枝6g，黄连10g，酒黄精30g，玉竹20g，当归15g，炙黄芪45g，红景天6g，绞股蓝10g，炙鳖甲30g（先煎），连翘30g。7剂，2日1剂，煎服法同上。

四诊：2016年1月20日。患者服药后胸闷、憋气症状减轻，现觉周身乏力，纳可，寐安，二便调，舌红苔薄黄，脉沉细。

处方：柴胡6g，黄芩6g，葶苈子10g，炙鳖甲30g（先煎），砂仁6g（后下），黄精30g，炙黄芪60g，党参15g，白术20g，茯苓20g。7剂，2日1剂，煎服法同上。

【按】患者中老年女性，因胸闷、气短，活动耐力几近丧失就诊，冠脉造影提示血流轻微受限，而心肌灌注显像却有充盈缺损，是典型的血不养心，心不生血，血失濡养，血心分离之象。究其原委，实因心气不足，离火奄熄，原料之血无以化赤行其濡养之令，反化失其正，而成痰涎浊阴之类，盘踞胸中，壅塞气机，故先投以柴苓剂，降浊生陷，展布胸阳。

二诊时考虑患者大气困围、气血失达之征较前改善，故谨守原方思路，使清升与浊降各行其道，并加用炙鳖甲、桑螵蛸咸以入血，减桂枝用量防辛温燥热。

三诊时鉴于患者主症改善，腻苔已退，知调气化浊之功告捷，气血运行之道畅通，故调整思路，去党参、鹿衔草、茯苓、猪苓等温化、渗利之品，在前方整体疏导气血的前提下，重用炙黄芪，大补中气，助血上行，以养心气。张锡纯云："惟胸中大气下陷，投以黄芪则其效如神，至于症兼满闷而亦用之者，确知其为大气下陷呼吸不利而作闷，非气郁而作闷也。"（《医学衷中参西录》），与当归相伍，补气、生血、行血，"使阳气和利，充满流行……以营卫气血太和，自无瘀滞耳"（《本草便读》）。大气久陷，必有化热之虞，过用温燥，亦可伤阴助热，故将黄连加量，并予连翘以"除心家客热"。值得关注的是，患者虽有口干、鼻干、苔黄等热象，但方中桂枝始终未去，与"心生血"之理紧紧相扣。《张氏医通·卷五诸血门》亦云："血不泻，归精于心，得离火之化，而为真血，以养脾脏，以司运动，以奉全身。""奉心化赤"是原料之血转化为濡养之血的必然途径，凭本案影像学检查，可知是"血心分离"的重要表现之一，血量不减而"心"之不满，濡养失能是症结所在，桂枝游弋于鳖甲、黄精之间，使微微离火，入心化赤，以生真血，以养心体。红景天、绞股蓝素有"高原人参""南方人参"之称，是临床常用药对，益虚抗衰作用已被现代药理学研究证实，可明显提高心肌细胞代谢水平，增强自身抗缺血缺氧能力，于本病本方而言，是养心育心，着眼心之本体的重要体现。

四诊患者胸闷、憋气症状减轻，但觉乏力，故去活血之当归、红景天、绞股蓝，增加黄芪用量，并佐以党参、白术、茯苓以补气健脾。

病案5 王某，女，49岁，2015年5月23日初诊。

主诉：心前区疼痛间作3月。

现病史：患者3月前无明显诱因出现心前区疼痛，间断发作，慢走100～200米即诱发症状，明显活动受限，于社区医院查心电图示：窦性心律，V1～V4导联T波低平，考虑"心肌缺血"，遂于当地医院进一步查冠脉造影，诊断为冠心病三支病变。予硫酸氢氯吡格雷75mg，日1次；单硝酸异山梨酯缓释片60mg，日1次；阿托伐他汀钙片20mg，晚1次；盐酸曲美他嗪片20mg，日3次等抗心绞痛治疗，症状间作，因苦于活动能力明显受限转而就诊我院。症见心前区疼痛时作，稍活动即加重，每日发作1～2

次，持续 2 ~ 3 分钟，休息后可自行缓解，无胸闷、憋气，倦怠乏力，双下肢微肿，夜间口干，纳眠尚可，二便尚可。舌暗红，苔白腻，脉沉细。BP130/86mmHg。

辅助检查：冠脉造影（2015 年 3 月 23 日）示：对角支局限性狭窄，最重处 70%，回旋支远段局限性狭窄，最重处 70%，右冠脉近段点状钙化斑，中段局限性非钙化斑，狭窄最重处 50%。

既往史：高血压病史 10 年，现服用缬沙坦胶囊 80mg，日 1 次，血压控制尚可；糖尿病病史 10 年，口服阿卡波糖、二甲双胍等，血糖控制不理想，近期查糖化血红蛋白 9.0%。

个人史：绝经 1 年。

西医诊断：冠心病（稳定型心绞痛）。

中医诊断：胸痹心痛（气阴两虚，痰瘀互结证）。

治法：益气养阴，化痰活血。

处方：柴胡 6g，白芍 30g，桂枝 12g，黄连 10g，檀香 6g，法半夏 5g，三七粉 3g（冲服），降香 20g，橘络 10g，瓜蒌 20g，连翘 30g，生地黄 30g。7 剂，2 日 1 剂，水煎服，每日早晚各 1 次，每次 200mL。

中成药予心舒宁 4 片，日 2 次；并嘱停用西药单硝酸异山梨酯缓释片、盐酸曲美他嗪，余药继服，定时监测血压、血糖。

二诊：2015 年 6 月 6 日。心前区疼痛频率明显减少，每周发作 2 ~ 3 次，仍于劳累后出现，偶有双胁肋部胀满感，阵发性烘热、汗出，夜寐欠佳，多梦，易醒。舌暗红，苔白腻，脉沉细。

治法基本同前，心前区疼痛缓解，故原方减轻通阳、活血力度，去三七、檀香，桂枝半量；而胁肋部胀满、阵发性烘热等围绝经期特征性症状新见，遂加用僵蚕、蝉蜕、延胡索理气开郁，改生地黄为熟地黄，加炙鳖甲共奏滋补肾阴之效。

处方：柴胡 6g，白芍 30g，桂枝 6g，黄连 10g，檀香 6g，法半夏 5g，橘络 10g，瓜蒌 20g，连翘 30g，熟地黄 20g，僵蚕 15g，蝉蜕 6g，炙鳖甲 15g（先煎），延胡索 15g，继服 14 剂，2 日 1 剂，煎服法同前。

三诊：2015 年 7 月 7 日。诸症缓解，心前区疼痛基本消失，仅在劳累后稍有胀闷不适感，日常活动基本不受限，偶有夜间盗汗及足跟不适，纳可，寐安，二便调，舌红，苔白腻，脉沉细。此乃邪以衰其十之八九，而自身年逾七七，肾元亏虚之象渐显，遂调整治法，由原来攻补兼施之祛邪为主逐步向扶正倾斜，加强补益肾阴之力。

处方：柴胡 6g，白芍 30g，桂枝 6g，黄连 10g，法半夏 5g，酒苁蓉 30g，石斛

30g，女贞子15g，墨旱莲15g，焦山楂30g，红景天6g，绞股蓝15g。14剂，水煎服，2日1剂，隔日再服。中成药予补肾抗衰片6片，日2次。

四诊： 2015年8月18日。基本无任何不适症状，心前区胀闷少作，患者大喜，甚为感激。嘱做丸药，缓治其本，每日早晚各1丸，巩固疗效，不适随诊。

【按】 从病期、病位演变及治疗的序贯性和连续性角度对病例进行剖析。患者为49岁绝经女性，因心前区疼痛频繁、活动明显受限就诊，心电图及冠脉造影检查明确诊断为冠心病三支病变，且既往合并高血压、糖尿病等多种基础病。以慢病治疗的连续性为主线，以血-脉-心-神失稳态为切入点，进行分析。

（1）治病阶段——畅脉、和血、调神以促心之养

一诊以频繁心绞痛为主诉，尚可见倦怠乏力、口干等症，结合舌脉属中医气阴两虚，痰瘀互结证，为典型的血、脉病变，波及心体之象，需以畅脉、和血为治疗原则，予桂枝汤合小陷胸汤等经方加减化裁。《难经·十四难》云："损其心者，调和营卫。"营主血属阴，统于心，行于脉内，泌其津液注之于脉，而化以为血；卫主气属阳，统于肺，行于脉外，发挥温煦、卫护功能，营卫气血相将偕行，内外相贯，各司气化，则血和、脉畅；反之，营卫失和，或虚或滞，则必致心络失荣、络脉绌急或络脉淤塞。调和营卫的实质就是调和气血，畅达血脉，适用于动脉粥样硬化的各个阶段，故以桂、芍之剂（桂枝量稍大），一散一敛，展布卫阳、养阴和营，另取柴胡入肝经，运转枢机，更助营卫气血之和合交会，此乃后续化痰、活血诸法起效的基础和先导。小陷胸汤源自《伤寒论》，原文："小结胸病，正在心下，按之则痛，脉浮滑者，小陷胸汤主之。"异病同治，古方新用，取其痰热互结之病机，将化解心下部位之痰热结胸之法拓展至血脉中去；再辅以三七、檀香、降香、生地黄等理气、活血、养血之品，以解营血之壅塞，促其如水流之顺畅，而发挥"血主濡之"之功效。连翘清热解毒，《药性论》云其"除心家客热"，尚可散诸经血结气聚，治一切疮痈肿毒，用于此处与动脉粥样硬化的"内痈"说或者微炎症反应不谋而合。橘络乃橘瓤上筋膜，《本草纲目拾遗》云："金御乘云，橘丝专能宣通经络滞气。"为治疗冠心病尤其是络脉绌急型冠心病的常用药。综观全方，通过调气、活血、化痰、解毒之法化血中痰瘀浊毒，稳脉中之瘀毒结聚，血、脉同治，以达到和血、稳斑、畅脉、促养之效。

二诊，心绞痛频率及程度减轻，而双胁肋部胀满、阵发性烘热、汗出等围绝经期症状新见。天癸竭，地道不通，该年龄段患者往往呈现出肾元亏虚、肝失条达之象，阴虚造成了整体的易损环境，而肝郁往往是瘀毒从化、络脉绌急的导火索。故在一诊血、脉

同治取得疗效的基础上，适当减少温通、活血之力，而取升降散中之僵蚕、蝉蜕二味辛开、剔络之品，以解"怫郁"之态，缓络脉之急；更酌加咸寒至阴、血肉有情之品，填真阴、散血结。立方之义，乃期通过益肾、疏肝、化痰、活血诸法达到血和、脉畅、神安而心有所养之目的。

（2）调病阶段——育心、保脉、和血以促神之安

三诊通过前面和血、畅脉、安神之法，患者心前区疼痛症状基本消失，活动能力明显提高，提示血脉同治已获大效，真正的治病阶段几近结束，后续方案需修整为巩固、康复、防复发，以最大限度延长该病稳定期。治疗的重点由活血、通脉逐渐转至保育心、脉之本体，修复既往损伤，重建抗邪能力，通过扶正之法，达到"正气存内，邪不可干"的自稳态平衡。围绝经期女性，肾元亏虚是造成"血－脉－心－神"失和的根本原因，本着"缓则治其本"的原则，予酒苁蓉、石斛、女贞子、墨旱莲、红景天等平补肾元之品，助其气之生发而上资心、脉，正气充旺，邪侵必微。而柴、桂之剂始终保留，意在提示治疗过程中时时毋忘营卫、气血、神明之变，因"血－脉－神"三者和谐与否往往是直接导致病"变"或病"缓"的核心所在，有"成也萧何败也萧何"之意，在育心、保脉的基础上，需兼顾畅脉、和血以促神安。

（3）康复阶段——育心、保脉、调神，丸药缓服

四诊，患者犹如常人，面露喜色，基本达到了临床痊愈。但器质性病变明确存在，容易在一些外界或自身诱因下反复发生，这也是慢性病复杂难治的关键，嘱做丸药，缓服、长治，仍从"血－脉－心－神"兼顾角度延续慢病"防、治、康、养"的治疗连续性，不仅提高了患者自身对于疾病的认识观、疗效观、康复观，也减轻了患者经济负担和医院医疗资源的浪费，真正实现了从治疗疾病到健康维护理念的转变。

病案6 王某，男，58 岁，2014 年 11 月 20 日初诊。

主诉： 间断性心前区疼痛 12 年，加重 2 周。

现病史： 患者自诉 12 年前无明显诱因间断出现心前区疼痛，未予重视。1 年前心前区疼痛无明显诱因加重，就诊于某医院，诊断为"急性冠脉综合征、陈旧性心肌梗死"，行冠状动脉支架植入术，于前降支置入支架 1 枚，出院后服用阿司匹林肠溶片 100mg，日 1 次；阿托伐他汀钙片 10mg，晚 1 次；单硝酸异山梨酯片 20mg，日 2 次；酒石酸美托洛尔片 25mg，日 1 次。

近两周患者自觉心前区疼痛，活动、劳累后及阴天时加剧，出现心慌、憋气、气

短、自汗等症状，情绪焦虑，偶有口干口苦，口中有异味，两膝发冷，腰酸，双眼视物不清，左耳耳鸣，头晕目眩，纳可，寐欠安，夜尿每晚 3 ～ 4 次，大便调，日 1 次。舌淡红，苔薄白。脉弦细。BP110/78mmHg。

辅助检查： 2014 年 7 月 11 日冠脉造影示支架内再狭窄，左前降支支架内 60% 节段性狭窄，左冠状动脉前降支中段 50% 节段性狭窄。

既往史： 双肾结石 3 年。

家族史： 父母及兄妹均有冠心病。

西医诊断： 冠心病（稳定型心绞痛）。

中医诊断： 胸痹心痛（肝郁肾虚，气血失和证）。

处方： 柴胡 10g，黄芩 6g，桂枝 15g，白芍 15g，丹参 60g，夏枯草 10g，玄参 30g，当归 30g，桑螵蛸 10g，仙茅 20g，淫羊藿 20g，黄连 20g。7 剂，2 日 1 剂，水煎服，每日早晚各 1 次，每次 200mL。

心舒宁 4 片，日 2 次，汤药送服。

二诊： 2014 年 12 月 4 日。患者服药后仍有心前区针刺样疼痛，深呼吸时加重，心慌、憋气、气短，右下肢有不适感，仍有汗出、口干口苦，耳鸣好转，头晕，视物模糊，纳可，寐欠安，尿频，夜尿每晚 2 ～ 3 次，大便 3 ～ 4 次 / 日，质稀，不成形。舌红，苔薄黄，脉沉细。BP120/76mmHg。

处方： 柴胡 10g，黄芩 6g，桂枝 6g，白芍 15g，桑螵蛸 10g，仙茅 20g，淫羊藿 20g，葛根 20g，檀香 6g，细辛 3g，延胡索 20g，党参 30g。7 剂，每日 1 剂，水煎服，每日早晚各 1 次，每次 200mL。

心舒宁 4 片，日 2 次；补肾抗衰片 6 片，日 2 次，均以汤药送服。

三诊： 2014 年 12 月 10 日。患者服药后憋气好转，下肢不温有所缓解，易汗出，口干，纳可，夜尿 3 ～ 4 次，睡眠较前好转，大便 3 ～ 4 次 / 日，成形，舌淡红，苔薄黄，脉弦细。

处方： 柴胡 10g，黄芩 6g，桂枝 6g，白芍 30g，桑螵蛸 10g，仙茅 20g，淫羊藿 20g，三七粉 6g（冲服），檀香 6g，麸炒薏苡仁 30g，鹿角霜 10g（先煎），党参 30g。7 剂，2 日 1 剂，水煎服，每日早晚各 1 次，每次 200mL。

补肾抗衰片 6 片，日 2 次，汤药送服。

【按】本案属胸痹，证属本虚标实。患者气短自汗，劳累后加重，为气虚之象，营卫不和，腠理不固，津液外泄导致。患者气虚清阳不升，故而头晕目眩。《灵枢·口问》

言："上气不足，脑为之不满，耳为之苦鸣，头为之苦倾，目为之眩。"口干口苦，口中异味为少阳枢机不利，胆火上炎，耗伤津液所致。肝开窍于目，肾开窍于耳，肝肾阴虚，虚火上扰则目昏耳鸣，《伤寒论》曰："少阳为之病，口苦、咽干、目眩也。"肾阳虚衰不能温养腰府及骨骼则腰酸膝冷；肾司二便，肾经与膀胱经相表里，肾气虚膀胱失约，以致夜尿频数。

方中以柴胡桂枝汤合四妙勇安汤加减。以柴胡、黄芩和解少阳枢机，清泄邪热，调畅三焦，同时柴胡可疏肝解郁，调畅情志。《难经》言："损其心者，调其营卫。"因此以桂枝汤调和营卫，益心保脉，并佐以黄连清热。四妙勇安汤中以夏枯草清肝明目，兼以软坚散结，与玄参合用滋阴解毒，当归活血和营，现代研究显示四妙勇安汤有调脂抗炎作用，对治疗冠心病有确切疗效。桑螵蛸、仙茅、淫羊藿温补肾精、肾阳，以固精缩尿。本方整体疏肝解郁，和营保脉，补肾固精。

二诊患者仍诉心前区疼痛，且疼痛呈针刺样，故加以辛散之品理气通络止痛。葛根味甘微辛，现代研究显示可扩张血管改善心肌缺血状态。檀香味辛，行气温中，可缓解心腹疼痛，李杲认为檀香清香而能调气，引芳香之物上行至极高之分，因此以其辛散之力缓解其上焦部位疼痛。细辛辛温，可散寒开窍，现代研究显示其具有镇痛作用，且有一定的抗心肌缺血作用。延胡索辛苦，性温，活血化瘀，行气止痛，为止痛良药。主证未变，故主方仍守柴胡桂枝汤方。

三诊患者疼痛憋气大有好转，但仍口干、汗出、夜尿频数，故仍守柴胡桂枝汤方，酌减辛散止痛之品，加温补肾阳之品，增强固精缩尿功用。两月后病情基本好转。

病案7 刘某，男，42岁，2016年4月30日初诊。

主诉：胸闷、气短间作2月，加重10天。

现病史：患者2月前劳累后出现右侧胸前区疼痛，于医院查胸部X线、CT等未见明显异常，未经系统治疗自行缓解。2016年3月9日因右侧胸痛于当地三甲医院住院治疗，诊断为冠心病，治疗（具体不详）半月后出院。出院后予阿司匹林肠溶片100mg，日1次；硫酸氢氯吡格雷片75mg，日1次；瑞舒伐他汀钙片10mg，晚1次，苯磺酸氨氯地平片5mg，日1次，仍偶有胸闷憋气不适。10天前，无明显诱因上述症状加重，遂于我院就诊。现症见胸闷、憋气，偶有右侧胸前区疼痛，伴后背酸痛，未见头晕头痛，无口干口苦，平素情绪易急躁，恶热，纳可，寐安，二便调，舌红苔白腻，脉沉细。BP117/88mmHg。

既往史：高血压病史 3 年，血压最高为 160/100mmHg，现规律口服苯磺酸氨氯地平片 5mg，日 1 次；酒石酸美托洛尔片 12.5mg，日 2 次，血压控制尚可。

个人史：吸烟史 20 余年，20 支 / 天；饮酒史 10 余年。

西医诊断：冠心病（稳定型心绞痛），高血压Ⅱ级（高危）。

中医诊断：胸痹心痛（湿浊中阻证）。

治法：通阳泄浊，化湿宣痹。

处方：藿香 10g，法半夏 5g，厚朴 6g，茯苓 10g，白豆蔻 12g（后下），生薏苡仁 30g，丹参 30g，连翘 30g，黄连 20g，漏芦 5g，炙黄芪 60g。7 剂，2 日 1 剂，水煎服，每日早晚各 1 次，每次 200mL。

补肾抗衰片 6 片 / 次，日 2 次；西药同前。

二诊：2016 年 5 月 18 日。患者服药后胸闷气短症状好转，现后背时有紧束感，无头晕恶心，无口干口苦，入睡困难，纳可，二便调，舌红苔薄黄，脉沉。BP123/83mmHg。

处方：党参 15g，熟地黄 15g，当归 15g，杜仲 20g，枸杞 15g，鹿角霜 10g（先煎），川芎 15g，赤芍 15g，葛根 15g，延胡索 20g，白花蛇舌草 30g，三七粉 6g（冲服），7 剂，2 日 1 剂，水煎服，每日早晚各 1 次，每次 200mL。

补肾抗衰片 6 片，日 2 次；苯磺酸氨氯地平片 5mg，日 1 次。

三诊：2016 年 6 月 4 日。患者服药后胸闷、憋气、后背疼痛等症状均消失，现腰痛，口干口苦，余症未述。纳可，寐安，二便调。舌红苔黄腻，脉沉细。BP129/89mmHg。

处方：党参 15g，熟地黄 15g，当归 30g，杜仲 20g，枸杞 15g，狗脊 30g，葛根 30g，牛膝 20g，续断 30g，独活 30g，槲寄生 30g，14 剂，2 日 1 剂，水煎服，每日早晚各 1 次，每次 200mL。

一月后电话随诊，患者胸闷、憋气、后背不适未作，随访半年，未再发作。

【按】胸痹的主要病机为心脉痹阻，病位在心，涉及肝、肺、脾、肾等脏。病因多与寒邪内侵、劳倦内伤、情志失调等有关。患者病由劳倦诱发，劳倦伤脾，病久及肾，脾肾两虚，致水湿不运，日久痰浊内生，伏于血脉之中，加之患者平素急躁易怒，肝阳易亢，引动痰浊，痹阻心脏，发为胸痹。患者舌红苔白腻，脉沉细，提示体内有湿浊为患。

心主血脉，肺朝百脉，当情志过极，肝阳上扰，或劳倦内伤，致伏于血脉之痰浊扰动，痹阻心脉，血行不畅，气血不充，心失所养，进一步导致胸阳不展，加重心脉痹阻，症见胸前及后背部疼痛；血脉痹阻，肺朝百脉功能失司，气机不畅，遂见憋气、胸闷不舒等症状。治以通阳泄浊，化湿宣痹。方中以藿朴夏苓汤为基础方进行加减。藿朴夏苓汤融治湿三法为一方，外宣内化，通利小便，可谓治湿之良剂。因原方重在祛表湿，而患者表证不明显，因此去除平喘之杏仁，解表之淡豆豉，再去除重复作用之利水渗湿的猪苓、泽泻、通草，增加丹参以活血祛瘀，漏芦通脉散结，从而调理脉络瘀阻之痹证。连翘泄心经客热，黄连泄中焦火热，二者可防血瘀化热；炙黄芪补气健脾，助祛湿浊。补肾抗衰片补脾益肾，涤痰散结，协同原方共调胸痹之证。

二诊患者胸闷气短症状好转，但病证日久，本虚标实，原方以祛痰化浊为主，患者邪祛正虚，故调整用方，拟熟地黄、党参、当归、杜仲、枸杞补益脾肾，加川芎、赤芍、三七、延胡索以活血行气止痛，葛根解肌治疗项背强痛。因舌红苔黄提示体内有热，故用白花蛇舌草清热。鹿角霜补肾助阳，与补肾抗衰片一起补益肾阳，补肾阳助心阳，以助心行血。

三诊患者症状明显改善，但口干口苦提示体内阴虚。故在原方基础上去活血祛瘀之品及温阳之药，增加葛根、狗脊、牛膝、续断、独活、槲寄生补肾通经之品。

病案 8　李某，男，71 岁，2014 年 2 月 20 日初诊。

主诉：心前区不适伴心慌 5 年。

现病史：患者 5 年前因"急性下壁心肌梗死"于当地三甲住院治疗，并行急诊 PCI 手术，置入支架 3 枚。2013 年 11 月因心慌查心电图及动态心电图发现室性早搏，入院治疗，系统治疗后出院。12 月心慌复发，测 24 小时动态心电图显示室性早搏 19545 次。为进一步系统治疗，遂就诊于我院。现心慌，乏力，气短，偶有心前区不适，口干，耳鸣。情绪急躁易怒。寐安，纳可，小便调，大便干。舌红、苔黄腻，脉沉。BP110/70mmHg。现服酒石酸美托洛尔片 125mg，日 1 次。

西医诊断：冠心病（稳定型心绞痛），心律失常（室性早搏）。

中医诊断：胸痹心悸（肝郁脾虚证）。

处方：柴胡 10g，黄芩 20g，桂枝 6g，白芍 30g，北沙参 30g，连翘 30g，地龙 20g，甘松 6g，黄连 10g，酒苁蓉 30g，龙齿 15g（先煎），郁金 20g，7 剂，2 日 1 剂，水煎服，每日早晚各 1 次，每次 200mL。

补肾抗衰片 6 片，日 2 次；安心律胶囊 5 粒，日 2 次。

二诊：2014 年 3 月 6 日。患者自述服药后心慌次数减少，偶有气短，平卧时有蝉鸣样耳鸣，口干减轻，纳可，寐安，小便调，大便干。舌红，苔黄腻，脉沉细。BP120/80mmHg，HR66次/分。

处方： 柴胡10g，黄芩20g，白芍30g，黄连10g，甘松6g，酒苁蓉30g，北沙参30g，连翘30g，龙齿15g（先煎），薤白20g，降香20g，炙鳖甲20g（先煎）。14剂，2日1剂，水煎服，每日早晚各1次，每次200mL。

补肾抗衰片6片，日2次；安心律胶囊5粒，日2次。

三诊： 2014年4月3日。服药后心慌、气短等症较前好转，长时间活动后仍有心慌、气短，休息后可缓解，晨起耳鸣缓解，口干减轻，纳可，寐安，小便调，大便黏腻不爽。舌红，苔黄腻，脉沉弦。BP126/83mmHg，HR68次/分。

处方： 柴胡10g，黄芩10g，党参30g，浙贝母15g，甘松6g，生薏苡仁20g，白芍30g，酒苁蓉30g，龙齿15g（先煎），苦参20g，降香20g，炙鳖甲30g（先煎）。14剂，2日1剂，水煎服，每日早晚各1次，每次200mL。

四诊： 2014年5月23日。服药后心慌偶发，持续时间较前缩短，偶有心前区不适，仍乏力，晨起耳鸣程度减轻，口干缓解，纳可，寐安，小便调，大便黏腻不爽。舌红，苔黄腻，脉弦细。BP123/81mmHg，HR67次/分。

辅助检查： 24小时动态心电图（2014年5月21日）：总心搏数98419次，窦性心律（75442次），房性早搏（9次），室性早搏（17300次），未见异常ST-T改变。

处方： 柴胡10g，胆南星6g，鹿角霜10g（先煎），丹参30g，炮附子5g（先煎），麸炒薏苡仁30g，白芍30g，肉苁蓉30g，龙齿15g（先煎），降香30g，炙鳖甲30g（先煎），太子参30g。14剂，2日1剂，水煎服，每日早晚各1次，每次200mL。

患者服药后心慌症状缓解，守方加减服用5个月后，心慌症状明显好转，极少发作。

【按】 本案为胸痹心悸证，属虚证，病位在心，营卫虚损，肝肾不足。营气可化生血液，卫气司腠理开合。营卫气化功能失调，导致津血化生乏源，血脉空虚，心失所养，因此患者出现心悸、气短、乏力等症；肌肤筋脉失养，则肢体麻木或痿软无力，故《素问·逆调论》曰："营气虚则不仁，卫气虚则不用，营卫俱虚则不仁且不用。"肝肾阴虚，胆火上扰则口苦，肾开窍于耳，虚火上扰则耳鸣。处方以柴胡、黄芩疏肝解郁，清泄邪热，佐以郁金疏肝利胆，解郁行气。以桂枝辛温发汗，透达营卫，白芍敛阴和营，二药一散一收，调和营卫，佐以黄连清热泻火。北沙参、连翘滋阴解毒，地龙、甘松行气活络止痛，龙齿镇静除烦，肉苁蓉补肾益精。

二诊心慌次数减少，气短、耳鸣、口干也减轻，故酌情加减药物。以薤白、降香宽胸理气、散结止痛，醋鳖甲软坚散结。

三诊患者心慌症状减轻，大便黏腻不爽，故仍遵原方旨意，另以生薏苡仁祛湿化痰。四诊患者症状进一步减轻，动态心电图示早搏次数较前减少，故增加温肾助阳之炮附子、鹿角霜，以使肾阳充足，心阳得以温煦。

以桂枝汤治疗冠心病 PCI 术后胸痹证，循《难经》"损其心者，调其营卫"。本病病位在心，属心系疾病。心主血脉，主掌血脉功能，"营行脉中，卫行脉外"，营卫之气与血脉密切相关，因此有心脏损伤，致使血脉功能失常则营卫失和。从临床表现来看，营卫失和多见汗证。卫气亏虚，腠理不固，津液外泄表现为自汗；营阴亏虚，阴不摄阳，迫津外泄表现为盗汗；营卫失和，营气衰少而卫气内伐，则"昼不精，夜不瞑"，表现为失眠。营卫失和，影响营卫之气运行，气机阻滞，血脉运行受阻，气滞血瘀，"不通则痛"，引发胸痛。营阴入脉化血，津血同源，津与血互化互用赖于营卫的气化作用，营卫失和则津液气化失常，聚而化痰，痰瘀互结，瘀阻脉络，也会引发胸闷胸痛；或者营阴不足化生血液乏源，血脉空虚"不荣则痛"，同样会引发胸痛。因此冠心病患者多有胸痛胸闷、自汗、盗汗、失眠等临床表现。而调和营卫当首选桂枝汤，取桂枝辛温发汗、透达营卫之功，白芍敛阴和营，可使桂枝辛散而不伤阴，二者一散一收，调和营卫。

现临床多见从血瘀、痰瘀、寒凝、热毒等论治冠心病，而从调和营卫出发，以"治病求本"为原则，可从根本减少痰、瘀、毒邪的产生，达到益心保脉治疗冠心病的目的。

病案9 郑某，男，58岁，2015年9月9日初诊。

主诉：间断性胸闷10年余。

现病史：患者10年前无明显原因出现心悸、胸闷、汗出，休息数分钟后缓解，10年间症状反复发作，未规律服药。2015年8月症状加重，就诊于当地医院，行冠脉造影检查诊断为冠心病，建议行经皮冠状动脉介入治疗，患者拒绝。为求中医治疗故来就诊，现症见心慌，偶有胸闷痛，周身乏力，纳差，寐欠安，大便干，小便频。舌红、苔厚腻，脉弦细。

辅助检查：2015年8月冠脉造影示：左冠状动脉前降支中段狭窄85%，前降支远段75%狭窄，回旋支中段50%狭窄。

西医诊断：冠心病（稳定型心绞痛）。

中医诊断：胸痹心痛（瘀热内结证）。

治法：活血祛瘀，清热解郁。

处方：僵蚕 10g，蝉蜕 6g，姜黄 20g，柴胡 6g，黄连 10g，生栀子 15g，生地黄 30g，白芍 30g，当归 30g，三七粉 3g（冲服），牛膝 20g，桑寄生 20g，白花蛇舌草 30g，桂枝 6g。14 剂，2 日 1 剂，水煎服，每日早晚各 1 次，每次 200mL。

二诊：2015 年 10 月 7 日。服药后心慌明显缓解，大便恢复正常，偶有咽喉部憋闷感，喉中有痰，灰白色，易咯出，口干，纳可，二便可，寐欠安。舌红少苔，脉弦细。

处方：柴胡 3g，白芍 30g，桂枝 6g，黄连 10g，檀香 6g，半夏 5g，三七粉 3g（冲服），粉葛 20g，僵蚕 10g，蝉蜕 10g。14 剂，2 日 1 剂，水煎服，每日早晚各 1 次，每次 200mL。

三诊：2015 年 12 月 12 日。服药后症状大减，偶感周身乏力，汗出，纳少，寐安，二便可，舌淡暗苔薄白，脉弦细。

处方：柴胡 3g，白芍 30g，桂枝 6g，黄连 10g，半夏 5g，三七粉 3g（冲服），粉葛 20g，丹参 20g，僵蚕 10g，蝉蜕 10g，玄参 10g。14 剂，2 日 1 剂，水煎服，每日早晚各 1 次，每次 200mL。

【按】本证属瘀热内结证，患者年老病久，或因正气不足，气行运血无力，或因情志内伤，肝郁气滞，均可导致血行不畅，瘀血内生，痹阻血脉，发为胸痹。瘀血阻脉，胸阳不展，故见心慌胸闷，甚或血行停滞，不通则痛而见胸痛。瘀血日久，郁而化热，热扰心神，灼伤津液，故见寐欠安，便干，舌红苔厚腻之症。此患者气虚、气滞并不明显，而以瘀血内结为主要矛盾，故应以活血祛瘀、清热解郁为治法。选用升降散加减，此方虽是为治温病而设，但细究其病机，不除"郁热"二字，究其郁热之因，应为气滞血瘀脉中，致血行不畅，久瘀化热，郁热瘀血互结，遂成沉疴痼疾。此郁热并非如温热病从外感而来，而是气滞血瘀所致，故郁热不除，气血恐难运行，故欲使气行血畅，首先必须使郁热得以透达外解。方中僵蚕入肝、肺、胃经，辛平气轻且浮而升阳，具透热解郁、活络通经之功。蝉蜕入肝、肺三经，性寒气轻，擅于宣肺开窍、散热透疹。姜黄气辛味苦性寒，善能行气活血解郁，调畅三焦气机，气机畅达，热乃透发。方中另加柴胡、黄连、生栀子、生地黄助僵蚕、蝉蜕清热解郁；白芍、当归、三七、牛膝、桑寄生凉血活血。全方疏热解郁，行气活血。虽胸痹多以阳微阴弦、气滞血瘀痰浊痹阻血脉而发，然郁热不除，气血难通，故应用前人治温病之升降散，药到病除。

病案 10 张某，女，70 岁，2015 年 12 月 12 日初诊。

主诉：支架术后 4 年，胸闷半月。

现病史：患者在 2011 年 6 月出现胸闷症状，于当地医院行冠脉造影检查，诊断为冠心病并植入支架 1 枚，症状改善，服硫酸氢氯吡格雷片、阿托伐他汀钙片、美托洛尔、单硝酸异山梨酯缓释片、阿司匹林，患者半月前饭后胸闷，休息后症状缓解，为求进一步治疗，遂就诊于我院，现胸闷，乏力，足跟疼痛，无腰酸，腿软，无耳鸣和视物模糊，纳可，眠安，二便调，舌淡苔白，脉沉细。

辅助检查：冠脉造影示：右冠状动脉近段软斑块，管腔轻度狭窄；左冠状动脉近端 - 左前降支起始处软斑块，管腔重度狭窄。

西医诊断：冠心病（稳定型心绞痛）。

中医诊断：胸痹心痛（气虚血瘀，阴虚毒滞证）。

治法：调气活血滋阴。

处方：柴胡 6g，白芍 30g，桂枝 6g，黄连 10g，檀香 6g，半夏 5g，三七粉 2g（冲服），僵蚕 10g，蝉蜕 6g，黄精 30g，降香 20g，丹参 30g。7 剂，2 日 1 剂，水煎服，每日早晚各 1 次，每次 200mL。

二诊：2015 年 12 月 26 日。服药后症状明显改善，左侧足后跟疼痛，双下肢沉重感，发凉，偶有后背稍疼痛，纳可，眠可，大便 1 次 / 天，偏稀，小便正常。舌红苔稍黄，脉沉细，BP120/80mmHg。

处方：柴胡 6g，白芍 30g，肉桂 6g，黄连 10g，檀香 6g，炮附子 15g（先煎），槲寄生 30g，菟丝子 30g，干姜 6g，肉苁蓉 30g。14 剂，2 日 1 剂，水煎服，每日早晚各 1 次，每次 200mL。

三诊：2016 年 1 月 16 日。服药后胸闷症状明显好转，胃部不适基本消失，仍感左足跟疼痛，偶有全身神疲乏力，纳可，较前增加；寐不安，醒后再难入眠，小便正常，大便每日一行。舌淡红苔稍白腻，脉沉细。

处方：前方减檀香、干姜，加丹参 10g，玄参 20g，14 剂，水煎服，日 1 剂。

【按】证属气虚血瘀，阴虚毒滞。患者老年女性，病史已久，平素乏力、腿软、舌淡、脉沉细，为正气渐消，肝肾亏损，气血不足的表现。辨析该患者，气阴两虚为其病之本，痰浊毒瘀为病之标，若逢寒邪内侵，或饮食不节，或情志内伤等诱因，致痰浊毒瘀痹阻心脉，发为胸痹，胸阳不展，气机不畅则症见胸闷。气为血之帅，气虚不能推动血液运行，血行不畅又可致血瘀，一则瘀血阻滞脉络，进一步致气机紊乱，滞于脉中，二则致局部失于濡养，故出现足跟疼痛等症，综合舌脉，辨证为气虚血瘀，阴虚毒滞证，治以调气活血滋阴，方选柴胡桂枝汤与升降散加减。方中柴胡苦辛，微寒，归肺、肝、脾经，疏肝解郁，《神农本草经》曰：其"主心腹，去肠胃中结气，饮食积聚，寒热邪气，推陈出新。"主治往来寒热胸胁苦满。黄连清热燥湿，泻火解毒，《药类法象》云："泻心火，除脾胃中湿热，治烦躁恶心，郁热在中焦，兀兀欲吐。"《药性赋》亦云："味苦，平，气寒，无毒。沉也，阴也。其用有四：泻心火，消心下痞满之状。"现代研究显示二者相配对于动脉粥样硬化的慢性炎症有很好的清热解毒效果。桂枝温经脉，助阳气，《神农本草经》言："主上气咳逆、结气、喉痹、吐吸、利关节。"白芍养血，《神农本草经》言："主邪气腹痛……止痛，利小便，益气。"二者相配，对于内伤阴阳两虚、寒热错杂之证，能通阳调卫气，敛阴和营气，从阴引阳，从阳引阴，使阴阳协调，又可振奋心阳，平抑冲逆之气。加檀香活血通络，《日华子本草》言："治心痛，霍乱，肾气腹痛，浓煎服。"半夏化痰浊，三七补血活血，共奏行气活血化痰之功，僵蚕、蝉蜕清热解郁，除痰散结，另加黄精滋阴，丹参、降香增强活血化瘀之功。

二诊患者症状好转，唯留左后跟疼痛，双下肢有沉重感，不温。此为肾阳不足所致。肾居下焦，主温煦，患者老年女性正气渐衰，肾阳不足，温煦四肢之功减弱，故出现左后跟疼痛，双下肢有沉重感，不温。故于上方中易桂枝为肉桂，另加炮附子、槲寄生、菟丝子、干姜、肉苁蓉加强温补肾阳之功，且诸药补充肾火，肾火充足，可上济心阳，使心阳得以温煦，发挥心主血脉之功，血脉运行无阻，则药到病除。三诊症见好转，守方治疗，只恐前药过热伤阴耗血，故加丹参、玄参制他药热性。

第二节　心悸病

病案1 宋某，男，28岁，2009年11月30日初诊。

主诉：心慌间作2年余，加重2周。

现病史：患者2年前因着凉后出现鼻塞、咽痛、发热，伴咳嗽、咳痰、心慌，体温最高达40℃，无寒战，就诊于当地医院，考虑"肺炎、心肌炎、心律失常"，予以抗炎、化痰、抗心律失常、营养心肌治疗后好转出院。此后心慌间作，劳累、感冒后加重，2年来患者因心律失常先后多次住院治疗。近2周来患者因劳累后心慌加重，前来就诊。现症见神清，精神可，时有心慌，活动后加重，伴胸闷、气短，无心前区疼痛，时有自汗、盗汗，咽红，无咳嗽、咳痰，无发热，纳可，入寐较难，醒后难以入睡，二便尚可。舌红，苔薄，脉结代。

辅助检查：2009 年 11 月 20 日胸部 X 线：左下肺片状影，心脏增大。心电图：心律失常，频发室性早搏、二联律。24 小时动态心电图：最慢心率 64 次 / 分，最快心率 136 次 / 分，平均心率 80 次 / 分，室性早搏 18510 个，其中成对室早 626 个。心肌酶（−）。超声心动图：射血分数 53%，左房内径 36mm，右房内径 36mm，左室舒张末内径 60mm，右室内径 15mm。心肌酶：AST 25.3U/L，LDH 165U/L，CK 107U/L，HBDH 126U/L，CK–MB 17U/L。抗心肌抗体：抗心肌线粒体 ADP/ATP 载体蛋白抗体阳性（1：80±），抗 β_1 受体抗体阳性（1：80±），抗胆碱能受体抗体阳性（1：80±），抗肌球蛋白重链抗体阳性（1：80±）；柯萨奇 B 组病毒 IgM 抗体阳性。

既往史：否认其他疾病。

个人史：吸烟 10 余年，20 支 / 天，未戒；饮白酒 5 余年，每日 150mL，已戒。

西医诊断：病毒性心肌炎（慢性期），心律失常（室性早搏）。

中医诊断：心悸（气阴两虚，毒伏心脉证）。

治法：益气养阴，清透伏邪。

处方：太子参 30g，麦冬 20g，五味子 20g，当归 30g，浙贝母 15g，连翘 30g，野菊花 15g，丝瓜络 15g，刺五加 6g，降香 10g，甘松 6g，白术 20g。3 剂，2 日 1 剂，水煎服，每日早晚各 1 次，每次 200mL。

二诊：2009 年 12 月 7 日。药后心慌虽然较前缓解，但活动后偶伴心前区刺痛，舌脉同前。

处方：太子参 30g，麦冬 20g，五味子 20g，丹参 30g，浙贝母 15g，连翘 30g，野菊花 15g，丝瓜络 15g，檀香 6g，降香 15g，甘松 6g，白术 20g。3 剂，2 日 1 剂，水煎服，每日早晚各 1 次，每次 200mL。

三诊：2009 年 12 月 14 日。诸症均较前减轻，咽淡红，伴咽干，舌脉同前。

处方：太子参 30g，麦冬 15g，五味子 10g，丹参 30g，浙贝母 15g，玉竹 20g，漏芦 10g，丝瓜络 15g，檀香 6g，白术 20g，降香 15g。7 剂，2 日 1 剂，水煎服，每日早晚各 1 次，每次 200mL。

四诊：2009 年 12 月 28 日。药合病机，诸症得减，舌脉同前。效不更方，继投前方加减。

处方：太子参 30g，麦冬 15g，五味子 10g，丹参 30g，浙贝母 15g，玉竹 20g，漏芦 10g，丝瓜络 15g，檀香 6g，白术 20g，降香 15g，炙黄芪 30g，夏枯草 15g，茯苓

20g，酸枣仁30g。7剂，2日1剂，水煎服，每日早晚各1次，每次200mL。

病情平稳后以此方调制蜜丸，每丸9g/丸，每次1丸，日2次。

随访：半年后病情平稳，患者诸症明显减轻，未再住院治疗。复查24小时动态心电图：最慢心率48次/分，最快心率123次/分，平均心率72次/分，室性早搏607个，其中25次成对室早；超声心动图：射血分数62.4%，左房内径35mm，右房内径36mm，左室舒张末内径55mm，右室内径22mm；抗心肌抗体：抗心肌线粒体ADP/ATP载体蛋白抗体阴性，抗β₁受体抗体阳性（1∶80±），抗胆碱能受体抗体阳性（1∶100），抗肌球蛋白重链抗体：阳性（1∶80±）；柯萨奇B组病毒IgM抗体阴性。

一年后电话随访，病情稳定，生活如常。

【按】本案患者病属病毒性心肌炎慢性期，症见时有心慌，活动后加重，伴胸闷、气短，无心前区疼痛，时有自汗、盗汗，舌红，苔薄，脉结代等属气阴两虚之证。结合患者症状，此案病机关键在于气阴两虚、毒伏心脉，为毒、瘀、虚相互胶结，疾病迁延不愈。法以益气养阴，清透伏邪为主，以生脉饮加减，改党参为太子参以增加生津之效，加连翘、野菊花以清热解毒、外透伏邪，浙贝母清热化痰、解毒散结，助清热解毒之药内散痰浊，以降香理气化瘀，并加当归、丝瓜络以活血散结通络，阻抑或减缓心肌重构的发生发展。

二诊患者症状缓解，但偶有活动后心前区刺痛，乃气滞血瘀之象，故在前方基础上改当归为丹参、刺五加为檀香，加大理气活血之力。

三诊患者虽诸证较前得减，然咽淡红、咽干之伤阴之象显，故减清热解毒之力，去连翘、野菊花，加用玉竹、漏芦以护阴。四诊患者诸证得减，久病调其脾胃，故加健脾养胃之品，以期长效，慢病缓图。

此案关键在于坚持用药。病毒性心肌炎慢性期患者免疫功能低下，在季节交替之时，多易外感风邪，兼夹时宜之气，引动心中伏邪为患，故临证之要在坚持：医者恒之，清透伏邪务尽；病家信之，顾护正气凛然。

病案2 赵某，男，57岁，2014年9月1日初诊。

主诉：心慌间断发作1年，加重2月。

现病史：患者间断心慌、胸闷、气短1年，牵及后背不适，嗳气则舒，曾于某医院诊断为"房颤"，遵医嘱规律服用美托洛尔、参松养心胶囊，未明显缓解，近2月心慌发作频繁就诊于我院。现间断心慌、手足发凉、多汗、畏寒，晨起口干、口苦，视物模糊，听力下降，纳可，寐安，大便不成形，小便调。舌红苔薄，脉细缓。BP150/90mmHg，HR52 次 / 分。

既往史： 糖尿病史 3 年余，规律服阿卡波糖片 50mg，日 3 次，血糖控制在空腹 6 ～ 7mmol/L，餐后 9 ～ 10mmol/L；十二指肠球部溃疡病史。

西医诊断： 心律失常（心房颤动）。

中医诊断： 心悸（气虚血瘀兼上热下寒证）。

治法： 益气活血，清上温下。

处方： 桂枝 10g，白芍 30g，党参 30g，荷叶 10g，桑叶 10g，丹参 30g，炒白术 20g，茯苓 20g，葶苈子 20g，檀香 10g，黄连 10g，鹿角霜 10g（先煎），生姜 3 片，大枣 3 枚。7 剂，每日 1 剂，水煎服，每日早晚各 1 次，每次 200mL。

盐酸胺碘酮片 0.2g，日 1 次，连服 3 日后改为隔日 1 片；补肾抗衰片 6 片，日 2 次，汤药送服。

二诊： 2014 年 9 月 8 日。用药 1 周，房颤少发，持续时间减少，胸闷、气短症状略有减轻，仍有嗳气，手足发凉感无缓解，现偶有后背不适，大便不成形。舌红少苔，脉弦细。

前方去丹参，加炮附子 20g（先煎），旋覆花 5g，代赭石 15g（先煎），砂仁 6g（后下）以降逆、化湿、和胃，莲子心 6g 清热。

守方 3 月，总体以桂枝、白芍、白术、党参益气活血，温通心阳，炮附子、鹿角霜、山萸肉等温补肾阳。

【按】 本案辨病属心悸，证属气虚血瘀兼上热下寒证。心悸初起以心气虚、心阳不足为常见，多因感受外邪或药食不当，日久心阳不振，无以温养心体，故心悸不安、气短；阳气不足，一失温煦脉道之功，二失推动血运之能，致血脉瘀滞，进一步影响气机运行，全身气机郁滞不得展，故患者觉胸闷、牵及后背不适，嗳气觉舒。上热下寒出自《灵枢·刺节真邪》："上热于寒，视其虚脉而限之于经络者取之，气下乃止，此所谓引而下之者也。"此多为阳盛于上，阴盛于下。阳盛于上，肝胆火上炎，灼伤津液，故表现为口干、口苦；肝开窍于目，故视物模糊；阴盛于下为脾肾阳虚，肾阳虚，相火不足无以温煦全身，故手足发凉、畏寒，肾开窍于耳，故见听力下降；脾阳虚致脾之运化失司，痰湿渐生，故见大便溏薄不成型；痰湿阻碍气机，致胃中浊气不降反逆于上，故见嗳气。党参、炒白术益气健脾；白芍、丹参活血；桂枝、檀香温通心阳，佐黄连清热泻火；茯苓、葶苈子健脾；鹿角霜补益肾阳；桑叶、荷叶、黄连清热，据现代药理学研究三药对降低血糖疗效显著。

二诊患者房颤少发，胸闷气短等症见缓，故守前方。然嗳气、手足发凉感仍无缓解、大便不成形，为脾肾阳虚所致。故在前方基础上去丹参以减方中活血之力，加炮附子、鹿角霜、山萸肉增方中温补脾肾之功，另加旋覆花、代赭石、砂仁以降逆和胃。舌红少苔，为防该方温补之力过大致心火上炎，故佐莲子心清心火。

病案3 吴某，女，61岁，2015年12月19日初诊。

主诉：间断心慌，伴心前区、后背部疼痛2年余。

现病史：患者诉2年前因情绪激动出现心慌，当时无心前区疼痛，就诊于胸科医院，查动态心电图示：窦性心律，部分呈二、四联律，插入室早，ST-T改变。服盐酸普罗帕酮片、硝苯地平控释片后缓解，且长期服药。2015年7月6日，因心慌频作，于当地三甲住院治疗，诊断为心律失常（室性早搏）、冠心病（不稳定型心绞痛）、心功能Ⅱ级。平日行走百米或爬楼梯1层后即出现心慌，休息20分钟可缓解，偶尔轻体力活动后反觉舒服。现症见心慌，气短，偶心前区及后背疼痛，活动后汗出明显，口干，眼干，纳可，寐欠佳，小便调，便溏，排便不爽。舌淡少津，苔白厚，脉沉细。BP126/79mmHg，HR80次/分。

辅助检查：冠脉造影（2015年7月3日）：左主干未见狭窄，前降支近段狭窄50%，回旋支未见狭窄，右冠状动脉近段管壁不规则。

既往史：高血压病史10年，血压波动在120～170/70～100mmHg，平日口服硝苯地平控释片30mg，日1次，血压控制平稳。冠心病病史半年，现规律服用阿司匹林肠溶片0.1g，日1次；瑞舒伐他汀钙片10mg，日1次；单硝酸异山梨酯分散片20mg，日2次；硝苯地平控释片30mg，日1次。2010年甲状腺癌切除术。

个人史：否认烟酒史。

西医诊断：心律失常（室性早搏），冠心病（不稳定型心绞痛）。

中医诊断：心悸（肝气郁结兼痰浊内阻证）。

治法：疏肝解郁，化浊解毒，镇心安神。

处方：柴胡10g，法半夏5g，党参30g，黄芩20g，黄连10g，蚕砂20g，郁金20g，胆南星6g，檀香6g，佩兰10g，龙骨30g（先煎），牡蛎30g（先煎），14剂，2日1剂，水煎服，每日早晚各1次，每次200mL。

复查甲功。

二诊：2016 年 2 月 20 日。服药后心前区疼痛症状好转，偶尔发作，目前仍后背疼痛，颈腰部不适，畏寒，双下肢轻度水肿，双目发红，伴干涩感，寐差，易醒，大便调，小便黄。舌淡苔白厚，脉弦细。BP136/69mmHg。

辅助检查：甲功全项（2015 年 12 月 24 日）：T_3、T_4 正常，FT_3、FT_4 正常，TSH6.58μIU/mL（0.27 ～ 4.2）。

处方：柴胡 10g，黄芩 20g，茯苓 20g，猪苓 20g，肉桂 6g，法半夏 5g，炒白术 20g，党参 15g，降香 20g，莲子心 6g，炙鳖甲 30g（先煎）。7 剂，2 日 1 剂，水煎服，每日早晚各 1 次，每次 200mL。

补肾抗衰片 6 片，日 2 次。

三诊：2016 年 11 月 19 日。患者自诉服用上述药物后症状明显缓解，后自行停药。1 月前因劳累再次出现心悸、心慌，伴后背酸痛不适，无胸闷、憋气，平素口干口苦，纳寐可，大便黏腻不爽，小便黄。舌淡红，苔薄黄有裂纹，脉弦细。BP140/88mmHg。

处方：柴胡 6g，黄芩 6g，法半夏 5g，党参 15g，茯苓 20g，生龙骨 30g（先煎），生牡蛎 30g（先煎），麸炒僵蚕 10g，蝉蜕 10g，浙贝母 10g，黄连 6g。7 剂，2 日 1 剂，水煎服，每日早晚各 1 次，每次 200mL。

四诊：2016 年 12 月 3 日。服药后心慌好转，仍有后背疼痛不适，伴头胀，全身乏力，动辄汗出，口干，纳寐可，二便调。舌淡红，苔薄黄，脉弦细。BP137/87mmHg。

处方：柴胡 6g，黄芩 12g，法半夏 10g，党参 20g，茯苓 20g，麸炒僵蚕 10g，蝉蜕 10g，黄连 6g，片姜黄 10g，炒白术 15g，陈皮 10g。7 剂，2 日 1 剂，水煎服，每日早晚各 1 次，每次 200mL。

【按】心悸者首辨虚实，虚者系脏腑气血阴阳亏虚，实者多指痰饮、瘀血、火邪上扰；心悸病位在心，心脏病变可以导致其他脏腑功能失调，其他脏腑病变亦可直接或间接影响及心。

患者 2 年前情绪激动后诱发心慌不适，此乃肝失疏泄，气机郁滞上焦，胸阳不展，郁而化火所致，且患者便溏，排便不爽，说明体内有湿，湿浊日久生痰，郁痰生热，肝气夹痰热上扰心神，出现心慌、不寐诸症，肝经有热故口干、眼干。平日行走百米或爬楼梯 1 层后即出现心慌，休息 20 分钟可缓解，偶尔轻体力活动后反觉舒服，心慌气短发生在活动之后，并非当时，且冠脉造影仅示前降支近段狭窄 50%，病情轻，症状重，属于心脏神经官能症。病史提示 2010 年甲状腺滤泡型腺癌切除术，说明可能存在内分泌紊乱问题，建议复查甲功。

纵观此患病机为肝气郁结兼痰浊扰心，治宜疏肝解郁，化湿散浊，静心安神。

本方为小柴胡汤合龙骨牡蛎汤加减而成。小柴胡汤是治疗少阳病的主方，少阳为枢，主管气化运行的起讫和秩序维持，柴胡、黄芩疏肝清热，柴、芩合用，气郁得达，火郁得发，为方中主药，更加郁金增强疏肝解郁之力；佐黄连增强清热泻火之力；半夏燥湿化痰；党参益气健脾，培土抑木；龙骨、牡蛎潜阳镇逆，收敛心气，清热安神；檀香理气调中，利膈宽胸，温通经络；佩兰、蚕砂祛湿化浊，胆南星涤痰散结。方中药物针对该证病机而设。

二诊，患者服药后心慌及心前区疼痛症状好转，偶尔发作，仍后背疼痛，颈腰椎不适，怕凉，可知疼痛非心脏疾患引起，多为腰背部肌肉气血流通不畅所致，故刮痧舒筋活络后可减轻症状；查甲功 T_3、T_4 正常，FT_3、FT_4 正常，TSH升高，有亚临床甲减可能，亚临床甲减通常无症状，因手术、放疗等原因所致的甲减一般无甲状腺肿大，患者2010年甲状腺滤泡型腺癌切除术，可能与此相关，需进一步检查。眼睛发红、干涩，多因肝血不足，虚热内生；双下肢轻度水肿，说明体内气机运行不畅，存在水液潴留；脉弦细亦为肝气不舒之象，故予柴苓汤加减，治以疏肝理气，利水消肿。方中柴苓相配疏肝清热，调达气机；茯苓、猪苓淡渗利水，党参、白术健脾以运化水湿，半夏辛开散结，更易桂枝为肉桂，增强温阳化气之力以利水；降香行气活血止痛；鳖甲滋养肝肾之阴，以退虚热；再添莲子心清心安神以助眠。

三诊时隔半年，患者因劳累再次引发心慌不适，伴后背酸痛，病机仍为肝气不舒，故仍守前方旨意，以小柴胡合龙骨牡蛎汤为基础方，酌情加浙贝母软坚散结，僵蚕、蝉蜕发散胸中郁滞。四诊患者心慌好转，仍有后背疼痛，故减镇静安神之龙骨、牡蛎，加用姜黄、陈皮以理气活血而获效。

心脏神经官能症，是神经症的一种特殊类型，以心悸、胸痛、气短、乏力为主要表现，伴有其他神经症为特征，是临床上常见的心血管疾病之一，症状繁多，反复易变，但阳性体征很少，以自主神经功能紊乱为主要表现。对于临床上一些症状重、病情轻的患者尤应注意鉴别。

患者是曾行甲状腺癌切除术，虽为中药调理心悸诸症，应注意复查甲功。

患者病情、病机等在不断变化，应临证察机，知其达变，辨方选药。

柴苓汤加减方可治疗心悸、水肿、不寐等证，然中医治疗非以病论，而以证论，只要病机相同，不管何方，皆可使用。

病案 4 郑某，女，46 岁，2016 年 1 月 2 日初诊。

主诉：间断心慌、胸闷 2 个月。

现病史：患者 2 月前因胃部不适导致心慌、胸闷，就诊于当地三甲医院，予稳心颗粒、安心律胶囊后，症状改善不明显。现心慌时作，伴背部酸痛，情绪不稳，时发潮热汗出，自觉乏力，手脚冰凉，腰酸腿软，偶有耳鸣，口干、口苦，无咳嗽、咳痰，寐差，服用艾司唑仑可睡 2～3 小时，纳尚可，大便干，小便可，舌红苔黄腻，脉结代。BP98/75mmHg，HR81 次 / 分。

辅助检查：心电图（2016 年 1 月 2 日）：窦性心律，伴发室性早搏、三联律。

西医诊断：心律失常（室性早搏）。

中医诊断：心悸（阴阳两虚证）。

治法：阴阳双补。

处方：桑寄生 20g，牛膝 20g，丹参 20g，蚕砂 20g，党参 30g，狗脊 30g，葶苈子 20g，仙茅 20g，淫羊藿 20g，鹿角霜 10g（先煎），玄参 30g，苦参 30g。14 剂，2 日 1 剂，水煎服，每日早晚各 1 次，每次 200mL。

阿司匹林肠溶片 100mg，日 1 次；安心律胶囊 5 粒，日 2 次；盐酸胺碘酮胶囊 0.2g，日 1 次。

二诊：2016 年 1 月 30 日。患者诉服药后病情控制稳定，快速行走或劳累后心慌，休息 5 分钟左右可缓解，气短，无胸闷、胸痛，手脚凉较前缓解，腹胀减轻，时有腰背酸痛，纳可，寐欠佳，仍服艾司唑仑 1 片半助眠，另诉昨日晨起后自觉左手腕一过性麻木，2～3 分钟后缓解。平日偶有头痛、头晕，小便调，大便 2～3 天 1 次，量少，舌淡苔白，脉沉细。BP106/72mmHg。

处方：桑寄生 20g，牛膝 20g，鹿衔草 10g，酸枣仁 20g，仙茅 20g，淫羊藿 20g，砂仁 6g（后下），浙贝母 20g，党参 30g，三七粉 3g（冲服）。14 剂，2 日 1 剂，水煎服，每日早晚各 1 次，每次 200mL。

三诊：2016 年 2 月 17 日。患者自诉症状较前减轻，近期因劳累后心慌发作，持续 1 小时左右，平躺休息后可缓解。现心慌、憋气，气短，无胸闷、后背压痛，无心前区疼痛。时有胃脘胀满，呃逆，纳可，药物助眠仍有多梦易醒，大便干燥，3～4 天 1 次，偶需药物助便，小便调，舌红边有齿痕，苔白腻，脉沉细。BP102/93mmHg。

处方：桑寄生 20g，牛膝 20g，丹参 20g，党参 30g，烫狗脊 30g，葶苈子 20g，仙茅 20g，淫羊藿 20g，粉葛 20g，炮附子 20g（先煎），鹿衔草 20g，降香 20g。14 剂，

2 日 1 剂，水煎服，每日早晚各 1 次，每次 200mL。

【按】此案中患者心慌时作、脉结代，伴潮热汗出、腰酸腿软、手脚冰凉，为肾阴阳两虚之象，寐差为机体阴阳失调，夜间阳不入阴之症；大便干、舌红苔黄腻为肾阳虚衰，无力化气行水，蕴久化热。病位在心，病本于肾。盖因肾阳为诸阳之本，心脉循环也自然"资始于肾"，故肾中真阳不足则心阳式微，不能温运血脉而呈结、代脉，治疗应以阴阳双补为主。以桑寄生、牛膝、狗脊滋补肝肾，强筋健骨；鹿角霜、仙茅、淫羊藿温肾阳，补肾精；丹参活血通络，调理冲任；玄参、苦参养阴生津以宁心。现代药理学表明，丹参主要成分丹参酮能扩张冠状动脉，增加冠脉血流量，改善心脏功能；苦参抗心律失常作用机制可能与其抑制心肌细胞自律性和兴奋性，延长有效不应期有关。全方滋阴与益阳药同用，以治疗阴阳俱虚于下，又伴有虚火于上的复杂证候。

二诊患者心慌、胸闷、手脚凉较前好转，仍时有腰背酸痛、头痛、头晕。此为肾阴阳亏虚，母病及子，肝阳上亢，痰阻清窍，发为头痛、头晕。故前方基础上加入砂仁、浙贝母化湿祛痰、表里同治；鹿衔草补虚益肾，现代药理学证实其含有黄酮类成分，具有强心、扩张冠脉、降压、抗感染等功能，从而减缓心慌症状。三七能活血化瘀，其有效成分三七总皂苷能扩张冠脉，增加冠脉血流量，改善心肌微循环，降低心肌耗氧，同时，减慢心率，降低心肌收缩力，拮抗钙通道，从而起到抗心律失常作用。

三诊患者症状较前缓解，现时有心慌、气短，劳累后加重，舌红苔白腻，边有齿痕，脉沉细，为肾阳虚衰，火不暖土，水湿内停，上犯于心之象，故前方基础上加炮附子，温补元阳，且有强心作用；葛根升举阳气，助肾阳通达周身，现代药理学研究发现葛根素具有调节钾通道延长心肌细胞有效不应期以发挥抗心律失常作用；佐以降香助心行气，缓解胸闷症状。

病案 5 李某，男，48 岁，2016 年 11 月 26 日初诊。

主诉：间断心慌、心悸半年余。

现病史：自诉半年前无明显诱因出现心慌、心悸症状，休息后未见明显缓解，遂就诊于当地医院，予口服酒石酸美托洛尔片 12.5mg，日 1 次，治疗后症状缓解，后心慌、心悸症状间断反复发作，为求进一步治疗，今日来我院就诊。现症见心慌、胸闷、气短，伴有双手麻木，腰酸，乏力，口苦，纳可寐安，大便不成形，小便调。舌暗苔白腻，脉沉细无力，结代不齐。BP115/78mmHg，HR75 次 / 分。

辅助检查：24 小时动态心电图：基本心律为窦性心律，最大心律 110 次 / 分，最小心律 55 次 / 分；偶发室上性早搏；频发室性早搏，部分成对出现，部分形成二联律、三联律（总心律 84969 次，室性异位心律 35282 次，室上性异位心律 10 次，二联律 910 次，三联律 13603 次）。

西医诊断：心律失常（室性早搏）。

中医诊断：心悸（脾肾虚衰，痰浊停滞证）。

治法：益肾健脾，涤痰复脉。

处方：党参 15g，丹参 10g，苦参 20g，甘松 10g，百合 15g，炒白术 20g，酒黄精 30g，胆南星 10g，铁落花 30g（先煎），刺五加 6g，炒芥子 15g，浙贝母 15g。7 剂，2 日 1 剂，水煎服，每日早晚各 1 次，每次 200mL。

盐酸胺碘酮片 0.2g，日 2 次；阿司匹林肠溶片 100mg，日 1 次。

二诊：2016 年 12 月 10 日。自诉服上方后心慌、胸闷较前明显改善，安静时胸闷憋气较明显，头晕，寐差，梦多易醒，纳可，偶有反酸，二便调，舌淡红苔白腻，脉沉细，律不齐，BP120/82mmHg。24 小时动态心电图（2016 年 12 月 8 日）提示：偶发室上性早搏，频发室早二联律（7323 次）、三联律（12533 次）。

处方：枸杞子 10g，覆盆子 10g，菟丝子 10g，盐蒺藜 10g，五味子 10g，甘松 6g，百合 10g，鹿衔草 10g，龙齿 15g（先煎），酸枣仁 15g，黄连 5g，合欢花 10g。7 剂，2 日 1 剂，水煎服，每日早晚各 1 次，每次 200mL。

盐酸胺碘酮片 0.2g，日 2 次；阿司匹林肠溶片 100mg，日 1 次；老蔻丸 9g，日 2 次。

三诊：2016 年 12 月 24 日。自诉服上方后，心慌、胸闷、憋气较前好转，睡眠较前好转，现仍时有腰酸乏力，易犯困，纳可，偶有反酸，寐安，二便调，舌淡红，苔薄，脉沉，律不齐。BP123/95mmHg。

处方：枸杞子 20g，覆盆子 20g，葶苈子 10g，玉竹 15g，酒五味子 10g，甘松 6g，百合 10g，鹿衔草 10g，刺五加 6g，酸枣仁 15g，黄连 6g。7 剂，2 日 1 剂，水煎服，每日早晚各 1 次，每次 200mL。

盐酸胺碘酮片 0.2g，日 1 次。

四诊：2017 年 1 月 7 日。自诉服药后胸闷、心慌明显缓解，于安静及饱餐后易诱发，偶有憋气，纳可寐安，时有腰酸，头晕，双手偶有麻木无力，小便调，大便质黏，日 1 次，舌暗苔白，脉结代。BP132/78mmHg。

处方：党参 30g，丹参 30g，苦参 20g，甘松 6g，砂仁 6g（后下），炒白术 20g，酒黄精 30g，胆南星 6g，铁落花 30g（先煎），葶苈子 10g，刺五加 5g，酒苁蓉 30g（先煎）。7 剂，2 日 1 剂，水煎服，每日早晚各 1 次，每次 200mL。

安心律胶囊 5 粒，日 2 次。

【按】本案患者根据动态心电图所示及临床心慌、胸闷、气短、乏力、脉结代等表现，诊断为心悸，证属脾肾亏虚，痰浊停滞。患者年近五旬，处于"三阳脉衰于上""肾气不足"的生理阶段，其中主要涉及脾、肾两脏，脾气不足，健运失职，水湿停聚；肾气亏虚，气化失常，水津不布，积聚为痰，痰浊凌心伤脉发为本病，腰为肾之府，肾虚则腰失充养，故患者腰酸、乏力；脾主运化，脾气亏虚，津液运化失司，故患者大便不成形；脾肾亏虚，致痰浊形成，上扰心脉，故患者表现出心慌、气短、胸闷；舌暗苔白腻，脉沉细无力，结代不齐均为痰浊内扰心脉之征象。治以益肾健脾，涤痰复脉。方中党参、炒白术、酒黄精益肾健脾以治本，待脾肾正常功能恢复，则痰浊无以化生，体现"治病必求于本"的治疗思想；炒芥子、浙贝母、胆南星化痰通络以治标，丹参活血行气，助化痰之力，再佐以现代药理研究中证实有抗心律失常作用的苦参、甘松、刺五加、铁落花四味药。心为"君主之官"，"主不明则十二官危矣"，故用百合养心安神，针对心之本体进行治疗，以养心之体，养神之用，有利于脉律转复。另外根据患者目前早搏次数占总心搏次数比例较大，病情较重，故加用西药胺碘酮，以助复律。以阿司匹林肠溶片抗血小板聚集，以防止血栓形成。

二诊患者心慌、胸闷较前明显改善，静息状态下仍有胸闷憋气症状，近来寐差，梦多易醒，偶有反酸，病机仍以脾肾亏虚为主，兼肝血不足，心神失养，肝风内动，仍以枸杞子、覆盆子、菟丝子补益脾肾，患者肝血不足，肝之体失养，肝失畅达之性，肝气郁结，肝风内动，引起心律失常，故予盐蒺藜平肝疏肝祛风，另予甘松、鹿衔草助转复脉律。龙齿镇静安神、酸枣仁养血安神、合欢花解郁安神，佐百合、五味子滋阴、宁心安神。仍以盐酸胺碘酮助复律、阿司匹林肠溶片抗血小板聚集，老蔻丸主要由清半夏、草果仁、槟榔、肉桂、青皮、陈皮、木香、六神曲、莱菔子等药物组成，有开郁舒气，温胃消食之功，可解反酸之患。

三诊患者心慌、胸闷、憋气、睡眠状况较前好转，仍循上法，以益肾健脾为主，佐以具有转复脉律之药。

四诊患者症状平稳，仍予益肾健脾之药，另佐化湿醒脾之砂仁、炒白术助脾建运之力。患者年近五旬，久病伤肝，肝血不足，故予安心律胶囊养血复脉，潜阳息风以善后。

病案6　李某，女，61岁。2016年2月27日初诊。

主诉：心慌伴胸闷、气短间作1月余。

现病史：患者诉1月前因情绪焦躁出现胸闷、憋气症状，自行服用芪参胶囊后好转，2月24日查心电图示窦性心律，HR98次/分，ST段改变，交界性早搏。另诉左胁下及后背酸楚胀痛不适3月余。现症见劳累后或情绪激动后胸闷气短，偶见心慌，左胁下及后背不适，周身乏力，手脚怕凉，手心易汗出，口干，纳可，畏生冷，寐欠佳，入睡困难，早醒，大便日一行，不成形软便，小便调，舌淡红，苔白，脉细。BP130/70mmHg。

辅助检查：血脂检查（2015年12月4日）：总胆固醇6.02mmol/L，甘油三酯1.09mmol/L。

既往史：慢性胃炎病史20年；过敏性鼻炎、过敏性结膜炎10余年；2015年4月右胁肋部带状疱疹病史。磺胺类药物过敏。

月经史：53岁绝经。

家族史：冠心病、高脂血症家族史。

西医诊断：心律失常（交界性早搏，窦性心动过速）。

中医诊断：心悸（气滞心胸兼上热下寒证）。

治法：疏肝理气，清上温下。

处方：柴胡10g，党参30g，半夏5g，黄芩20g，黄连5g，生龙骨30g（先煎），生牡蛎30g（先煎），檀香6g，降香20g，炮附子15g（先煎），墨旱莲30g，女贞子30g。7剂，2日1剂，水煎服，每日早晚各1次，每次200mL。

予降脂软脉灵Ⅲ号6片，日3次，调理血脂。

二诊：2016年3月12日。患者诉服药后胸闷、气短、左胸胁及后背部胀痛均有所减轻，仍有窜痛感，现夜间憋气明显，不可平卧，侧卧缓解；平日乏力，心烦易怒，偶有心慌，纳可，胃脘恶冷，寐欠佳，多梦，服药后出现口腔溃疡，大便稍干，日一行，小便调。舌红，苔黄，脉沉细。BP125/62mmHg，HR91次/分。

处方：柴胡10g，法半夏5g，党参30g，黄芩10g，降香20g，檀香6g，黄连5g，炮附子15g（先煎），胆南星12g，橘络10g，砂仁6g（后下），炙甘草6g。7剂，2日1剂，水煎服，每日早晚各1次，每次200mL。

三诊：2016年3月26日。患者诉服药后胸闷、憋气明显缓解，自觉轻快，心烦易怒减轻，于情绪不稳或稍劳累后心前区闷胀，时自觉有气团游走于心前区及左胁肋部，窜痛不适，纳可，夜寐改善，偶见多梦，另诉咽部不适，咽痒 2 天，不咳，有少量黄痰，口腔溃疡。咽充血（-），颌下淋巴结未触及。另诉 7 年前脐上、剑突下手掌大小"肿块"，自行按摩消失。现腹部仍自觉有肿物，夜间平卧时可触及，推之可下移。

处方： 柴胡 10g，法半夏 5g，党参 15g，黄芩 20g，降香 20g，檀香 6g，砂仁 6g（后下），炒白术 30g，炒枳壳 6g，泽泻 30g，炙黄芪 15g，焦山楂 30g，生姜 3 片，大枣 3 枚。7 剂，2 日 1 剂，水煎服，每日早晚各 1 次，每次 200mL。

四诊： 2016 年 4 月 9 日。患者诉服药后胸闷，气短、心慌基本缓解，仅于急躁时发作，后背疼痛基本消失，仍乏力，手脚凉，左胁下不适，纳可，夜寐改善，二便调，舌红苔白，脉沉细。BP105/55mmHg，HR87 次 / 分。

处方： 柴胡 10g，法半夏 5g，党参 15g，降香 20g，檀香 6g，砂仁 6g（后下），白术 10g，炙黄芪 45g，仙茅 10g，淫羊藿 20g，生姜 3 片，大枣 3 枚。7 剂，2 日 1 剂，水煎服，每日早晚各 1 次，每次 200mL。

五诊： 2016 年 11 月 12 日。患者诉中药服毕症状明显缓解即停药，半月前因天气寒冷及劳累后胸闷、气短、心慌突然加重，周身乏力，心烦，纳可，夜寐欠安，入睡困难，多梦，二便调，舌红，苔薄黄，脉弦细。BP114/57mmHg，HR82 次 / 分。

处方： 柴胡 6g，白芍 15g，桂枝 3g，黄连 6g，酸枣仁 15g，法半夏 5g，三七粉 6g（冲服），麸炒僵蚕 6g，蝉蜕 6g，降香 10g，合欢花 10g。14 剂，2 日 1 剂，水煎服，每日早晚各 1 次，每次 200mL。

六诊： 2016 年 12 月 10 日。患者胸闷、气短、心慌症状较前明显减轻，睡眠较前有所改善，近 2 日因外感，见流涕，咽痛、咽痒，无发热、咳嗽等其他不适，纳可，二便调，舌红，苔黄，脉弦细。BP110/58mmHg，HR84 次 / 分。

处方： 柴胡 6g，白芍 15g，黄连 6g，酸枣仁 15g，降香 10g，合欢花 10g，黄芩 6g，郁金 10g，制远志 10g，砂仁 6g（后下），白花蛇舌草 15g。14 剂，2 日 1 剂，水煎服，每日早晚各 1 次，每次 200mL。

【按】患者起因情绪焦躁而出现胸闷气短诸症，此后又于劳累或情绪激动时诱发，伴见心慌，皆为肝气不舒，气机停滞上焦心胸所致，而肝气郁久化热，则见口干；热扰心神，神机失守，营卫失和，则寐差，多梦；机体阳气不足，则手脚畏寒；由此可知患者具上热下寒之象。患者周身疲乏原因有二：其一，患者绝经多年，肝肾精血渐亏，失其濡养之用；其二，脾在体合肉，主四肢，患者形体消瘦，疲乏倦怠，为肝旺乘脾，脾虚失运所致，脾病则不能为胃行其津液，四肢不得禀水谷之气，筋骨肌肉亦无气以生；

脾虚生湿，运化失常，湿气旁达四肢则可见手心汗出；肝气郁滞，脾失健运，故大便不成形。其治疗大法宜疏肝理气为主，佐以调补肝肾精血、镇静安神之品，气机调畅，诸症缓解。

首诊用方由小柴胡汤化裁而成。小柴胡汤为寒热并用，攻补兼施，升降协调之剂，重在疏利三焦，调达上下，宣通内外，运转枢机。其中柴胡升清阳，黄芩降浊火，佐以黄连清心火，诸药相合，既可疏调肝胆之气机，又能清泄内蕴之湿热；半夏辛温，体滑性燥，能走能散，能燥能润，可发挥燥湿和胃，消痞散结之用而通阴阳，治疗痰湿内阻，寒热互结证。党参甘平，可健运中气，鼓舞清阳，和脾胃，除烦渴，为常用补中益气之品；生龙骨、生牡蛎镇静安神，逐痰止惊；檀香、降香辛香温通，宽利胸膈；墨旱莲、女贞子补益精血；更添炮附子补火助阳，《本草汇言》云："附子，回阳气，散阴寒……诸病真阳不足，虚火上升，咽喉不利。"对于患者上热下寒、真寒假热之证有良效。

二诊，患者胸闷、气短，左胸胁及后背部胀痛均有所减轻，仍有窜痛感，夜间憋气明显，不可平卧，侧卧缓解；说明机体气机仍不利，需疏理肝气，服药后患者出现口腔溃疡，大便便质稍干，说明体内寒湿渐去，继予温阳，但佐以黄芩，以防药物过热。患者寐差症状不减，考虑为肝经邪热夹脾经痰湿上扰心神所致，痰热为患，非生龙牡之力可解，故去生龙骨、生牡蛎，加胆南星、橘络增强涤痰散结之力；砂仁化湿，行气和胃；患者病情现以标实为主，故去补益之女贞子、墨旱莲；加炙甘草，调和诸药。

三诊，患者胸闷、憋气明显缓解，自觉轻快，心烦易怒减轻，夜寐改善，但考虑其情绪不稳或稍劳累后心前区闷胀，及左胁肋部窜痛不适，故继以疏理气机为大法，另诉咽部不适，咽痒2天，不咳，有少量黄痰，口腔溃疡，考虑体内寒湿应去大半，故前方去温热之附子，痰饮渐消，去涤痰散结之胆南星、橘络；黄芩清上焦火热。而患者诉位于前脐上、剑突下，夜间平卧时可触及手掌大小，推之可下移，自行按摩消失的"肿物"，追诉患者曾行上腹部彩超，未见明显异常，结合患者形体消瘦，可疑胃下垂引起。又结合患者慢性胃炎病史，予炙黄芪补气，焦山楂消食和胃；更添枳术丸健脾消痞，白术健脾，枳壳消痞，此方主之，一消一补，是谓调养之方。

四诊，患者胸闷，气短、心慌基本缓解，仅于急躁时发作，后背疼痛基本消失，纳可，夜寐改善，二便调，标实病证已趋痊愈，患者仍乏力，手脚凉，此乃本虚所致，故去前方之枳壳、泽泻、山楂、黄芩，改以扶助正气，慢加调养，加仙茅、淫羊藿以补益肝肾之精，气血之源，变化随诊。

五诊时患者因劳累及天气变化复发胸闷、心悸、心烦、寐差诸症，其病机本质未变，仍为肝气不舒，气机停滞心胸所致，邪扰心神，神机失守。故以柴胡桂枝汤加升降散为基础方，疏肝行气以散心胸汇聚之邪，加黄连清热防桂枝温热之性太过，三七活血化瘀，降香行气止痛，佐枣仁、合欢花以悦心安神助眠。

六诊时患者诸症明显缓解，基本效不更法。去畅气机之方升降散，减少助眠药物酸枣仁，又因患者外感，热象明显，去温热之桂枝，活血之三七，加黄芩去上焦热，白花蛇舌草清热解毒，砂仁化湿和胃，郁金疏肝解郁。

纵观诊疗过程，心电图示窦性心律，HR98次/分，ST段改变，交界性早搏，证实患者存在心律失常，心肌供血不足征象，可导致其心慌、胸闷、气短等不适症状的出现，中医初步考虑诸症由气滞心胸、上热下寒引起，可归属于心悸病范畴。诊疗过程中，究其病因病机，以疏理气机为大法，贯穿诊疗全过程，并结合患者病情变化，及时调整用药，巧调标本虚实，以发挥中医辨证论治的优势。

病案7 胡某，男，71岁，2016年4月9日初诊。

主诉： 心慌4年余，加重2周。

现病史： 患者诉4年前无明显诱因出现心慌，此后间断发作，自行服用速效救心丸，休息后可缓解。现心慌加重2周，服盐酸美西律2片，日3次；稳心颗粒1袋，日3次；益心舒胶囊3粒，日3次，症状缓解不理想，遂前来就诊。现症见心慌频发，于情绪激动或行走100米后易诱发，伴汗出，胸闷，气短，心烦，偶有心前区隐痛，项部疼痛，头晕，头痛，记忆力欠佳，不伴手麻、口干，偶口苦，反酸，时胃脘胀满，纳可，寐差。大便日一行，便质黏，夜尿2～3次/晚，舌红边有齿痕，苔黄腻，脉弦细。BP178/93mmHg。

辅助检查： 24小时动态心电图（2016年3月23日）：最快心率114次/分，窦性心律，窦速，偶发房早，频发室早（1369次），室性三联律。心脏彩超（2015年6月12日）：主动脉硬化，左室舒张功能减低。颅脑CT（2016年4月1日）：两基底节区缺血灶并软化灶，脑萎缩。

既往史： 慢阻肺病史5年，现晨起咯白痰，质黏腻，间断口服复方甲氧那明胶囊、清肺消炎片；陈旧性脑梗死病史4年，现口服灯银脑通胶囊2粒，日3次；高血压病史20余年，近期血压波动较大，最高达180/100mmHg，平稳时130～140/70～80mmHg，现规律口服硝苯地平控释片30mg，日1次，强力定眩片6片，日3次，否认其他内科病史。

个人史：吸烟 40 余年，20 支 / 日，已戒烟 3 年；饮酒 60 年，每日 100mL，现少量饮酒。

家族史：脑梗死及冠心病家族史。

西医诊断：心律失常（室性早搏，窦性心动过速）。

中医诊断：心悸（痰热内蕴兼气阴两虚证）。

治法：益气养阴，清热化痰。

处方：党参 30g，丹参 30g，苦参 20g，甘松 6g，百合 30g，白术 20g，黄精 30g，胆南星 6g，葶苈子 20g，刺五加 5g，玉竹 20g，炙鳖甲 30g（先煎）。7 剂，2 日 1 剂，水煎服，每日早晚各 1 次，每次 200mL。

安心律胶囊 4 粒，日 1 次；盐酸美西律片 50mg，日 3 次；补肾抗衰片 6 片，日 2 次。

二诊：2016 年 4 月 23 日。患者诉服药后仍心慌间作，胸闷气短，活动后加重，偶有心前区隐痛及一过性头晕、头痛、口舌麻木，时有腹胀，纳可，寐差，易醒，醒后难以复睡，每晚睡眠时间 2 ～ 3 小时，夜尿每晚 2 ～ 3 次，大便调，舌淡红，边有齿痕，苔黄厚腻，脉弦细。BP158/90mmHg。

处方：党参 15g，丹参 30g，苦参 30g，甘松 6g，炒白术 20g，黄精 30g，葶苈子 20g，刺五加 5g，酸枣仁 30g，炙鳖甲 30g（先煎），鹿衔草 20g。7 剂，2 日 1 剂，水煎服，每日早晚各 1 次，每次 200mL。

安心律胶囊 5 粒，日 2 次；盐酸美西律片 50mg，日 1 次；补肾抗衰片 6 片，日 2 次。

三诊：2016 年 5 月 7 日。患者诉服药后心慌好转，胸闷、气短及心前区隐痛减轻，头晕、头痛缓解，口干、咽干、咳嗽、咳痰，痰白质黏，纳可，夜寐较前好转，睡眠时间 4 小时左右，但仍易早醒，夜尿 1 ～ 2 次 / 晚，大便调，舌淡红，边有齿痕，苔白腻，脉沉细。BP140/80mmHg。

处方：党参 15g，丹参 30g，苦参 30g，黄精 30g，酸枣仁 30g，鹿衔草 20g，砂仁 6g（后下），炒白术 20g，桑螵蛸 10g，合欢花 10g。7 剂，2 日 1 剂，水煎服，每日早晚各 1 次，每次 200mL。

停盐酸美西律片，余药同前。

【按】中医常将心律失常归属于心悸范畴，其病机多属本虚标实，虚者以气血阴阳亏虚为本，实者以痰湿火瘀阻络为标。该患者心慌频发，尤于情绪激动或行走百米后，心肌氧耗增加时诱发，动辄为甚，静则悸缓，兼见胸闷气短，心烦寐差，头晕头痛，偶有心前区隐痛诸症，亦多为心气虚损，心血不足所致；患者嗜好烟酒数十年，体质多湿热，而见胃脘胀，反酸，口干，便质黏腻，齿痕舌，黄腻苔，又为脾虚失运，化生痰湿，郁久化火，痰热内蕴之象。"脾为生痰之源，肺为贮痰之器。"患者既往慢阻肺病史5年，久咳肺气亏虚，不能助心以治节，心脉运行不畅，也是引起心悸的病因之一。综上可推知患者心悸，本在心气不足，阴血亏虚；标在血行不畅，痰火瘀滞，治宜益气养阴，清热化痰为主，佐以活血通络。

首诊选用五参汤加减，五参汤是已故浙籍名医魏长春所制，对于素体虚弱，邪毒乘虚而入，侵犯心脉，耗伤气血证，有益气养阴、清热解毒之效。现代临床多应用五参汤加减治疗快速型心律失常，如房颤、室性早搏等。五参脉宁方保留五参汤中的三参（党参替代人参）共为君药，既扶正补虚治其本，又祛邪外出治其标。其中党参益气健脾，养血生津；丹参活血补血，清心除烦；苦参清热燥湿。白术、黄精为臣，助君药增强健脾益气之力，白术兼可祛湿止汗，黄精润肺、益肾。百合、玉竹、炙鳖甲滋阴清热；胆南星涤痰散结通络，甘松开郁醒脾，理气止痛；葶苈子泻肺中水饮及痰火，止咳平喘；少佐刺五加安神助眠。现代药理发现丹参能改善缺血，增加冠脉血流量，调整心律，增强免疫力；苦参具有类奎尼丁样抗心律失常作用，可明显减慢心率，为治疗各种心律失常之专药；甘松所含缬草酮有抗心律不齐的作用，葶苈子强心，使心肌收缩力增强，心率减慢，增加输出量，降低静脉压，并可通过利尿降低血压；黄精增加冠脉流量及降低血压；玉竹使外周血管和冠脉扩张，延长耐缺氧时间，强心，抗氧化，抗衰老等；百合水提液对实验动物有止咳、祛痰作用等。继服盐酸美西律片1片，日3次，以调整心律，另予院内制剂安心律胶囊4粒，日1次，稳定心律，补肾抗衰片6片，日2次，扶正固本。

二诊，患者诉服药后仍心慌间作，胸闷气短，动辄尤甚，寐差，易醒，难以复睡，夜尿频多。舌边有齿痕，苔黄厚腻，说明体内痰湿郁热仍未散，继守前方治法，随证加减。去涤痰散结之胆南星，滋阴之玉竹、百合，改为甘、苦、温之鹿衔草祛湿，强骨，并补益肺肾而定喘嗽，加酸枣仁增强养血安神之力，改善睡眠。并调整稳定心律用药药量，减少盐酸美西律片用量，改为1片，日1次，增加安心律胶囊用量，改为5粒，日2次以稳定心律，继服补肾抗衰片扶正固本，观察病情变化。

三诊，患者诉服药后心慌、胸闷气短及心前区隐痛明显减轻，头晕、头痛缓解，夜寐较前好转，口咽干燥，咳嗽、咳白黏痰，夜尿 1～2 次，苔由黄厚腻转为白腻，说明郁热已去，痰湿亦有所减轻。全方逐渐减少治标实药物，而逐步增加扶正药物，故减前方中甘松、炙鳖甲、葶苈子、刺五加，加砂仁温中健脾，化湿行气；合欢花安神解郁，安五脏，和心志，治疗虚烦不眠；桑螵蛸固肾缩尿，改善夜尿频多。患者心慌极大改善，病情趋于稳定，故停西药盐酸美西律片，余药同前，嘱患者变化随诊。

病案 8 张某，男，68 岁，2015 年 11 月 29 日初诊。

主诉： 心慌伴胸闷 1 年余，加重半月。

现病史： 患者因 1 年前劳累后出现心慌、胸闷不适，遂至当地医院就诊，查心电图示：室性早搏，心率 96 次 / 分。诊断为高血压病、高脂血症、室性早搏，予以氯沙坦钾片、盐酸曲美他嗪片、匹伐他汀钙片，服药后胸闷症状较前减轻，早搏次数较前较少，之后上述症状间断发作。半月前，因天气变化出现胸闷、胸痛不适，未予重视，近期间断发作，自行休息后缓解。现症见间断胸闷、胸痛，偶有劳累后胸痛间作，无头晕、头痛，纳可，夜尿 4～5 次 / 晚，大便正常，舌红，苔白腻，脉沉细。BP121/83mmHg。

辅助检查： 心电图（2015 年 11 月 26 日）示：窦性心律，Ⅰ度房室传导阻滞；完全性左束支传导阻滞；室性期前二联律。

既往史： 1 年前行静脉曲张术。

个人史： 吸烟史 20 余年，20 支 / 日，已戒烟 10 年；饮酒史 8 年，白酒每日 100mL。

家族史： 父亲心肌梗死病史。

西医诊断： 心律失常（室性早搏），冠状动脉粥样硬化性心脏病。

中医诊断： 心悸（心肾阳虚，气血瘀阻证）。

治法： 温补心肾，活血化瘀。

处方： 槲寄生 20g，牛膝 20g，白术 20g，党参 30g，狗脊 30g，葶苈子 20g，仙茅 20g，淫羊藿 20g，鹿角霜 10g（先煎），刺五加 10g，胆南星 10g，紫石英 30g（先煎）。14 剂，2 日 1 剂，水煎服，每日早晚各 1 次，每次 200mL。

二诊： 2016 年 1 月 2 日。服药后胸闷、胸痛症状明显缓解，1 周前因天气变化再次出现胸痛不适，休息半小时后缓解，现仍腰酸痛，夜尿每晚 3～4 次，纳可，大便调，舌淡红，苔白腻，脉沉细。前方去白术、葶苈子、紫石英，加麦冬 20g，生地黄 30g，苦参 30g。7 剂继服，煎服法同上。

三诊：2016 年 1 月 16 日。患者服药后胸闷不适近期未见发作，腰部酸痛较前减轻，夜尿每晚 1 ～ 2 次。效不更方，继予 7 剂，煎服法同上。

四诊：2016 年 12 月 24 日。患者诉药后近 1 年来心慌、胸闷较前明显减轻，病情平稳。1 周前因左手指外伤，心前区突发隐痛，伴见心慌、全身汗出，休息半小时左右缓解。现时有心前区隐痛，心慌，未见其他不适，纳可，寐欠安，夜尿每晚 3 ～ 4 次，大便调，舌尖红，边有瘀点，苔薄黄，脉结代。BP112/84mmHg。

处方：党参 30g，丹参 30g，苦参 30g，甘松 6g，百合 15g，炒白术 20g，酒黄精 30g，制远志 10g，龙齿 15g（先煎），刺五加 5g。14 剂，2 日 1 剂，水煎服，每日早晚各 1 次，每次 200mL。

五诊：2017 年 1 月 21 日。患者诉服药期间心慌及心前区疼痛未复发，但活动或劳累后自觉脉律不齐，早搏间作，静坐休息后脉律渐稳，纳寐可，夜尿频，每晚 3 ～ 4 次，大便调，舌红少苔，有裂纹，脉沉细。BP130/90mmHg。

处方：党参 30g，丹参 30g，苦参 30g，甘松 6g，炒白术 20g，酒黄精 30g，刺五加 5g，太子参 30g，砂仁 6g（后下），石斛 15g，红景天 6g。28 剂，2 日 1 剂，水煎服，每日早晚各 1 次，每次 200mL。

六诊：2017 年 3 月 18 日。药后心慌未作，无明显心前区不适，诉近日易外感，周身乏力，汗出，纳寐可，二便调，舌红少苔，脉弦细。BP124/92mmHg。

处方：北沙参 30g，丹参 15g，苦参 20g，甘松 6g，炒白术 20g，酒黄精 15g，太子参 15g，砂仁 6g（后下），石斛 15g，炙鳖甲 30g（先煎）。14 剂，2 日 1 剂，水煎服，每日早晚各 1 次，每次 200mL。

【按】患者年过半百，肾气自衰，精血渐衰。年老肾亏，肾阳不能蒸腾，可致心阳虚衰，行血无力，久而气滞血瘀，亦可致脾土失温，气血化源不足，营亏血少，脉道不充，血行不畅，发为胸痹。因此临证治疗应重视补肾固本，尤其在胸痹缓解期。四诊合参，患者间断胸闷、胸痛，偶有劳累后症状加重，夜尿 4 ～ 5 次，苔白腻，脉沉细，均为肾阳亏虚之症。肾阳虚衰，温煦失责，致膀胱失约，气化失司而不能制水，出现夜尿 4 ～ 5 次。因此全方以温补肾阳为先导，药用二仙汤及桑寄生、牛膝、狗脊、鹿角霜。在此基础上选用白术、党参以健脾培土，以后天养先天，使"阴阳同补"，正如《景岳全书》言："阳得阴助而生化无穷，阴得阳生而泉源不竭。"脾肾同治，温肾阳、益脾胃。中医不仅辨证论治，更应是病症结合的统一，患者就诊时经心电图诊断为室性早搏，故加用胆南星、紫石英、葶苈子，以镇静安神、清心解毒利水，达到减心率、稳脉律之效。

二诊时，患者早搏次数明显减少，胸闷不适减轻，故稍减镇静安神之品，改为苦参清心火以加强安心律功效。考虑病久，阳损及阴，以致五脏之阴不能濡养，故用麦冬、生地黄，以益肾、养阴、润肺。

三诊患者症状大减，效不更方。此后 1 年来患者心慌、胸闷较前明显减轻，病情平稳。

四诊前 1 周因左手指外伤诱发心前区隐痛、心慌、汗出不适，自拟五参脉宁方扶正补虚治其本，又祛邪外出治其标。

五诊时心慌及心前区疼痛未复发，但活动或劳累后自觉脉律不齐，早搏间作，继予前法，巩固疗效。六诊时患者心慌未作，心律渐稳，而以乏力、汗出为主诉，在前方基础上，增加补益用药，尤以补益气阴为主。

第三节　眩晕病

病案 1　刘某，女，75 岁，2015 年 12 月 26 日初诊。

主诉：头晕间作 2 年，加重半月。

现病史：患者诉 2 年前无明显诱因出现头晕，血压 160/100mmHg，于天津市某三甲医院就诊，入院诊断为高血压 3 级、脑梗死，经治疗后症状缓解出院。半月前，患者无明显诱因头晕症状日渐加重，伴恶心、呕吐，眼常流泪，无目干，左耳耳聋，无口干、口苦，白天汗出较多，双下肢酸软不适。纳可，寐安，夜尿 2～3 次/晚，大便干，2～3 日一行。舌质红，舌体胖大，苔白腻，脉沉细。BP130/80mmHg。现服用辛伐他汀分散片 20mg，晚 1 次，厄贝沙坦氢氯噻嗪片 162.5mg，日 1 次，阿司匹林肠溶片 100mg，日 1 次。

辅助检查：颅脑 CT：两侧额顶叶多发性片状低密度影，考虑缺血灶。脑萎缩，脑白质稀疏。尿常规正常。

既往史：多发性脑梗死；脑萎缩；高血压病史 7 年，最高血压 180/100mmHg。

家族史：父亲患高血压。

西医诊断：高血压 3 级（极高危），陈旧性脑梗死，脑萎缩。

中医诊断：眩晕（痰湿内蕴，清阳不升，浊阴不降证）。

治法：理气化湿，升清降浊。

处方：柴胡 10g，黄芩 10g，茯苓 20g，黄连 20g，桂枝 6g，蚕砂 10g，白术 20g，清半夏 10g，党参 30g，僵蚕 10g，蝉蜕 10g，生大黄 5g（后下）。7 剂，2 日 1 剂，水

煎服，每日早晚各 1 次，每次 200mL。

二诊： 2016 年 1 月 9 日。服药后诸症缓解，仍头晕时作，双目流泪，腰腿软痛，夜间干咳，无痰，夜寐可，纳少，大便 3 日一行。舌红苔白腻，脉沉细。

处方： 柴胡 10g，黄芩 20g，茯苓 20g，黄连 20g，桂枝 6g，党参 30g，清半夏 10g，生大黄 5g（后下），浙贝母 20g，肉苁蓉 30g。7 剂，2 日 1 剂，煎服法同上。

三诊： 2016 年 1 月 23 日。服药后头晕减轻，干咳缓解，时双目流泪，周身乏力，腰腿酸痛，夜间干咳，纳少，食欲不佳，寐可，大便难解，2 ～ 3 日一行，伴汗出。舌淡，苔黄，脉沉细。BP118/80mmHg。

处方： 柴胡 10g，黄芩 10g，砂仁 6g（后下），黄连 10g，桂枝 6g，枸杞子 30g，炙黄芪 45g，火麻仁 20g，浙贝母 20g，肉苁蓉 30g。7 剂，2 日 1 剂，水煎服，煎服法同上。

四诊： 2016 年 4 月 20 日。患者诉服毕汤药后，近 3 月间断服用上方，头晕明显减轻，双目时自觉发热，无明显诱因流泪，口干口渴，喜热饮，腰膝疼痛，纳少，多食则脘腹胀满，夜寐欠安，夜尿频，多至 3 ～ 4 次 / 晚，大便偏干，每日一行，双下肢轻度水肿，舌淡，苔黄腻，脉沉细。BP125/79mmHg，HR89 次 / 分。

处方： 柴胡 10g，法半夏 10g，党参 15g，麦冬 20g，酒苁蓉 30g，生大黄 5g（后下），茯苓 20g，防己 20g，炒白术 20g，肉桂 6g，玄参 30g。14 剂，2 日 1 剂，水煎服，煎服法同上。

柴胡 10g，法半夏 5g，天麻 10g，黄芩 10g，丹参 30g，酒苁蓉 30g，茯苓 20g，猪苓 10g，炒白术 20g，砂仁 6g（后下），北沙参 30g，麦冬 20g，蜂蜜 500g。3 剂，制丸药。汤药服毕病情稳定后改服丸药，每丸 9g，每次 1 丸，日 2 次。

五诊： 2016 年 10 月 22 日。患者诉近 5 月头晕好转，自行监测血压为 130 ～ 140/80 ～ 90mmHg，现时有头晕、头痛，腰膝酸痛，口干口渴，食欲欠佳，脘腹部无明显不适，寐可，夜尿 4 次 / 晚，大便调，舌淡红，苔白腻，脉沉细。

处方： 北沙参 30g，熟地黄 30g，当归 30g，盐杜仲 20g，山药 30g，枸杞子 15g，升麻 10g，玉竹 20g，红景天 6g，焦山楂 30g，砂仁 6g（后下）。14 剂，2 日 1 剂，水煎服，煎服法同上。

北沙参 30g，当归 30g，盐杜仲 20g，酒黄精 20g，麦冬 20g，熟地黄 20g，红景天 6g，焦山楂 30g，砂仁 6g（后下），石斛 15g，蜂蜜 500g。4 剂，制丸药。汤药服毕后改服丸药，每丸 9g，每次 1 丸，日 2 次。

【按】 本案患者年过七旬，素体脾阳亏虚，脾失健运，升降失司，元神之府失养，痰湿阻于中州，浊气上蒙清窍，则头晕。治疗时选用疏调气机的柴苓汤及使"火郁发之"的升降散加减。再配以川芎、当归行气活血，通络止痛，诸药合用，共奏健脾化湿、调畅气机之功。

二诊时诸症见缓，继用前法，据其夜间干咳、腰腿疼痛等症状，加用清热化痰止咳之浙贝母及补肾填精润燥之肉苁蓉，黄芩、黄连加量，使在里之郁热得以宣发。

三诊患者头晕、干咳症状明显缓解，乏力等气虚之象已显，故在原方基础上加黄芪以补气升阳，枸杞子平补肝肾，并佐以砂仁化湿和中，使补而不滞。

四诊时结合患者症状，考虑病机仍为痰湿内蕴，清阳不升，浊阴不降，又兼寒热错杂，本虚标实之象，继予柴胡类方调畅气机，健脾疏肝，气行则湿化、火散、肿消；配肉桂引火归原趋热下行，又加玄参、麦冬清热滋阴，肉苁蓉补益肝肾缓解腰膝疼痛，防己利水消肿，生大黄通便。诸药标本兼顾，平调寒热。待汤药服毕，现症稳定后，改用丸药长期调治，缓治病本。

五诊时患者头晕症状好转，血压水平控制较为理想，而脾肾亏虚症状明显，故方中多加北沙参、杜仲、山药、枸杞、红景天等健脾补肾之品，防温补太过或滋腻碍胃，佐以山楂、砂仁和胃化湿助消化，麦冬、石斛滋阴清热。后继予丸药长期调治，补肾健脾。

病案 2 孟某，女，40 岁，2015 年 10 月 14 日初诊。

主诉： 头晕、昏沉间作 1 年余。

现病史： 患者平素偶有头晕不适，1 年前体检时发现血压高达 180/110mmHg，未予系统治疗，近期监测血压波动于 150/100mmHg，现患者为求诊治就诊于我院。现症见头晕、昏沉间作，无头痛，偶有恶心，无呕吐，劳累时明显，视物偶有一过性黑矇，无手麻，无口干、口苦，口中黏腻，纳可，寐安，二便调，舌红，苔白腻，脉沉细。BP172/116mmHg，HR90 次 / 分。

既往史： 高血压病史 1 年余，未规律治疗。

家族史： 父母均有高血压病史。

西医诊断： 高血压 3 级（极高危）。

中医诊断： 眩晕（痰湿上犯，肝阴亏虚证）。

治则： 祛湿化痰，补益肝阴。

处方： 法半夏 10g，炒白术 20g，天麻 30g，茯苓 20g，猪苓 20g，泽泻 30g，墨旱莲 15g，女贞子 15g，野菊花 15g，胆南星 6g，木贼 10g，炙鳖甲 15g（先煎）。14 剂，日 1 剂，水煎服，每日早晚各 1 次，每次 200mL。

苯磺酸氨氯地平片 5mg，日 1 次。

二诊：2015 年 10 月 31 日。患者服药后血压控制在 130 ～ 140/80 ～ 90mmHg，头晕昏沉症状较前缓解，口中黏腻感减轻，仍有一过性视物黑矇，纳可，寐安，二便调，舌红，苔黄腻，脉沉细。BP166/104mmHg，HR85 次 / 分。

处方：法半夏 10g，炒白术 20g，天麻 30g，茯苓 20g，猪苓 20g，泽泻 15g，野菊花 15g，熟地黄 30g，木贼 10g，炙鳖甲 15g（先煎），白花蛇舌草 30g，生栀子 15g。14 剂，2 日 1 剂，水煎服，每日早晚各 1 次，每次 200mL。

苯磺酸氨氯地平片 5mg，日 1 次；牛黄降压胶囊 2 粒，日 2 次。

三诊：2015 年 11 月 29 日。患者自述服药后血压控制于 120 ～ 145/80 ～ 90mmHg，头晕症状好转，视物黑矇缓解，半月前因感冒停用西药降压药，血压无明显升高，目前感冒已愈，口稍干，纳少，寐安，二便调，舌红少津，苔薄白腻，脉沉细。BP145/90mmHg，HR87 次 / 分。

处方：法半夏 10g，白术 20g，天麻 30g，茯苓 20g，白豆蔻 20g（后下），野菊花 15g，炙鳖甲 15g（先煎），白花蛇舌草 30g，生栀子 15g，石斛 30g，北沙参 20g，佩兰 10g。14 剂，2 日 1 剂，水煎服，每日早晚各 1 次，每次 200mL。

牛黄降压胶囊 2 粒，日 2 次。

四诊：2015 年 12 月 26 日。患者诉服药期间无头晕、头痛，血压水平波动于 125 ～ 140/85 ～ 90mmHg，仍有口干，纳寐可，二便调，舌红，苔黄（诉服中药汤剂后染苔），脉沉细。BP135/96mmHg，HR75 次 / 分。

处方：法半夏 10g，白术 20g，天麻 30g，茯苓 20g，白豆蔻 20g（后下），生栀子 30g，石斛 30g，北沙参 20g，麦冬 20g，墨旱莲 30g，女贞子 30g，草豆蔻 6g（后下）。14 剂，2 日 1 剂，水煎服，每日早晚各 1 次，每次 200mL。

苯磺酸氨氯地平片 5mg，日 1 次（自备）。

五诊：2016 年 4 月 23 日。患者诉未服降压药时测血压为 140/90 ～ 95mmHg，无头晕、头痛，近日感冒渐愈，口干，偶有喷嚏，无发热，无咳嗽、咳痰，纳寐可，二便调，舌淡红，苔稍白腻，脉沉细。BP146/106mmHg，HR71 次 / 分。

处方：法半夏 10g，白术 20g，天麻 30g，茯苓 20g，石斛 30g，麦冬 20g，连翘 30g，知母 6g，白花蛇舌草 30g，炙鳖甲 30g（先煎）。14 剂，2 日 1 剂，水煎服，每日早晚各 1 次，每次 200mL。

苯磺酸氨氯地平片 5mg，日 1 次。

【按】目前认为高血压病的病因是饮食劳倦和情志失调，同时与年龄、起居等因素有密切关系。其病机表现为风（诸风掉眩皆属于肝）、火、痰（无痰不作眩）、瘀、虚（无虚不作眩）等，其辨治也多从这些因素考虑。其病位在清窍，由气血亏虚、肾精不足致脑髓空虚，清窍失养，或肝阳上亢、痰火上逆、瘀血阻窍而扰动清窍发生眩晕，与肝、脾、肾三脏关系密切。本病例患者头晕昏沉，伴见恶心、呕吐症状，属于中医学眩晕范畴。痰湿上蒙清窍而见头晕昏沉，肝开窍于目，肝阴血不足，而见视物黑矇，湿浊阻滞中焦气机，脾胃运化失常，胃气不降，而出现恶心呕吐，湿浊上犯于口见口中黏腻，舌红苔白腻，脉沉细皆属痰湿上犯且肝阴亏虚，故治以祛湿化痰，补益肝阴。方中法半夏、炒白术健脾燥湿化痰，且能降逆止呕，半夏合胆南星以祛痰，合天麻以止眩。猪苓、茯苓味淡，以淡渗利湿祛痰，泽泻专于渗利水道，三药合白术以通利水道，女贞子、墨旱莲以补益肝阴，鳖甲滋补肝阴，菊花清肝以明目，同木贼以疗眼目黑矇。

二诊，患者头晕昏沉症状缓解，口中黏腻感减轻，因舌象有热故加用白花蛇舌草、山栀子以清热泻火，熟地黄补血滋阴，养肝益肾合木贼以疗肝阴不足之眼窍不利。

三诊，患者服药期间感冒，因感冒伤津出现口干、舌少津症状，遂加用石斛、北沙参以养胃阴生津，合佩兰醒脾开胃化湿，白豆蔻化湿和胃以助胃纳食，又佐制石斛、北沙参养阴生津不生痰。

四诊，患者病情趋于稳定，血压控制良好，无明显不适症状，基本治法不变，考虑患者口干，增加清热滋阴药物，并加墨旱莲、女贞子滋补肝肾阴精以求病本。

五诊，患者近 4 个月无头晕不适，病情稳定，沿用前法，随证加减用药。考虑患者外感未愈，表邪未散，亦有热邪伤阴之象，加连翘透邪外出，知母清热滋阴，白花蛇舌草清热解毒。

本例患者高血压从痰湿论治，采用祛湿化痰之法效果显著，病情稳定时佐以滋补肝肾之品，标本兼顾。另高血压乃慢性疾病，患者年轻即发病，又有高血压家族史，当尤为注重降压，长期调治，求远期获益。

病案 3　徐某，男，62 岁，2015 年 11 月 21 日初诊。

主诉：间断头晕 10 年余，加重 2 年。

现病史：10 余年前无明显诱因出现头晕伴耳鸣，测血压无异常，未予系统治疗。2 年前无明显诱因症状加重，2015 年 1 月出现头晕目眩伴耳鸣，遂就诊于第四医院，查颅脑 CT 未见明显异常，予小牛血去蛋白提取物注射液、红花黄色素氯化钠注射液等静脉药物治疗，目眩症状缓解，头晕未见明显缓解。2015 年 10 月 28 日体检查经颅动脉彩超示：左侧大脑中动脉、颈内动脉终末段及左侧椎动脉、基底动脉血流速度减慢。血脂：TC 5.69mmol/L，LDL–C 3.11mmol/L。经治疗未见明显好转。现患者自觉头晕耳鸣，无头痛、恶心、呕吐。偶有胸闷，后背疼痛，1 小时后自行缓解，口干，双足底麻木，双下肢无力（小腿以下），纳可，寐安，二便调，舌红苔白腻，脉弦。BP 151/93mmHg。现服阿司匹林 100mg，日 1 次；单硝酸异山梨酯 20mg，日 1 次；酒石酸美托洛尔 12.5mg，日 1 次；辛伐他汀 40mg，隔日 1 次。

既往史：冠心病史 8 年（支架 2 枚，具体不详）。磺胺类药物过敏。

个人史：吸烟史 40 余年，最多一天 40 支，近 2 年每日 6～7 支；已戒酒。

西医诊断：原发性高血压 1 级（极高危），冠状动脉支架植入术后。

中医诊断：眩晕（脾肾阳虚，痰浊痹阻证）。

治法：益肾健脾，涤痰散结。

处方：桑寄生 15g，牛膝 20g，山萸肉 20g，当归 30g，天麻 20g，川芎 30g，白薇 20g，鹿角霜 10g（先煎），白花蛇舌草 30g，黄连 20g，炙鳖甲 30g（先煎），生栀子 10g。7 剂，日 1 剂，水煎服，每日早晚各 1 次，每次 200mL。

补肾抗衰片 6 片，日 2 次。

二诊：2015 年 11 月 29 日。服药后头痛伴耳鸣症状较前减轻，偶有头晕，上午明显，耳鸣、口干、目眩，自觉后背发热，双下肢乏力，纳可，寐安，二便调，舌红苔黄腻，脉沉细。BP134/84mmHg。

处方：桑寄生 15g，牛膝 20g，当归 20g，天麻 20g，川芎 20g，黄精 30g，黄连 10g，炙鳖甲 30g（先煎），生栀子 10g，升麻 5g，柴胡 5g，降香 20g。14 剂，日 1 剂，水煎服，每日早晚各 1 次，每次 200mL。

三诊：2015 年 12 月 19 日。患者坚持服药 2 周后，口干、目眩减轻，后背发热缓解，舌淡红，苔薄黄，脉沉细。BP140/80mmHg。

处方：桑寄生 15g，牛膝 20g，当归 20g，天麻 20g，川芎 20g，黄精 20g，黄连 12g，降香 15g，北沙参 30g，盐杜仲 20g，焦薏苡仁 15g，佩兰 6g。14 剂，日 1 剂，水煎服，每日早晚各 1 次，每次 200mL。

补肾抗衰片 6 片，日 2 次。

【按】原发性高血压的病因包括遗传、环境和体重等因素。目前高血压的发病机制主要有交感神经系统活性亢进、肾性水钠潴留、肾素－血管紧张素－醛固酮系统（RAAS）激活、细胞膜离子转运异常、胰岛素抵抗等多个因素。

眩晕病在清窍，与肝脾肾关系密切。《丹溪心法》中强调"无痰不作眩"，提出了痰水致眩学说。肾为先天之本，肾虚则气化失司，水液代谢失调，水泛为痰，痰浊内阻脑窍发为头晕，痹阻心脉症见胸痛，胸闷，恶心，呕吐。肾主骨生髓，肾精不足，症见耳鸣、乏力等。脾为后天之本，气血生化之源，脾失健运，痰浊中阻，上扰清空，发为眩晕，内阻中焦，则为胸痛。脾主一身之肌肉，脾虚则足底麻木、下肢乏力。舌红苔白腻，脉弦，为体内痰浊痹阻，瘀久化热之象。以上诸症皆为脾肾阳虚，痰浊内阻之证。

肾是先天之本，生命之源，脾为后天之本，化生气血。脾肾二脏气血充实，水谷精微才能濡养周身气血。治病必求于本，益肾健脾法是治疗诸症之本。古人云："惟气与血能生诸病，痰亦如之。"涤痰是标本兼治之法。"结者散之"，痰涎郁结所致的胸痛、头晕宜施涤痰散结法治之。综上所述，就本病案，应采用益肾健脾、涤痰散结之法。

方中桑寄生补肝肾、养血而固冲任，牛膝活血通经、补肝肾，山萸肉补益肝肾、收敛固涩，鹿角霜归肝肾经，能补肾助阳，四者均可以补益肝肾，肝肾同源，因此肝肾同治，治疗肾虚所致眩晕、胸痛等症。当归补血活血止痛，治疗痰浊瘀阻所致胸痛。川芎上行头目，天麻平肝息风治疗风痰上扰所致眩晕。白薇清热凉血，白花蛇舌草清热，黄连清热泻火，生栀子泻火除烦，四味清热药物，治疗舌红苔白腻、脉弦细等痰瘀日久生热之表现，"既病防变"思想亦包含其中。病变日久，耗伤气阴，遂采用炙鳖甲滋阴潜阳、退热除蒸。配合补肾抗衰片共奏益肾健脾、涤痰散结之效。

二诊时，患者症状改善不是非常明显，"急则治标"，因此以改善患者头晕症状为主，且防止长期应用清热滋阴药物损伤患者阳气，遂减去白薇和白花蛇舌草等清热药物。二诊中患者舌红苔黄腻，脉沉细，提示患者体内阳气充足，只是痰浊阻窍，不能上荣头面导致眩晕，因此在用药时减去山萸肉、鹿角霜等补益肝肾之品，增加升阳、散瘀的药物，如黄精补益脾肾，升麻清热升阳，现代药理学证明升麻可以降低血压。柴胡疏肝解郁、升举阳气。降香散瘀止痛、辟秽化浊。

三诊时患者头晕症状减轻，但仍有脾肾虚损，痰浊内停症状。究其根本原因是痰浊痹阻，因此减少升阳药物，如升麻、柴胡等。患者苔黄症状改善，遂减少清热药物如生栀子、炙鳖甲等。增加焦薏苡仁理气解郁，佩兰化湿祛痰等理气、化痰药物的应用，防止日久损伤肝肾之阴，增加北沙参养阴，杜仲补益肝肾。

病案 4 杨某，男，63 岁，2015 年 10 月 31 日初诊。

主诉：头晕、头痛间作 20 余年。

现病史：患者既往高血压病史 20 余年，血压最高为 180/100mmHg，现服用厄贝沙坦片 300mg，日 1 次，头晕、头痛间作，血压控制在 140～150/90mmHg。3 年前因劳累后出现胸闷、憋气，多次于当地医院就诊，具体治疗不详，其间间断服用复方丹参滴丸、速效救心丸，症状未见好转。现症见时头晕、头痛，胸闷，于劳累后加重，无明显心慌、气短，纳可，寐安，二便调。舌红，苔白腻，脉滑。BP99/65mmHg，HR76 次 / 分。

既往史：高血压病史 20 余年。否认其他病史。

个人史：吸烟 40 余年，20 支 / 日；饮酒 40 余年，50mL/d。

家族史：父母均有高血压病史。

辅助检查：心电图示窦性心律，Ⅰ、Ⅱ、Ⅲ、aVR、aVL、aVF 导联 T 波低平；颈动脉彩超示双侧颈动脉硬化并左侧斑块形成。

西医诊断：高血压 3 级（极高危）。

中医诊断：眩晕（脾肾亏虚，阴阳失调证）。

治法：益肾健脾。

处方：槲寄生 15g，牛膝 20g，山萸肉 20g，熟地黄 30g，生薏苡仁 30g，白豆蔻 20g（后下），鹿角霜 10g（先煎），黄精 30g，仙茅 20g，淫羊藿 20g，檀香 6g，炙鳖甲 30g（先煎）。7 剂，2 日 1 剂，水煎服，每日早晚各 1 次，每次 200mL。

厄贝沙坦片 300mg，日 1 次；补肾抗衰片 6 片，日 2 次。

二诊：2015 年 11 月 18 日。患者诉平日血压波动于 140～150/80～100mmHg，昨日饮白酒些许，晚上后头部疼痛，自行监测血压为 180/100mmHg，服药后胸闷、憋气明显减轻，夜间平卧时，偶有憋气，日常活动不受限，纳差，饥不欲食，寐可，大便日一行，为成形软便，小便调。舌暗红，苔白腻，脉弦滑。BP130/80mmHg。

处方：槲寄生 30g，牛膝 20g，山萸肉 30g，黄精 30g，仙茅 20g，淫羊藿 20g，降香 20g，蚕砂 20g，三七粉 6g（冲服），茵陈 30g，萆薢 20g，肉苁蓉 30g。14 剂，2 日 1 剂，水煎服，每日早晚各 1 次，每次 200mL。

厄贝沙坦片 300mg，日 1 次；补肾抗衰片 6 片，日 2 次。

三诊：2016 年 1 月 31 日。患者诉中药服毕，自觉心前区"轻快"，无头晕、头痛，自行停药 1 月后，胸闷再次发作，伴见心慌、气短，活动后尤甚，夜间平卧时憋气明显，昨日晨起自觉头晕、头痛，自测血压 220/110mmHg，服厄贝沙坦片 0.3g 后，监测血压波动于 140～150/80～90mmHg，纳欠佳，食后腹胀不舒，寐可，舌暗红，苔薄白，脉弦滑。BP142/86mmHg。

处方：槲寄生 30g，牛膝 20g，山萸肉 30g，黄精 30g，仙茅 20g，淫羊藿 20g，降香 20g，蚕砂 20g，枳壳 6g，三七粉 6g（冲服）。14 剂，2 日 1 剂，水煎服，每日早晚各 1 次，每次 200mL。

厄贝沙坦片 300mg，日 1 次；补肾抗衰片 6 片，日 2 次。

【按】患者年过六十，高血压病史 20 余年，现出现头晕、头痛胸闷、憋气等症状，为肝肾阴虚。阴虚火旺上炎至头则出现头晕、头痛等症状；患者出现胸闷、憋气，每于劳累后加重，为上焦阳虚表现，阳气虚弱则心阳不得温通，出现胸闷憋气等症状。阳气虚弱不能助运水湿则水湿停聚，舌脉表现为白腻苔，滑脉。方中槲寄生、牛膝、山萸肉、鹿角霜、黄精、鹿衔草、炙鳖甲，配二仙汤（仙茅、淫羊藿）温肾壮阳，养精益血，改善肝肾亏虚、肝火上炎引起的头晕、头痛等症，配檀香以辛温行气止痛，则心阳得以温通则胸闷自消。白蔻仁化湿行气，薏苡仁健脾祛湿，共同作用于中焦，助运水湿。

二诊中患者胸闷、憋气症状减轻，但出现了纳差、饥不欲食的症状，可能是前方中滋阴药过多，有碍脾气运行，于是二诊在前方基础上减滋阴之熟地黄、鳖甲；将祛湿之生薏苡仁、白豆蔻换醒脾祛湿之蚕砂、茵陈、萆薢；患者舌出现暗红舌，且血压升高，伴有头痛症状，加活血化瘀、理气止痛之降香、三七，共奏温阳利湿、化瘀止痛之效。

三诊患者停药 1 月后病情复发，病因病机未变，故沿用前法，在前方基础上加减，考虑患者纳食后易腹胀，减醒脾祛湿药茵陈、萆薢，去肉苁蓉以防补益太过气机壅滞，加枳壳下气除满。

患者服药期间除服用降压药、汤药外，加补肾抗衰片，以健脾益肾、软坚散结之功辅佐汤药药力。

病案 5 郭某，男，35 岁，2016 年 2 月 20 日初诊。

主诉：头晕间作 3 年。

现病史：3 年前，患者体检时发现血压偏高，未予重视，2015 年 4 月 18 日查颈部彩超示：右侧椎动脉血流量减少。随后间断出现头晕，测血压最高达 177/101mmHg，伴见颈项僵硬，眼胀，无头痛、手麻，今日特来我院就诊。现症见患者神清，精神可，头晕，项部僵硬不适，偶耳鸣，血压升高时伴恶心呕吐，呕吐物为胃内容物；近日运动时口周麻木，无手麻，无头痛，晨起口干、口苦，纳可，寐欠安，夜尿 2 ～ 3 次 / 晚，大便日 1 ～ 2 次。舌红苔白腻，脉弦细。BP154/95mmHg，HR72 次 / 分。

既往史：高血压病史 3 年，平时服厄贝沙坦氢氯噻嗪片 162.5mg，日 1 次；糖尿病病史 10 月余，平日服阿卡波糖片 50mg，日 2 ～ 3 次，现空腹血糖控制于 5mmol/L，已停用；高脂血症病史 10 月余，曾口服三七通舒胶囊、脂必泰胶囊后好转停药。现服松龄血脉康胶囊、灯银脑通胶囊。青霉素过敏。

家族史：父母高血压、糖尿病病史。

西医诊断：高血压 2 级（极高危）。

中医诊断：眩晕（风痰上扰证）。

治法：化痰息风，健脾祛湿。

处方：法半夏 10g，炒白术 20g，天麻 30g，茯苓 20g，钩藤 30g（后下），僵蚕 10g，蝉蜕 10g，片姜黄 20g，瓜蒌 15g，木贼 15g。14 剂，2 日 1 剂，水煎服，每日早晚各 1 次，每次 200mL。

补肾抗衰片 6 片，日 2 次；复方利血平氨苯蝶啶片 1 片，日 1 次。

二诊：2016 年 3 月 16 日。患者服药后头晕症状有所缓解，血压控制仍不稳定，波动于 100 ～ 150/60 ～ 85mmHg，晨起血压偏高，血糖控制欠佳，空腹血糖高达 8.0mmol/L，纳可，夜寐欠安，多梦，小便黄，大便调，舌淡红，苔薄黄，脉沉弦。BP143/92mmHg，HR65 次 / 分。

处方：法半夏 5g，炒白术 20g，天麻 30g，钩藤 30g（后下），炒僵蚕 10g，片姜黄 20g，瓜蒌 15g，木贼 15g，黄连 20g，荷叶 6g，桑叶 6g，焦山楂 30g。14 剂，2 日 1 剂，水煎服，每日早晚各 1 次，每次 200mL。

复方利血平氨苯蝶啶片 1 片，日 1 次。

三诊：2016 年 4 月 16 日。患者诉服药后头晕明显减轻，时有耳鸣，近期自行监测血压 150/90mmHg 左右，偶口干、口苦，夜间明显，纳可，易饥饿，寐可，夜尿 6 ～ 7 次，大便日 1 ～ 2 次，便质稍干，舌红苔黄，少津，脉沉弦。BP160/93mmHg，HR59 次 / 分。

辅助检查：近日空腹血糖 4.8 ～ 5.6mmol/L，餐后 2 小时血糖 10mmol/L 左右。心肌酶（2016 年 3 月 19 日）：肌酸激酶 430U/L，余皆阴性。

处方：法半夏 5g，炒白术 20g，天麻 30g，钩藤 30g（后下），连翘 30g，盐补骨脂 30g，瓜蒌 15g，焦山楂 30g，黄连 20g，桑螵蛸 10g，酒萸肉 30g。14 剂，2 日 1 剂，水煎服，每日早晚各 1 次，每次 200mL。

四诊： 2016 年 7 月 16 日。患者诉近期偶有头晕不适，一过性耳鸣，监测血压多波动于 140～80mmHg，今晨空腹血糖 6.1mmol/L，纳可，寐安，大便偏干，小便调，舌尖红，苔白腻，脉沉细。BP148/85mmHg。

处方： 柴胡 6g，黄芩 6g，茯苓 20g，法半夏 5g，天麻 20g，丹参 15g，钩藤 30g（后下），连翘 30g，石斛 30g，酒黄精 30g。14 剂，2 日 1 剂，水煎服，每日早晚各 1 次，每次 200mL。

复方利血平氨苯蝶啶片 1 片，日 1 次。

【按】 患者诉 6 月前体型肥胖，身高 190cm 左右，体重近 100kg，现减肥至 75kg 左右，结合病史，可推知其体质为素体脾虚，痰湿内盛；患者头晕，项部僵硬不适，偶耳鸣，血压升高时伴恶心呕吐，运动时口周麻木，此为脾虚生痰，引动肝风，风痰上扰清空，蒙蔽清阳所致；晨起口干、口苦，此为土虚木乘；舌红苔白腻，脉弦细亦为脾虚木旺之象。治以化痰息风、健脾祛湿为要。故首诊选用半夏白术天麻汤为基础方。李杲云："足太阴痰厥头痛，非半夏不能疗；眼黑头眩，风虚内作，非天麻不能除。"方中半夏燥湿化痰，降逆止呕；天麻升清降浊，平肝息风，共为君药；加钩藤助天麻增强平肝息风之力。白术、茯苓为臣，以治生痰之源，茯苓兼能利水通利小便而除湿。气行则湿化，故此方基础上加升降散。升降散出自《伤寒瘟疫条辨》，本是温病表里三焦大热证的主方，此处取其调理气机之用。僵蚕、蝉蜕升清，片姜黄降浊、清热，因患者大便不干，故去峻下之大黄。另佐瓜蒌宽胸散结，清热涤痰；木贼清泄肝热，变化随诊。

二诊，患者头晕虽缓，但血压波动幅度大，仍不稳定，血糖控制欠佳，寐差而多梦，考虑患者病机未变，沿用前方治法。而小便黄，舌苔由白腻转为薄黄，表明湿邪渐去，内热仍在。除高血压外，患者血糖、血脂亦高，糖尿病可归属于消渴范畴，消渴者，阴虚为本，燥热为标；高血脂者，其高血液黏度与体内痰浊亦相关，故加黄连清热泻火，荷叶利湿降浊，桑叶益阴清热，焦山楂化浊行气。并且现代药理发现，黄连的有效成分小檗碱与总生物碱有降血糖作用，可形成肠屏障，减少糖的吸收。桑叶、荷叶可排除体内胆固醇，降低血脂，焦山楂提取物可降血压，增加胆固醇排泄而降低血清胆固醇及甘油三酯。

三诊，患者头晕诸症明显减轻，监测血压较平稳，血糖水平控制较前稳定，表明治法得当，效不更方。另患者夜尿频多，加补骨脂、桑螵蛸、酒萸肉补肾壮阳，缩尿止遗。

四诊患者自测血压波动于临界值范围，考虑患者年龄问题，继予前法，进一步干预血压。

患者体检报告示肌酸激酶 430U/L，余皆阴性，此为运动过量所致。患者正值壮年，已患"三高"，除家族遗传倾向，与其之前不健康生活方式密切相关，嘱患者节饮食，适度运动，尤以晚上锻炼为佳，因在胃肠道吸收营养物质时运动，可加快肠道代谢，从而降低血糖。患者坚持每天跑步 1 小时，乒乓球运动 1 小时，半年减肥近 25kg，难能可贵，可作为"三高"患者榜样，但凡事有度，运动亦不可过量。药物调理仅是一时，疗效非"一劳永逸"，要注意建立健康的生活方式，从根本上解决问题，而生活方式的改变非一朝一夕，健康生活方式的影响更是贵在远期效果。

病案 6 李某，男，58 岁，2016 年 2 月 3 日初诊。

主诉： 头晕间作 3 年，加重 6 个月。

现病史： 患者 3 年前因生气出现头晕昏沉症状，此时测血压 150/100mmHg 左右，经中药治疗后症状有所缓解，未坚持治疗。6 个月前无明显诱因头晕沉症状加重，未予重视，近 2 个月监测血压升高，血压 140/100mmHg，现服用牛黄降压丸，2 丸，日 2 次，为求系统治疗就诊于我院。现症见头晕昏沉，时头胀痛，耳鸣，平素心烦易怒，腰膝酸软，偶有脘腹胀满，偶有恶心欲吐，纳可，寐安，大便调，夜尿频，每晚 3～4 次，舌红，苔白腻，脉沉细。BP138/78mmHg，HR90 次 / 分。

既往史： 肾结石 3 年；中度脂肪肝 3 年，目前无治疗。

家族史： 父亲脑梗死病史。

西医诊断： 高血压 2 级（高危）。

中医诊断： 眩晕（风痰上扰夹肾虚证）。

治法： 燥湿化痰，益肾平肝潜阳。

处方： 法半夏 10g，白术 20g，天麻 30g，茯苓 20g，山萸肉 30g，杜仲 20g，牛膝 20g，续断 30g，钩藤 30g（后下），炙鳖甲 30g（先煎）。7 剂，2 日 1 剂，水煎服，每日早晚各 1 次，每次 200mL。

二诊： 2016 年 2 月 20 日。患者自述服药后头晕昏沉，头胀痛，腹胀，恶心感症状稍有缓解，时有胸闷，心慌，耳鸣，纳可，寐安，大便稍干，每日一行，夜尿 2～4 次 / 晚，舌红，苔白腻，脉沉细。BP124/95mmHg，HR86 次 / 分。

处方： 法半夏 10g，炒白术 20g，天麻 30g，杜仲 20g，牛膝 20g，钩藤 30g（后下），

炙鳖甲 30g（先煎），莲子心 12g，蚕砂 10g，茵陈 30g，萆薢 20g，胆南星 6g。14 剂，2 日 1 剂，水煎服，每日早晚各 1 次，每次 200mL。

三诊：2016 年 3 月 16 日。患者服药后头晕昏沉，头痛症状好转，现偶有胸闷，较前缓解，无腹胀，无恶心欲吐，纳可，寐安，夜尿 1～2 次 / 晚，舌红，苔薄白，脉沉细。BP130/91mmHg，HR76 次 / 分。

处方：法半夏 10g，炒白术 20g，天麻 30g，杜仲 20g，牛膝 20g，钩藤 30g（后下），炙鳖甲 30g（先煎），莲子心 12g，石决明 30g，白花蛇舌草 30g。14 剂，2 日 1 剂，水煎服，每日早晚各 1 次，每次 200mL。

四诊：2016 年 8 月 3 日。中药服毕，患者病情稳定，停药至今。1 周前无明显诱因自觉头晕、头胀、目眶发紧，伴左侧后背疼痛，程度不著，就诊于当地某三甲医院，测血压高达 175/110mmHg，予苯磺酸氨氯地平片、美托洛尔缓释片降压治疗（具体剂量不详），服药 2 天后，头晕、头胀减轻，血压波动在 130/90mmHg 左右。现时有头晕胀感，偶有后背轻微疼痛，自觉口中有异味，心烦易怒，纳寐可，夜尿 3～4 次 / 晚，大便调，舌红，苔白腻，脉沉弦。BP148/95mmHg。

处方：法半夏 10g，炒白术 30g，天麻 30g，茯苓 20g，蚕砂 10g，连翘 30g，炒决明子 15g，白花蛇舌草 10g，丹参 30g，绞股蓝 10g。14 剂，2 日 1 剂，水煎服，每日早晚各 1 次，每次 200mL。

予中成药牛黄降压胶囊 1 粒，日 1 次；自备苯磺酸氨氯地平片 5mg，日 1 次。

【按】目前高血压病的病因多种，主要认为是饮食劳倦和情志失调，且与年龄、起居等密切相关。其病机主要为风、火、痰、瘀、虚等，而辨证论治也多从这几方面考虑。本例患者平素肝气易郁，木旺克土，脾虚易于生湿生痰而停于内，本病有肝气不舒，引动体内痰湿，随肝气上犯，头晕昏沉，脘腹胀满，恶心欲吐，实属风痰上扰清窍出现眩晕，属于中医学眩晕病范畴，痰湿阻滞清窍气机而见昏沉，湿阻中焦，脘腹胀满，恶心欲吐，见肝阳上亢，见头胀痛，耳鸣不舒，病久及肾，故见腰膝酸软，夜尿频数。舌红、苔白腻、脉沉细亦是风痰内盛的表现。治疗当以燥湿化痰，平肝潜阳，益肾为主。半夏，味辛，健脾燥湿，化痰以止眩，且能降逆止呕疗恶心欲吐，白术补脾，合茯苓以利湿化痰，天麻、钩藤平肝息风，清热潜阳以止眩晕，去头胀痛、耳鸣，合鳖甲以滋肝阴潜肝阳之上亢，牛膝引上亢肝气下行，合山萸肉、杜仲、续断以补肝肾，壮筋骨疗头眩晕、腰膝酸软与夜尿频数。

二诊患者头晕昏沉、头胀痛、腹胀及恶心症状有所缓解，而时有胸闷心慌，是风痰未清，痰湿阻滞胸中气机，故加蚕砂、茵陈、萆薢，以加强祛湿化浊之力，胆南星专祛风痰，莲子心以清心火，药理学研究显示，莲子心所含非结晶生物碱具有降低血压的作用，且对舒张压比收缩压明显，萆薢具有扩张末梢血管，降低血压的作用。

三诊患者诸症较前好转，故加减用石决明、白花蛇舌草，合方共取天麻钩藤饮之意以稳固患者症状。

四诊患者述停药后血压控制稳定，无头晕昏沉，无头痛、胸闷等症状。后突发头晕、头胀、目眶发紧，伴左侧后背疼痛，经西药降压治疗后症状较前好转，证明确为血压升高为患。结合患者口中有异味，心烦易怒，舌红苔白腻之象，可知体内肝阳偏亢，痰瘀化热，故予天麻平抑肝阳，半夏、白术、蚕砂、茯苓祛痰化湿，连翘透热外出，白花蛇舌草清热解毒，更以丹参、绞股蓝活血通络治疗后背疼痛。

新发高血压多从肝论治，有平潜肝阳、滋阴潜阳以疗肝阳之上亢，素体肝气犯脾，痰湿内生，故从肝阳与痰湿共同论治新发高血压效果显著。

病案 7　梁某，男，56 岁，2015 年 12 月 19 日初诊。

主诉：头晕间作 8 月。

现病史：患者 2015 年 4 月无明显诱因突发左眼黑矇，持续一分钟左右自行缓解，就诊于眼科行相关检查未见异常。2015 年 7 月因突发右下肢无力，就诊于当地某三甲医院，查颅脑 MRI 示：左侧额顶叶腔隙性梗死；左侧颈内动脉、左侧大脑后动脉斑块狭窄。予改善循环供血，降脂治疗后好转。现头晕时作，头后部疼痛，下肢乏力，劳累后可出现心慌、汗出，休息后缓解。右肩部夜间疼痛，按压加重，无放射痛，纳可，夜寐欠安，二便调，舌淡暗，苔白腻，脉弦细。BP140/90mmHg。

既往史：陈旧性脑梗死 4 月余；高血压史 4 月余。

个人史：吸烟史 30 余年，20 支 / 日，已戒；嗜酒，长期饮酒，每日 50 ～ 100mL。

家族史：不详。

西医诊断：陈旧性脑梗死。

中医诊断：眩晕（肝肾阴虚，瘀血阻络证）。

治法：补肾养肝，活血通络。

处方：槲寄生 15g，牛膝 20g，山萸肉 20g，生地黄 30g，生薏苡仁 30g，桑枝 30g，白豆蔻 20g（后下），鹿角霜 10g（先煎），黄精 30g，川芎 30g，当归 30g，炙鳖甲 30g（先煎）。7 剂，日 1 剂，水煎服，每日早晚各 1 次，每次 200mL。

二诊：2016 年 12 月 26 日。诉头晕，头麻间断发作，右侧肩部仍感疼痛，无心慌、胸闷发作，纳可，寐尚可，二便调，舌红、苔滑，边有齿痕，脉弦细。BP140/80mmHg。

处方：槲寄生 15g，牛膝 20g，桑枝 30g，鹿角霜 10g（先煎），黄精 30g，川芎 30g，当归 30g，制川乌 3g（先煎），制草乌 3g（先煎），独活 30g，豨莶草 30g，刺五加 5g。7 剂，日 1 剂，水煎服，每日早晚各 1 次，每次 200mL。嘱以药渣热敷背部，每次 15～20 分钟，注意掌握温度，以防烫伤。

三诊：2017 年 1 月 4 日。头晕、头麻减轻，肩部疼痛好转，偶发心慌，纳可，寐欠安，小便调，大便干，舌红，苔白滑，脉弦细。BP150/90mmHg。

处方：槲寄生 15g，牛膝 20g，桑枝 30g，蝉蜕 6g，姜黄 10g，川芎 30g，当归 30g，豨莶草 30g，刺五加 5g，石斛 30g，肉苁蓉 30g，知母 20g。14 剂，2 日 1 剂，水煎服，每日早晚各 1 次，每次 200mL。

四诊：2017 年 2 月 4 日。患者服药后症状减轻，头晕、头麻明显好转，心慌次数明显减少，无气短、胸闷，纳可，寐安，二便调。舌红苔薄白，脉弦细。查 BP140/80mmHg。

处方：槲寄生 15g，牛膝 20g，桑枝 30g，蝉蜕 6g，姜黄 10g，川芎 30g，当归 30g，豨莶草 30g，肉苁蓉 30g，知母 10g，葛根 20g，枸杞子 10g。7 剂，2 日 1 剂，水煎服，每日早晚各 1 次，每次 200mL。

【**按**】本例患者老年男性，《素问·上古天真论》中有云："男子七八，肝气衰，筋不能动，天癸竭，精少，肾藏衰，形体皆极。"人到中年形体衰老，肾精不足，阴液亏虚，脉络失养，故头晕时作。气阴亏虚所以出现疲乏无力，心血不足，则见心慌、汗出。又长期嗜食烟酒厚味，导致脾肾亏虚，痰浊化生，酿生浊瘀，最终导致脉络虚滞，瘀血阻络。虚滞于脑则导致脑动脉硬化，甚则脑梗死；虚滞于心导致冠心病，甚则心肌梗死。而无论心脑疾病，脉络虚损是其共同联系。治疗应以滋养肝肾，育心保脉为主，兼以活血通络。槲寄生、牛膝、山萸肉、生地黄、黄精、炙鳖甲滋补肝肾阴液，使肾有所充、肝有所养，肾精充足则脑窍得充，脉络得养；而"孤阴不生"，加以鹿角霜，使阴有所化；当归、川芎养血活血改善络脉虚滞的状况；生薏苡仁、白豆蔻温中健脾养胃已达到固护脾胃的目的；桑枝为干燥嫩枝，善入络，通行脉络。诸药共奏滋肾养肝、通行脉络之效。

二诊，患者右肩部疼痛，去山萸肉、生地黄、生薏苡仁，加制川乌、制草乌、独活、豨莶草、刺五加以温经通络止痛，并以药渣热敷背部以助药力。

三诊，患者右肩疼痛明显好转，遂去制川乌、制草乌、独活，加蝉蜕、姜黄以活血通络；患者便干，舌红，去鹿角霜、黄精，加石斛、肉苁蓉、知母以滋阴、祛火、通便。

四诊，患者症状明显好转，大便调，遂去石斛，知母减量至10g，加葛根以助当归、川芎疏通脑络；脉弦细加枸杞子以助滋补肝肾之力。

病案8 黄某，男，70岁，2016年4月30日初诊。

主诉：头晕3年余。

现病史：患者于2012年10月突然出现左侧口眼㖞斜，肢体不利，头晕，在我院住院，诊断为"脑梗死"，予常规治疗后好转出院。2015年5月至10月复发，先后3次入院治疗。自10月出院后出现头晕、目睛上吊等症状，为求系统治疗再次就诊。现症见头晕，终日昏沉欲睡，行走不稳，四肢乏力，下肢酸麻，左侧尤甚，手足冰凉，自觉有凉气自骨头而发，虽值夏日仍穿棉裤，上身汗多，偶有胸闷。纳可，寐安，二便调。舌红，苔厚腻，边有齿痕，脉沉细。BP120/90mmHg。

既往史：高血压5年余。无其他药物及食物过敏史。

个人史：1月前戒烟，素不饮酒。

家族史：父母冠心病家族史。

西医诊断：高血压，脑梗死后遗症期。

中医诊断：眩晕（上热下寒，痰凝风动证）。

治法：清热温通，化痰息风。

处方：法半夏5g，炒白术20g，天麻30g，茯苓20g，黄连20g，肉桂12g，干姜6g，桑螵蛸10g，川芎10g，当归10g。7剂，2日1剂，水煎服，每日早晚各1次，每次200mL。

二诊：2016年5月14日。服药后头晕减轻，未见抽搐。现仍头晕困重，全身乏力，两臂胀麻，右侧为甚，两腿酸痛，左侧为甚，下半身冰凉，恶寒，偶有汗出。纳可，寐安，二便调。舌淡红，苔黄厚，脉沉细，微数。BP120/90mmHg。

处方：法半夏5g，炒白术20g，天麻30g，桑螵蛸10g，川芎10g，当归10g，仙茅20g，淫羊藿20g，蚕砂10g，炙鳖甲30g（先煎）。7剂，2日1剂，水煎服，每日早晚各1次，每次200mL。

三诊：2016年5月27日。患者诉今晨起后头晕，双目不转动，说话模糊，咳吐白黏痰，头身困重，全身乏力，四肢酸麻胀，晨起严重，双下肢怕冷，纳可，寐安，二便调。舌红，边有齿痕，苔黄腻，脉沉细。BP110/90mmHg。

处方：茵陈 20g，炒白术 20g，川芎 10g，桑螵蛸 10g，当归 30g，仙茅 20g，淫羊藿 20g，炮附子 30g（先煎），胆南星 6g，橘络 10g，炙甘草 10g。7 剂，2 日 1 剂，水煎服，每日早晚各 1 次，每次 200mL。

四诊：2016 年 8 月 24 日。中药服毕，偶有头晕，症状平稳，近期因劳累后头晕症状加重，时有恶心，呕吐胃内容物，气短，四肢乏力、麻木，纳寐可，二便调，舌淡，苔少，脉弦细。BP131/87mmHg。

处方：柴胡 6g，黄芩 10g，法半夏 5g，党参 15g，茯苓 20g，炒白术 20g，肉桂 6g，泽泻 30g，川芎 30g，当归 30g，白花蛇舌草 15g。14 剂，2 日 1 剂，水煎服，每日早晚各 1 次，每次 200mL。

【按】本病案主诉头晕，加之患者有脑梗死、高血压等疾病，可以判断为脑部病变所致周身不适。从西医角度看，患者年老，同时伴有高血压病史，可能伴有动脉粥样硬化，加之平时吸烟及冠心病家族史，都会增加患者患血管疾病的风险，所以脑梗死的发生也有理可循。脑梗死后期，脑部神经受损，而受损神经支配的器官功能受限，从而导致四肢及躯干感觉及功能障碍。从中医角度辨证，患者年老体虚，经脉气血亏虚，又素来肝肾阴虚，阳亢于上，易受外来因素影响而发为中风；中风后期，气虚血瘀，精血不能濡养脑而头晕，气血津液运行受阻，不能滋养周身而发为周身不适。患者头晕，终日昏沉欲睡，行走不稳，四肢乏力，下肢酸麻，左侧尤甚，为气血痰凝胶结；气血运行受阻，不能濡养周身，为气虚血瘀证；手足冰凉，自觉有凉气自骨头而发，虽值夏日仍穿棉裤，上身汗多为上热下寒证，究之原因则为气血不通所致。舌红苔厚腻，边有齿痕，脉沉细也都为脾虚之象，本案为中风病后遗症期，总属上热下寒，痰凝风动，治宜清热温通，化痰息风。用半夏、白术、天麻、茯苓化痰息风，干姜、肉桂温通，佐以黄连制约干姜、肉桂之燥烈，患者年老用桑螵蛸补肾又能助阳温补，川芎、当归活血补血，疏通血脉，使邪祛不伤正。

二诊，患者诸症状缓解，下寒症状仍明显，气虚血瘀症状仍存在，遂在化痰息风的基础上去茯苓、黄连、肉桂、干姜之品，加仙茅、淫羊藿、炙鳖甲、蚕砂，补肾助阳，滋阴泻浊，补益元阳，阴中求阳，祛邪扶正。

三诊，患者症状如前，加之吐白黏痰，去半夏、天麻、蚕砂、炙鳖甲，加茵陈、炮附子、胆南星、橘络、炙甘草，炮附子可加大助阳之力，药理研究发现茵陈有降脂、抗炎、扩张血管的作用，用胆南星、橘络化痰，用炙甘草解附子之毒及调和诸药。

四诊，患者因劳累再次诱发头晕不适，伴恶心呕吐，四肢麻木无力，继予柴胡类方疏肝行气，佐川芎行一身之气，气行则血行、湿化，又半夏、白术、茯苓化痰息风，泽泻泻体内浊气，肉桂温通，白花蛇舌草清热，避免干姜、肉桂之燥烈，当归活血补血，党参健脾补气以疏通血脉，使邪祛不伤正。

纵观本病，属于中风病后期，气虚血瘀痰凝，导致气血运行受阻，不能濡养周身，所以治疗以化痰息风为主，助阳为辅，既解决患者因虚致晕，又消除了因实不通的症状，总属真实假虚、因实致虚之候。

第四节　心衰病

病案 1　郭某，女，74 岁，2016 年 5 月 3 日初诊。

主诉：间断胸闷 2 年，加重 1 周。

现病史：患者 2 年前无诱因出现胸闷憋气症状，经治疗（具体不详）好转。1 月前无明显诱因胸闷、憋气症状加重，遂就诊于当地某三甲医院住院治疗，诊断为"心房颤动、心功能不全，心功能Ⅳ级；高血压 3 级（极高危）"。病情稍见好转而出院。现间断胸闷、心悸、头晕，劳累后加重，双下肢水肿，咳白痰，纳差，寐可，小便频，夜尿多，大便可，舌红，苔薄白，脉沉，BP111/90mmHg，HR110 次 / 分。

西医诊断：慢性心功能不全。

中医诊断：心衰病（阳虚水泛，气血瘀阻证）。

治法：益气活血，温阳利水。

处方：柴胡 6g，白芍 30g，桂枝 6g，黄连 10g，檀香 6g，法半夏 5g，三七 3g（冲服），刺五加 5g，葶苈子 20g，黄精 30g，党参 30g，砂仁 12g（后下）。14 剂，日 1 剂，水煎服，每日早晚各 1 次，每次 200mL。

二诊：2016 年 5 月 21 日。诉服药后心悸、胸闷略有好转，时发后背隐痛，无头晕、头痛，时口干，无口苦，双下肢水肿，纳可，寐安，夜尿多，大便调，舌淡红，苔黄，脉沉细。BP160/97mmHg（未服降压药时）。

处方：柴胡 10g，黄芩 20g，茯苓 20g，猪苓 20g，丹参 30g，泽泻 30g，白术 20g，法半夏 5g，党参 30g，防己 20g，草薢 15g，炙黄芪 45g。10 剂，日 1 剂，水煎服，每日早晚各 1 次，每次 200mL。

参附强心丸 1 丸, 日 2 次; 螺内酯 40mg, 日 1 次。

三诊: 2016 年 6 月 1 日。患者劳累后胸闷、憋气明显, 静息状态下无明显不适, 双下肢乏力, 头晕间作, 偶耳鸣, 口干, 纳可, 时腹胀不适, 寐欠安, 双下肢水肿, 小便频, 大便调, 舌暗红, 苔薄黄, 根部白腻, 脉弦细。BP134/78mmHg, HR97 次 / 分。

处方: 炙黄芪 45g, 当归 30g, 白术 20g, 茯苓 20g, 砂仁 6g (后下), 葶苈子 20g, 萆薢 15g, 刺五加 10g, 防己 20g, 酒苁蓉 20g, 姜厚朴 6g。14 剂, 日 1 剂, 水煎服, 每日早晚各 1 次, 每次 200mL。

参附强心丸 1 丸, 日 2 次, 螺内酯 40mg; 日 1 次。

四诊: 2016 年 6 月 15 日。患者活动后心慌、胸闷、憋气明显, 无心前区及后背疼痛, 周身乏力, 偶有喘息, 夜间左侧卧位憋气, 无咳嗽、咳痰, 无畏寒肢冷, 双下肢水肿, 纳寐可, 夜尿 2 次 / 晚, 大便调, 舌红, 苔根部白腻。BP148/88mmHg, HR73 次 / 分。

处方: 炙黄芪 45g, 当归 30g, 白术 20g, 砂仁 6g (后下), 葶苈子 20g, 萆薢 15g, 防己 20g, 降香 10g, 檀香 3g, 瓜蒌 10g。14 剂, 日 1 剂, 水煎服, 每日早晚各 1 次, 每次 200mL。

参附强心丸 1 丸, 日 2 次; 螺内酯 40mg, 日 1 次。

五诊: 2016 年 6 月 30 日。患者偶有胸闷、憋气、心慌不适, 活动后明显, 余症同前, 纳可, 寐欠安, 夜尿 3 ～ 4 次 / 晚, 大便调, 舌红, 苔根部厚腻, 脉弦, 结代。BP146/89mmHg, HR94 次 / 分。

处方: 炙黄芪 45g, 当归 30g, 炒白术 20g, 砂仁 6g (后下), 葶苈子 20g, 萆薢 15g, 防己 20g, 刺五加 5g, 炮附子 10g (先煎), 茯苓 20g。14 剂, 日 1 剂, 水煎服, 每日早晚各 1 次, 每次 200mL。

炙黄芪 30g, 当归 30g, 炒白术 20g, 砂仁 6g (后下), 葶苈子 20g, 萆薢 15g, 防己 20g, 刺五加 5g, 茯苓 20g, 桑螵蛸 10g, 焦山楂 10g, 党参 15g, 蜂蜜 500g。3 剂, 制蜜丸, 每丸 9g, 日 2 次。

六诊: 2016 年 10 月 19 日。患者诉服丸药期间胸闷、憋气程度较前缓解, 发作频次降低, 近日自觉头晕, 劳累时尤甚, 仍乏力, 双下肢水肿, 纳寐尚可, 夜尿 2 次 / 晚, 大便调, 舌暗, 苔白腻, 脉弦细, 结代。BP149/90mmHg, HR94 次 / 分。

处方: 炙黄芪 60g, 炒白术 20g, 丹参 30g, 葶苈子 10g, 萆薢 30g, 防己 10g, 炮附子 10g (先煎), 北沙参 30g, 玉竹 20g, 焦山楂 30g。14 剂, 日 1 剂, 水煎服, 每日早晚各 1 次, 每次 200mL。

炙黄芪 60g，炒白术 20g，丹参 30g，葶苈子 10g，萆薢 30g，防己 10g，北沙参 30g，玉竹 20g，焦山楂 30g，当归 30g，小通草 10g，党参 15g，蜂蜜 500g。3 剂，制蜜丸，9g，日 2 次。

【按】 心力衰竭是由于心肌梗死、心肌病、血流动力学负荷过重、炎症等任何原因引起的心肌损伤，造成心肌结构和功能的变化，最后导致心室泵血或充盈功能低下。临床主要表现为呼吸困难、头晕、心慌、乏力和水肿等症。本病属于中医学"心衰""心悸""怔忡""水肿""心痹"等。其病机多为先天禀赋不足、情志失调、久病入心等病因致心之气血阴阳受损，脏腑功能失调，血脉通行受阻，水湿瘀血内停而成瘀阻，出现神疲乏力、心悸胸闷、水肿等症状。

心主血脉，肾者主水，血脉运行依靠心中阳气的推动，水液代谢需要阳气蒸腾作用。心阳亏虚，鼓动无力，血脉瘀滞；肾阳不足，膀胱气化功能失常，水液停聚，水气凌心，心悸怔忡，从而出现心衰。张军平教授认为心衰总属本虚表实之证，心肾阳虚衰为本，瘀血水停为标。

初诊治疗从益气活血、温阳利水入手，全方以桂枝温通心阳，散寒通络；柴胡畅通全身之气机；白芍养血敛阴柔肝兼利小便。党参补气生津，配三七散瘀消肿。二者相合，补气活血，使气行血亦行。刺五加、葶苈子利水消肿，现代药理研究证明葶苈子有增强心肌收缩力的作用。黄连清热燥湿，法半夏燥湿化痰，砂仁化湿行气，三者同用增强燥湿祛痰行气之功；檀香行气止痛、散寒调中；诸药共奏益气活血、温阳利水之效。

二诊，患者心悸、胸闷症状好转，水肿仍在，故改用柴苓汤和防己黄芪汤加减，以增强利水、补气、活血之效。以柴胡、黄芩、法半夏和解表里，调肝胆之枢机。丹参、党参、黄芪益气活血，血随气行，气行则行。茯苓、猪苓、泽泻、白术、防己、萆薢健脾利湿、淡渗利水。

三诊，患者于劳累后胸闷、憋气明显，双下肢乏力，头晕间作，时腹胀不适，寐欠安，双下肢水肿，小便频，继予防己黄芪汤加减，伍用葶苈子强心利尿、萆薢利水消肿，白术、茯苓健脾祛湿，当归活血，砂仁、姜厚朴和胃，后者又可下气除满，刺五加安神定志。酒苁蓉滋补肝肾阴精，助黄芪、当归化生气血，治疗本虚，缓解乏力。佐参附强心丸增强中药疗效，西药螺内酯消肿，减轻心脏负荷。

四诊，患者症状与三诊时无显著改变，夜寐可，去安神之品，考虑活动后胸闷、憋气明显，加降香、檀香、瓜蒌宽胸散结，继观。

五诊，患者症状较前缓解，此次用药改变主要在于炮附子的使用，因患者夜尿频多，周身乏力，双下肢水肿，与肾阳的气化作用密切相关，故予炮附子温肾阳，气化水行。又患者属慢性心功能不全，考虑久病需长期调治，现病情日趋稳定，待中药汤剂服毕，沿用前法，随之加减，制中药丸剂巩固疗效。

六诊，患者服丸药近3个月，其间胸闷、憋气少有发作，病情稳定，再次就诊求巩固疗效，效不更法，随证加减几味，予汤剂14剂缓解现症不适，待中药服毕，丸药制作亦完成，继服丸剂。

纵观整个就诊过程，处方中重用黄芪，黄芪甘温补气升阳，健脾生血，活血利水，为补气之良药。现代药理表明，黄芪有降低胆固醇、降低心肌耗氧量、提高心肌收缩力、增强机体免疫力的作用，对于气虚型的心血管疾病疗效尤佳。慢性心功能不全患者症状频发可用中药汤剂治疗，病情渐稳后制作丸药巩固，剂型灵活，方便服用，有利于提高患者依从性，减轻经济负担，从而长期调治，提高患者生存质量。

病案2　李某，男，83岁，2015年11月7日初诊。

主诉：四末不温1年余，加重1个月。

现病史：患者2014年7月因心前区憋闷就诊于某医院，考虑为"心力衰竭"，经治好转出院。其后出现四末不温，未予重视。近1月无明显诱因症状较前加重，伴见双下肢水肿，为求进一步诊治，遂来我院就诊。症见四末不温，双下肢水肿，时有心慌、干咳，未诉明显心前区憋闷症状，无心前区疼痛，纳寐可，夜尿3次/晚，大便调，舌质暗红，苔黄腻，脉结代。

既往史：2009年行心脏起搏器植入术。

西医诊断：慢性心功能不全，起搏器植入术后。

中医诊断：寒厥（脾肾阳虚证）。

治法：益肾健脾回阳。

处方：槲寄生15g，牛膝20g，酒萸肉20g，黄连5g，麸炒薏苡仁30g，白豆蔻20g（后下），鹿角霜10g（先煎），酒黄精30g，仙茅20g，淫羊藿20g，肉桂6g，玄参30g，石斛10g，蚕砂10g，炒白术20g，炮附子15g（先煎）。14剂，日1剂，水煎服，每日早晚各1次，每次200mL。

二诊：2015年11月21日。患者服药后四末渐温，心慌好转，双下肢不肿，偶有干咳，体力活动后稍觉乏力，无喘息憋闷，纳可，入睡困难，夜尿2～3次/晚，大便调，舌质暗红，苔白腻，脉沉弦。

处方：槲寄生 15g，牛膝 20g，酒萸肉 20g，白花蛇舌草 30g，柴胡 10g，仙茅 20g，淫羊藿 20g，肉桂 6g，黄芩 10g，炮附子 20g（先煎），砂仁 12g（后下），炒酸枣仁 20g。14 剂，日 1 剂。煎服法同上。

三诊：2015 年 12 月 5 日。患者四末不温较前明显好转，心慌消失，双下肢不肿，偶有咽痒、咳嗽，痰少易咯出，痰色白无泡沫，纳寐可，夜尿 2～3 次/晚，大便调，舌质暗红，苔白，脉沉弦。

处方：槲寄生 15g，牛膝 20g，酒萸肉 20g，制巴戟天 20g，柴胡 10g，仙茅 20g，淫羊藿 20g，肉桂 6g，煅海浮石 30g（先煎），炮附子 25g（先煎），砂仁 6g（后下），酒苁蓉 30g。14 剂，日 1 剂。煎服法同上。

四诊：2015 年 12 月 19 日。患者服药后双手温暖如常人，仍有双足欠温，近半月未出现心慌、憋气等不适，双下肢不肿，偶有干咳，纳寐可，夜尿 1～2 次/晚，大便调，舌质暗红，苔白，脉沉弦。

处方：槲寄生 15g，牛膝 20g，酒萸肉 20g，制巴戟天 20，仙茅 20g，淫羊藿 20g，肉桂 12g，炮附子 30g（先煎），砂仁 6g（后下），酒苁蓉 30g，鹿角霜 10g，锁阳 20g。14 剂，日 1 剂。煎服法同上。

【按】本例病案中，患者 2009 年曾行心脏起搏器植入术，1 年前曾诊断为"心力衰竭"，经治病情稳定。现依据症状和体征判断心衰性质和程度，无夜间阵发性呼吸困难、无端坐呼吸、双下肢水肿，活动不受限，日常体力活动不引起明显的气促、疲乏或心悸，心功能分级为 NYHA Ⅰ 级，心衰症状、体征并不典型。此次患者因手足寒冷就诊，从病理生理机制认识，属于心衰早期心功能不全代偿阶段，机体能够通过心脏本身的代偿机制及心外代偿措施，使机体的生命活动处于相对恒定状态，机体在心力衰竭发生时防止心输出量进一步减少。心功能不全时，交感-肾上腺髓质系统兴奋可导致血流重新分布，其中肾血管收缩明显，血流量显著减少，其次是皮肤和肝，心脑血管不收缩，有利于保障心、脑等重要器官的供血，考虑本例患者自心衰病情稳定后出现手足寒冷是由于心功能不全所致的微循环灌注不足。

本例患者以主诉"四末不温 1 年余，加重 1 个月"就诊，气短、喘息、乏力、心悸等症状不是主症，因此辨病为寒厥病。寒厥病名首见于《黄帝内经》，《素问·厥论》说："寒厥之为寒热也，必从五指而上于膝。"是指以四肢逆冷、手足不温为主症的疾病，区别于猝然昏仆、不省人事之广义厥证。对于寒厥病因的认识，《素问·厥论》言："秋冬夺于所用，下气上争，不能复，精气溢下，邪气因从之而上也。气因于中，阳气衰，不能渗营经络。阳气日损，阴气独在，故手足为之寒也。"对于寒厥病机的认识，《素问·阴阳应象大论》言："阴盛则身寒，汗出，身常清，数栗而寒，寒则厥，厥则腹满死。""阳气衰于下，则为寒厥。"指出了阴盛是手足寒冷的病机，阳气日损，独阴气在，阳气不能温养四肢，故手足寒。张仲景在继承《黄帝内经》理论有关寒厥论述的基础上，在《伤寒论·辨厥阴病脉证并治第十二》说："凡厥者，阴阳气不相顺接便为厥，厥者，手足逆冷是也。"指出寒厥的病机为少阴阴盛阳虚，阴阳气不相顺接所致。张景岳在《景岳全书》中指出："仲景之厥逆，颇与《内经》有异。盖以手足言之，在《内经》则有寒厥、热厥之分；在仲景则单以逆冷者为厥。再以邪正言之，在《内经》则论在元气，故其变出百端，而在气在血俱有危证；在仲景则论在邪气，故单据手足，而所畏者则在阴进而阳退也。"是说《黄帝内经》认识厥病病因以内伤元气为主，而《伤寒论》则引入了外邪侵袭致病。由此对比来看，对于寒厥病病机的认识，《黄帝内经》认为是真阳虚衰、阴寒偏盛，《伤寒论》认为是阴寒内盛、阳气衰微，一是里虚寒，一是里实寒。

本案中，患者年过八旬，肾精肾气逐渐衰竭于下，肾阳乃一身阳气之根本，是为元阳。《景岳全书》云："天之大宝，只此一丸红日；人之大宝，只此一息真阳。"认为阳气是人体阴阳矛盾中的主导方面，原因是万物之生由乎阳，万物之死亦由乎阳。人之生长壮老，皆由阳气为之主，精血津液之生成，皆由阳气为之化。肾阳不足，则温煦功能减弱，既不能渗营其经络，故阴气独在，出现手足逆冷的症状，肾主一身阳气，为五脏六腑之根本，五脏六腑之阳非肾阳不能温养，因此本案患者出现四末不温的病机实则为真阳不足，阴寒独盛，夜尿三行亦为肾阳亏虚，温煦失司所致，因此在治法上非温补肾阳不能奏效，同时脾胃为后天之本，为气血生化之源，脾得健运，则气血生化有源，得以濡养四肢百骸。

病机治法既明，在处方用药上，以槲寄生、牛膝、山萸肉、仙茅、淫羊藿为基本方，补益肝肾，强健筋骨，引血下行；配伍炮附子和肉桂两味大辛大热之品以回阳救逆，补火助阳，温经散寒，其中炮附子为"通十二经纯阳之要药"（《本草正义》），"乃命门之主药"（《本草汇言》），能够上助心阳、中温脾阳、下补肾阳，具有峻补元阳、益火消阴之效，肉桂"大补命门相火"（《本草求真》），引火归原、温通经脉，二者常相须而用回阳救逆，治疗肾阳虚衰证；配伍血肉有情之品鹿角霜补肾助阳，填精益髓，黄精甘平补气健脾益肾，白术补益脾气效佳。舌苔黄腻，为湿热内蕴之证，加用薏苡仁、白豆蔻、蚕砂健脾化湿；脉结代、偶有心慌症状，为心胃之火上冲，加用玄参、石斛益气养阴生津，清胃中虚火；最后少佐黄连，一则是清心火，和肉桂交通心肾，使得水火既济，二则是佐制诸大辛大热之品。

二诊患者四末渐温较前好转，继守前方，仍以益肾健脾回阳为基本治法，增加炮附子用量至20g，增加补肾回阳功效；舌苔黄腻转为白腻，湿热渐化，去薏苡仁、白豆蔻、蚕砂、白术；心慌好转，脉沉弦，心胃之火已清，去玄参、石斛，不可过用苦寒之品，久则损伤脾胃，去黄连；近期咳嗽，加用小柴胡汤和白花蛇舌草和解少阳，清热解毒；入睡难，加酸枣仁养心安神；佐砂仁和胃醒脾，纳寐安则有助病情恢复。

三诊四末不温较前明显好转，夜尿2～3次，继续增加炮附子用量至25g，同时加用巴戟天加大补肾助阳力量，加肉苁蓉平补肾阴肾阳；咳嗽有痰，留柴胡，去黄芩、白花蛇舌草，加海浮石清肺化痰；寐安，去酸枣仁。

四诊双手温暖如常人，仍有双足欠温，夜尿较前较少，效果明显，继续增加炮附子至30g，加锁阳温补肾阳药物，较初诊全方补肾助阳力量增加，且患者未再出现虚火上炎症状，故未佐用黄连；咳嗽好转，去柴胡、海浮石。

纵观整个病案及处方，有两个特点，一是辨证准确，药少效专，逐渐增加炮附子用量，配伍肉桂共同回阳救逆，治疗肾阳虚衰，同时不断加用补肾助阳药物；二是夜尿频多，未用味咸固涩的桑螵蛸，而是治病求本，抓住病机，下元虚冷，夜尿由生。

附

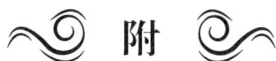

中医传承与创新的思考

第一节　中医传承与时代进步

一、中医传承现状

（一）对中医传统学科的思考

中医学是一门蕴含着深厚文化底蕴的自然学科，因其研究内容、研究方向和研究方法的不同，使中医学具有医学性、综合性和实践性的特点。医学性体现在中医药学科在数千年的历史中，为人类的健康事业作出了巨大的贡献，这由其特殊的学科性质所决定；综合性强调中医学多学科交叉的特点，它是自然科学与人文科学、医学与药学、基础医学与临床医学相互结合的产物；实践性强调中医学既是基础知识学科，又是临床实践学科，中医学的理论和方法必须应用于临床、体现于临床、适应于临床，并在临床实践中不断发现问题和得出结论，只有理论知识不断更新和升华，整个中医学才能得到创新和发展。

随着中医药教育与科研事业的不断发展，中医学的分科日趋成熟。传统中医教学主要学习黄帝内经、伤寒论、金匮要略、各家学说、温病学、医古文、中医文献学等内容，现代院校中医教学则将这些内容概括在中医基础理论、中医诊断学、中药学、方剂学、中医医史文献、中医临床基础学科中。然而，这种基于现代科学体系的学科分化，难以发挥中医药体系的传统优势，导致中医学的继承和创新举步维艰，进而减慢了中医药的发展。

目前，建设中医传统学科所遇到的问题主要有以下几个方面：首先，现代科学技术的介入虽然能够部分解释中医药理论体系，但是往往难以完全阐释中医药思想，难以全面地反映中医药的特性；其次，现代科学技术很难验证和解释中医药学科的传统文化和哲学内涵；最后，接受了现代科学技术的学生也很难接受传统学科的思维方式。这一切使得传统学科的发展变得更加困难。

中医传统内容的学习需要应用现代科学技术和方法，但同时也应强调和突出中医学的本质和精髓。因此，传统内容的发展首先必须是继承，在继承的基础上结合现代科学技术和方法开展研究。传统内容的继承特别重要的是其内涵的继承，包括传统文化、基础理论和思维方式。传统内容如果离开了自己的文化土壤，脱离了自己的基础理论体系、抛弃了自己的思维方式，那么这个学科也就不复存在，正所谓"皮之不存，毛将焉附"，自然也就谈不上学科的传承和发展。

（二）中医传承现状及相关问题

中医学是我国医学体系的特色，是中华民族传统文化的结晶。几千年来在疾病的防治方面发挥着不可替代的作用，为中华民族的生存和繁衍作出了不可磨灭的贡献，在人类的健康事业中占有重要地位。传承是中医学术思想流传至今的关键，贯穿于中医学发展的始终。自新中国成立以来，我国政府也出台了相关政策，大量资金的投入、政府部门的支持、中西医结合、中药现代化等，旨在大力扶持和促进我国中医药学科的发展。但是尽管国家不遗余力地想要快速推动中医药的发展，实施过程仍然困难重重，最终取得的结果也不尽如人意，究其原因，大概与中医文化及其历来的发展进程有关。以下就从传承模式、中药发展状况等几个方面论述中医药传承现状及相关问题。

师承教育是古代中医得以延续和发展的主要形式，比如《黄帝内经》就是以黄帝与岐伯问答的形式，通过记录"师生"的问难答疑，系统全面地阐述中医药学的理论知识和临床问题。新中国成立后，各地纷纷建立中医药学院，形成了"院校传承"的模式，使中医药院校成为培养中医药人才的主要途径。此后，科技部在"十五"国家科技攻关计划、"十一五"国家科技支撑计划中设立了多项名老中医学术经验传承研究项目；国家中医药管理局也在着力建设名老中医传承工作室、中医学术流派传承工作室，开展中医药传承博士后研究工作，逐渐形成了"科研传承"的模式。

"师带徒"模式是中医药学最原始、最直接、最独特的继承模式，在古代中医的传承中占有主导地位。"师带徒"是继承和发扬中医学术、培养中医人才的有效途径之一，尤其是对某些专科、某个流派的治疗经验来说，这些经验很难以文字的形式体现，更适于言传身教，一定程度上能够体现中医特色和优势。但师承教育也存在太多局限，比如师徒间学术思想的延续性较差，传承质量也不尽如人意，某些师徒之间除了师徒关系外，很难在学术思想上表现出一脉相承。究其原因，可能是由于"师带徒"模式的传承方式较为单一，主要以跟诊、抄方、总结病历的形式，而名老中医的临床经验、学术思想不能在短暂的跟诊过程中被徒弟消化吸收，导致老师的思维方式、临证特色就很难在师徒间延续下去。

"院校传承"模式具有统一的教材、全面的教程、规范的教学和规定的学制，学生接触面相对较广，在一定程度上避免了师承教育在教学内容和形式上只继承一师之长的不足，使培养大批中医人才成为可能，但当代中医药院校仍存在太多的不足和空缺。一方面，现代中医药院校大多按照普通高等院校的模式，用培养西医人才的教学模式培养中医，使得学生无法形成传统的中医思维，进而就无法完全地展现中医特色和应用中医中药。另一方面，院校传承模式也让适时的操作实践成为不可能，使理论和临床脱节，不能按时地练习应诊、不能单独问诊，甚至不能独立完成病历的书写等，以至于学生毕业后实践能力较差，未能达到预期的培养目标，毕业生在短时间内无法独当一面，如此不但消磨了毕业生的信心，而且还会影响中医特色的继承和发展。

"科研传承"模式更偏向于某一学术流派、某一经典研究，具有针对性、突出性的特点。名老中医、学术流派是"科研传承"的主要载体。学术思想是其成就的最高层次和学术核心，它来源于积累的大量临床诊疗经验基础上的理念提炼，并在临床实践中不断加以完善和修正。名老中医、学术流派的医德医风及治学之路等是其取得成就的必备条件，是研究其学术思想的重要切入点。通过对医德、医道的分析，梳理其思维形成的脉络，才能更准确地诠释其中的学术思想。现有的传承模式，未能重视名老中医成才之路的研究。名老中医早期从读中医经典入手，奠定扎实的中医功底，而后进行临床实践，丰富临床阅历，再回到经典理论中反思临床实践，即"理论－实践－理论"模式，这也是目前中医药高等院校教育所欠缺的。针对学术思想的传承大多采用"临床信息采集－挖掘提取经验－比较与发现－新的理论指导临床－机理机制研究"模式，建立有关的技术平台，从临床中来，再到临床中去，反复总结，不断提升。数据挖掘技术可以在数据库基础上进行临床诊疗数据的检索分析和知识发现，虽然能做到迅速、标准，但也是机械化地提取名老中医经验，容易将名老中医经验简单化，失去辨证的灵活性。此外，若传承者的理论功底不扎实，中医思维薄弱，则很难参透、归纳其学术思想，概括性的语言也难以达到精准程度。现如今的中医学传承工作或多或少呈现出重现代轻传统，忽视了对传统文化的教育；重科研轻经典，淡化了中医经典书籍的学习；临床思维严重西化，某些科研思路与中医学发展规律不符，最终导致中医传承失去了中医药学科该有的特色和优势。

另外，中医学的传承和发展离不开中药这一有力武器，中医理论指导中医临床，中药的炮制、应用和研发与中医临床有着不可分割的关系，中药的发展也离不开中医理论的指导。然而，现如今的中药市场乱象丛生，一些厂家、医药商家，甚至一些专业药贩一味追求经济利益，以次充好、以假乱真，损害医药消费者的利益，甚至让医生和患者对中医药失去信心，给中医药的发展带来不良影响。因此，现代中药市场应得到有效管理，这样才会推动中医药学科的传承，两者才能相辅相成、共同发展。

二、中医传承方式的沿革

（一）中医传承的必要性

中国传统医学即中医学是在我国传统文化中孕育出来的，是一门包含着中国古代人民智慧结晶的医疗实践技能学科，为中华民族的繁荣昌盛作出了巨大贡献，是古人留下来的宝贵财富。这样一门久经考验的传统医学，在现代世界舞台上依旧保持着顽强的生命力，发挥着现代医学不可替代的作用。屠呦呦教授获得诺贝尔奖时告诉世界："中医药是中国送给全世界人民的礼物"，中医药不只是中国人的宝藏，更是世界人民的宝藏。传承是人类文明得以流传和发展必不可少的条件。传承的对象一般是具有深厚文化底蕴的学说、思想、宗教、民俗、技能等，中医药就是一门具有中华文化底蕴的医疗技艺。传承是一种历史行为和社会现象，既存在于人与人之间，更存在于家族乃至更广泛的社会群体之中。传承中医药是历代中华儿女的使命，中医药正是在人与人之间，家族之间，社会群体之间血脉流传，才能熠熠生辉。面对中医这样的宝藏，其传承意义是不言而喻的。

（二）中医药传承方式

传承离不开教育和学习，中医教育从古至今有两种模式，一个是师承教育，一个是学校教育，学者多从这两种途径业医。正是这两种方式，使得中医能发展和传承下去。学校教育多是源于政府投资建设，一般是由业医者教授，统一教材，学习较为系统，培养人数多，但太重视理论反易与临床脱节。师承教育即师带徒的师承模式，是几千年来民间中医传承的主要模式，跟师临证、口传心授、注重临床实践，是中医传统教育的典范。但存在人才培养有限，对学生要求较高（"非其人不取"），"内不传外""传男不传女"等思想影响及对中医理论的整体架构认识不够等缺点。

中医学校教育机构起源于两晋时期，《医胜》记载："晋以上无医学之设，及刘宋元嘉二十年（公元 443 年）太医令秦丞祖奏置医学，以广教授之。"这是我国政府创办最早的医学教育机构。隋唐建立太医署，具有医学教育的职责，宋元明清的太医局、太医院，也肩负着中医教育的重任。唐代医学分有医科、针科、按摩科、咒禁科 4 科，到宋代多达 13 科，即大方脉、风科、小方脉、针、灸、口齿、咽喉、眼、耳等科。基础课程，唐代有《素问》《神农本草经》《针灸甲乙经》等，宋元明清的医学课程除了以《素问》《难经》《脉经》等为基础课程外，按照科别不同，其学习内容也有不同，增加了《诸病源候论》《伤寒论》《备急千金要方》等。元朝要求各科医学生均必须精通《诗》《书》《礼仪》《春秋》，凡不精通者，不能录用，禁止行医。这为儒医的产生奠定了基础。各代也都注重临床实践，宋代太医局为每个医学生建立档案，要求医学生轮流为其他学科学生和各营将士治病，以提高学生的实际治病能力。各代的考核录用制度各代也较为严格，在唐代，月、季、年都要考核；宋代有"三舍法"，按考试成绩将学生分为"外舍""内舍""上舍"，成绩合格者，可逐级递升，以保证教学质量。这些教育机构培养了大量中医人才，为中医的发展和继承作出了贡献。比如隋朝名医巢元方曾任太医博士、太医令，不仅从事医学教育工作，而且奉诏主持编撰了著名的《诸病源候论》，为我国第一部论述疾病病源证候的专著。北宋名医钱乙，被授予翰林医学士，曾任太医院丞，其《小儿药证直诀》为儿科的经典著作。明代中医针灸大家杨继洲，家学渊源，祖父曾任太医院御医，声望很高，著有《集验医方》刊行于世；其家父亦医，杨继洲深得家传，博览众书，常针药并用，更善于总结，精通针灸，后著成《针灸大成》，该书总结明代以前针灸主要学术贡献，为针灸学发展作出了巨大贡献。

师承教育，是古代民间中医教育最主要的形式。汉以前，大多是从师习道。《黄帝内经》是一部经典医学著作，标志着中医基础理论的形成，其著述就是以黄帝与岐伯一问一答的形式将中医的阴阳、五行、藏象、经络、病因、病机等理论知识展现给读者。师承授受有血缘关系的"家承"和无血缘关系的"师承"，有耳提面授的"亲炙"和间接学习的"私淑"之分。无论哪一种方式，师承对中医学的继承和发展都起着举足轻重的作用。比如河间学派刘完素以火热立论，其学一传于荆山浮屠，二传于罗知悌，三传于朱震亨，汪机、王纶、虞抟、徐彦纯等也私淑朱震亨，诸子之学虽宗丹溪，但不囿于丹溪，主张"外感法仲景，内伤法东垣，热病用河间，杂病用丹溪"。师承医学知识、临证经验、学术思想，还在此基础上发展创新，中医学正是在师徒授受中继承发展并不断完善的。就如朱丹溪的滋阴理论，也是在私淑刘完素火热论的基础上结合时局及自身临证经验有新的认识和创新。

在师承过程中，徒弟跟随师父抄方抓药，耳濡目染，在临床中学习和积累经验，加上师父亲自指点，使弟子尽快开"悟"。中医学有其独特的体悟方式，需要医者反复实践体悟，比如脉象，通过书籍并不能获得确切的体会，需要学者临床实践和师父言传身授。通过师承而成一代名医的比比皆是，比如明朝张景岳从师其父及名医金英学习，后私淑朱丹溪、薛己，遂成一代名医；清代名医叶天士少承家学，其祖父叶子蕃、父亲叶阳生均为名医，其先后拜过的名医达17人，终成一代温病大家。

现代中医药的传承依旧是按照古时的学校教育和师承相授，但以医学院校教育为主。

于20世纪30年代创办的华北国医学院，培养了大批中医药人才。但当时中医的发展处于低谷，面临着内忧外患，西医的发展可谓是势如破竹，国内又刚刚经历了废除中医的险境，中医处于前所未有的危机，正是中医院校的兴办，培养了大量中医人才，才使中医后继有人。中医院校的兴办对中医的继承和发展起到了重要的扭转作用。1956年国务院批准建立高等中医药院校，时至今日，中医院校无论在规模上还是数量上都有很大的发展，每年有大量中医学子从中医院校毕业，壮大了中医队伍。可其中也存在不少问题，从事中医的人数在增长，可中医人才质量却大打折扣，这就要思考现代中医院校教育是否出现了问题。现在，中医院校不再以壮大人数为目标，而是追求人才质量。不少仁人志士都意识到中医发展和继承是有些问题的，也都在对中医的发展和继承表示担忧，并积极讨论适合中医传承发展的策略。无论是学院教育、研究生教育、名老中医师承制度、中医临床优秀人才研修项目、中医药学家经验传承博士后、科研型传承等的开展，都是学院教育与传统师承教育的结合，是为了更好地继承名老中医临床经验，是探索基于中医师承传承的新方式，以期根据中医学特点培养高质量的中医药人才。

三、中医传承与学术流派

（一）学术流派的形成和划分

中医学术流派是指中医学在长期历史发展过程中形成的具有独特学术思想或学术主张及独到临床诊疗技艺，有清晰的学术传承脉络和一定历史影响与公认度的学术派别。

中医学术流派的产生是在中医学长期发展中逐渐形成的，由于历朝历代自然、社会环境不同，人群体质及疾病谱的不断变化，一些有志医家尊古而不泥古，基于前人认识结合自己的临床实践，对疾病的认识和治法提出了各种不同的主张，并且立言立论，著书立说，形成了中医学术流派。

基于研究中医经典的流派，如医经学派是不同医家对《黄帝内经》进行整理、校订、注释、阐述和发挥形成的，使得《黄帝内经》这部经典著作流传下来，成为不朽之作；随着历代对《伤寒论》的发挥和注解，仲景医圣地位和《伤寒杂病论》经典地位的确立，使得后世对《伤寒论》的研究不断壮大，伤寒方的应用也扩展到内外妇儿科疾病上，仲景方被誉为经方，善于应用经方者，称为经方派；基于时代背景和社会需求而形成的学派，如金元时期的河间学派和易水学派，明清的温病学派，及近百年来的汇通学派和扶阳派；受当地自然环境影响，医者结合当地的气候环境辨证论治，而逐渐形成具有地域特色的治法治方，以至地域性的医学流派，如孟河医派、新安医派、岭南医派、钱塘医派、齐鲁医派等。中医各科发展过程中也会形成不同学术流派，例如肖氏妇科、哈氏妇科、沈氏妇科等；外科学术流派，如薛己派、正宗派、全生派、金鉴派、心得派，即外科五大学派。流派的形成和划分是多种多样的，一直是有所争议的，不同研究者从不同角度有不同的划分，国家"十一五"科技支撑计划项目"当代名老中医学术流派分析整理研究"提出了中医学术流派划分的 6 个标准：①有学术代表人物；②有学术传承人；③有清晰学术传承脉络；④有理论或技术的创新；⑤有代表著作；⑥有临床实践与显著疗效。正是这些特点促使中医学在百家争鸣中使其理论和临床经验得到发展及创新，最终丰富和完善了中医学。

（二）中医学术流派研究中的问题

中医学术流派的发展对中医发展和传承起到推进作用，中医学术流派是值得大力保护、发展和研究的。近年对流派的研究也逐渐兴起，国家中医药管理局 2012 年遴选并公布了第一批 64 个全国中医学术流派传承工作室建设单位，积极发挥中医学术流派的传承作用。中医流派研究的对象有地方医学流派、当代中医学术流派、古代中医学派、中医流派研究与中医教育等，对他们的起源、学术主张、学术思想等进行研究。研究成果是值得肯定的，但研究中不乏存在一些问题。比如有对流派概念的混淆，滥用流派一词；研究内容不够深入，流派的学术思想总结不够到位，不能较好地体现流派特色和主张，不能很好地应用于临床；其中不乏夸大流派学术思想之嫌。

四、中医传承的现代特点

（一）立足传统，弘扬中医药文化

中医学源于中国传统文化，一方面，中医学属于自然科学的范畴，同时具有浓厚的社会科学特点；另一方面，在其形成和发展过程中，结合古代天文学、地理学、气象学、军事学、数学等多个学科，因此，中医学是一门以自然科学为主体，多学科知识相交融的医学学科，正所谓医道相通、医儒相通、医易相通。中医学以整体观和辨证论治为主体，强调宏观治病理念，是具有中国传统文化特色的学科。

中医理论体系主要包括阴阳学说、五行学说、藏象学说、气血津液学说。在临床治病过程中，中医尤其重视阴阳平衡。中医学认为，在机体失去阴阳平衡之际，治疗时应侧重于调整阴阳，使之趋于平衡，在此，要认识到阴阳双方既是相互对立，又是相互依存和相互转化的，如《景岳全书》说："善补阳者，必于阴中求阳，阳得阴助则生化无穷；善补阴者，必于阳中求阴，阴得阳升则泉源不竭。"

此外，还应主动运用中医学的整体观、恒动观思想及辨证施治的原则。如果脱离了这些，不能把握整体与局部、邪气与正气、外因与内因等多种因素的复杂影响，以及疾病过程中正邪双方的动态发展，最终导致辨病不辨证，中药的作用也就无从发挥。

现代医学是整体观的系统医学，这恰恰是中医的特色和长处。中医在治病用药过程中强调整体阴阳平衡，在中药的使用上，重视组方和药物配伍，是一个完整的系统医学。辨证施治体现了中国传统医学的个体化治疗理念。只有一边总结前人的临床实践经验，一边掌握中医辨证施治的治疗原则和机体的整体观、平衡观、恒动观的辨证思维，以及患者的精神、情绪、生活环境等多种微妙因素的影响，才能准确把握治病关键，实现传承与实践的更好结合。

（二）结合现代医学，推进中医药发展

中医药经历了数千年的历史，凭借其完整的知识体系和有效的实践性，直到今天仍发挥着不可替代的作用。但不可否认的是，中医药仍存在着某些"解释不清"的内容，但随着时代的进步和科学技术的发展，原本解释不清的内容可以用现代科学技术研究、解释和阐述，并重新认识和评价。现代科学技术还能够解决一些过去不能治疗的病症。中医辨证有其独到之处，结合中医理论，结合疾病的临床表现，辨病与辨证结合，通过药物机理研究，找出中药防病治病的作用靶点，对疾病有更全面、更具体地了解和掌

握，进而解释该病证的本质，有利于疾病的诊断、治疗和预防。

当前国家不断号召要推动中医药的发展，这就给中医药学科发展带来了机遇，但同时更是全新的挑战。中医药是一个伟大宝库，具有原创优势，是我国医药学领域自主创新的重要源泉。但因缺乏特定的研究模式，挖掘这一宝库无疑是一个不断探索和积累经验的过程，既要认真继承和深刻认识中医药学的精髓，又要努力促进知识和技术方法的大融合；既要不断提高和强化中医研究团队的现代化技术装备水平，更要尽快形成一大批热爱中医，富有创新意识的中医，以及与现代医学、生物等多学科人员联合的多层次协作团队。传统医学与现代医学相辅相成、相互为用，两者在临床运用上相互补充，现代医学手段也丰富了传统医学的科学内涵。两者有机结合，才能将民族文化的精髓不断继承和发展，传统中医药的优势和特长才能为人类的健康事业作出应有的贡献。

五、中医传承的精髓

（一）传承思维的继承与升华

中医学是具有传统中国文化特色的医学学科，它同中华民族文化一样历史悠久，几千年来对疾病的预防和治疗起到举足轻重的作用，对人类医学、社会医学的发展及人民的健康作出了不可磨灭的贡献。在传统医学中，中医学有自己独特的理论体系，而中医传承的精髓就在于传承思维并升华之，其中思维的固定化是中医传承的基础，思维的升华是中医创新的关键。

中医思维的固定化是中医传承的基础。中医药学具备完整的理论体系，主要包括中医文化、基础理论知识和临床实践三个方面。对于中医的学习一方面应继承，必须在掌握中医理论体系的基础上才能创新和发展，因此对于中医药学的传承，思维的继承显得尤为重要，以此彰显理论是基本，继承是保障，实践才能推动传承与发展。中医思维的继承主要体现在以下几个方面：

首先，在中医理论体系中，传统文化是基础，是中医药传承与发展的根本，中医文化体现在以阴阳五行为代表的哲学思想中，以道家、道教理论为基础的养生学、以易学为旗帜的天文学和地理学，以儒家思想为指导的医学伦理学，各个学科间相互融会贯通，形成坚实的中医学文化背景和全面的基础知识。中医学之所以能够在数千年的历史长河中传承不息，正是传统文化赋予了中医学生命和力量。中医文化融合了整个中华民族优秀的传统文化，蕴含着丰富的哲学思想和人文精神，是中华优秀传统文化的载体，一方面体现了中华民族的认知方式和价值取向，另一方面更具有重要的软实力价值，是我国文化软实力的重要体现。中医文化的核心是道法自然、天人合一与以人为本。名老中医是中医传统文化的集大成者，其学术思想的形成有着深刻的文化背景。中医学的传承应以传统文化为基础，通过对中医文化不同角度的审视与剖析，让中医爱好者及中医药学工作者更充分、更全面地理解名老中医的学术渊源及学术思想的发展脉络。因此，中医药的传承首当其冲就应传承中医文化，所谓"食其果者思其树，饮其流者怀其源"。

其次，中医的传承需夯实基础理论知识。基础理论是中医体系极其重要的部分，中医理论的价值在于它背后所反映的自然规律及经验事实，扎实掌握中医理论的基本内容是继承和发展中医的前提条件。中医古籍浩如烟海，论述颇丰，学习中医经典是通往中医临床的必经之路，是中医传承的原动力。诸如《黄帝内经》《金匮要略》《伤寒论》《温病学》等中医经典在中医学术研究及临床应用等占有重要地位，这些著作正是中医生命力的源泉，从近代名老中医从医之路来看，他们无不精通中医经典，无不接受过中医经典的洗礼，运用经典理法方药治疗疑难杂症的成功案例随处可见。中医经典著作是数千年来人们对中医社会实践的记录，我们不能单纯地用现代科技看待它，随着科学技术不断发展，我们对不能解释的领域又会有新的认识和结论。

再次，中医传承需强化临床技能。医学是以维护和促进人类健康为目的的特殊职业，始终对实践要求很高，医者在职业活动中，不仅要有扎实的理论基础，还需有精湛的临床实践操作技能，正所谓"纸上得来终觉浅，绝知此事要躬行"，只有这样才能成为一名德才兼备的医务人员，才能很好地承担"救死扶伤、防病治病"的神圣使命。医疗技能来源于临床，并在临床中不断提高。目前，全国各中医药高等院校正在施行"早临床、多临床、反复临床"的教学理念，加大临床实践技能的训练，加强理论与临床的有机结合，进一步推进理论联系实际，以提高学生临床动手能力和临床诊疗技术。如天津中医药大学针灸实验教学示范中心和临床技能实训教学中心先后被评为国家级实验教学示范中心单位；安徽中医药大学"新安医学教改实验班"，多法并举提升素质，传统课堂讲授式和现代教学设计相结合，着重培养学生独立思考能力，努力提升学生素质。此外，国家中医药管理局以提高临床疗效为主线，启动中医优秀临床人才培养工程，多渠道、多层次培养中医药人才，着手解决当前毕业生基础理论不够扎实、临床动手能力较弱、教师队伍素质需进一步提高等问题。而作为传承的重要方式和手段，2003 年起国家组织实施的中医临床优秀人才研修项目，跟名师、读经典、做临床、攻读经典与跟师临床相结合，着力提高中医理论知识与临床实践能力的契合度。

最后，中医传承还需促进医药圆融。自古以来，中医中药就是一个不可分割的整体，中医将中药作为防治疾病的载体，中药的应用需要中医理论为指导，二者唇齿相依。纵观中医学发展史，张仲景、孙思邈、李时珍等医家皆是既精通岐黄医术，又熟谙本草药性的医药兼通大家。然而，受现代医药分业的影响，中医学教育与临床实践中均存在不同程度的中医中药脱离现象，导致临床"医不精药、药不通医"，缺少医药兼通的复合型人才。基于此，著名中医专家王永炎院士和国药大师金世元联合收徒，开展医药兼通的传承研究，标志着中医药学术传承创新迈出了重要的一步。

中医思维的升华是传承的关键。随着医学模式的转化、疾病谱的改变、健康观念的转变，中医理论也在不断发展和升华，单纯从中医治疗学角度切入，遵循病证结合、据证言方的治疗理念，以不变的古方与法则治疗今天的疾病，已经不能适应。在此环境下，中医药也应随着理论的发展而不断调整，例如，汉代张仲景云："夫脉当取太过不及，阳微阴弦，即胸痹而痛，所以然者，责其极虚也。今阳虚知在上焦，所以胸痹心痛者，以其阴弦故也。"明确指出胸痹的病机是阳微阴弦，尽管历代医家对此见解不一，但关于病机"胸阳不足，阴寒上犯"的看法却基本一致。然而随着人们生活水平的提高、生活方式和饮食结构的改变、生活节奏的加快，此时"阳微阴弦"的病机认识略显局限，临床上气滞心胸、痰瘀互阻等实证逐渐增多。临床研究也显示，现阶段痰瘀互结证贯穿冠心病的始终，成为冠心病的常见证候。此外，血瘀证与活血化瘀研究逐渐走向成熟，芳香开窍法治疗冠心病的理论与基础研究不断深入，冠心病痰瘀互阻病机也有了更深入的研究，冠心病瘀毒阻络病机逐渐受到重视，络病理论成为中医心血管领域学术研究的热点。另外，如何运用科学的方法阐明中医的疗效也是目前亟须解决的问题。循证医学的引入，为中医药研究带来了良好的机遇和切入点，有力地提升了中医药的证据等级，推动了中医药的发展。借助现代医学研究方法，中医药的科学内涵正在逐步被诠释，中医药也逐渐被世界所认可。

中医学以其独特的理论、显著的疗效而传承至今，显示出了强大的生命力。传承研究对于加强中医人才队伍建设、推动中医学术创新发展，具有十分重要的意义。更好地完善现有的传承模式，努力做好中医药的传承工作，传承思维的继承与升华有机结合，这样才能在继承中谋创新，开创中医药传承的新局面。

（二）重在创新，展现中医药优势

中医理论博大精深，中医临床经验丰富而深厚，传承与创新是中医文化、中医理论体系和临床实践发展及演变的两种最基本模式。传承是中医学学科存在的前提，"传承"是对中医基础理论、传统文化的保留，它保留了中医学学科特色和优势，保证了中医精髓的延续，是传统中医药学科得以发展的重要保障；"创新"是对某一具体中医理论的改进，是中医学发展的重要标志。传承是创新的基础，创新是传承的目的，"传承"和"创新"相互促进，共同推进中医药学的发展。中医药学科是最具有原始创新性的学科，继承和创新是其永恒的话题，创新能力也是一个中医药学学科得以发展的灵魂，是中医药事业不断进步的动力。传承与创新两者对立统一，我们应在继承的基础上，对传统学科加以创新，正如朱丹溪所说："持古方以治今病，其势不能以尽合"，体现了古代医家就已开始重视医学创新，也正是有了源源不断的创新，中医药学才得以不断发展。

提到中医药学的"创新"，"如何创新"是首要问题。首先，所谓创新，是在已有理论知识和观念的基础上，用现有的思维模式，对已有理论体系进一步提升、强化和改进，创新的结果应当符合中医理论体系的核心观念及学术特征。继承前人的临床经验和诊疗技术是传统中医药创新和发展的基础，因此提高临床疗效是体现中医药优势最有力的证据和唯一途径，也是中医药得以发展的必由之路，中医药学的发展必须是在继承的基础上加以创新。

创新需改革。中医人才培养在中医药学科的发展和创新之路上显得尤为重要。人才培养包括共性和个性的培养，具有个性的人才并不一定是创新型人才；但是，创新型人才一定具有独特的个性。如在以师承教育方式为主的时代，出现了缤纷的流派，培养出许多独具特色的中医药学名家。这种师承教育的模式是个性化培养和教育的形式，为中医药名家的形成奠定了基础。当代中医人才以高等中医药院校教育为主，如今大多中医药院校采用西医院校教学模式，教学中把基础课程、专业课程和临床实习三大板块区分开，影响中医思维模式的建立。显然这种教育模式不太符合中医人才的培养。自古以来，中医人才的培养都是一边学习理论知识，一边临床实践，西医的疾病的诊断论可以通过实验室检验，而中医理论的检验必须在患者身上，因此必须从临床中来，再到临床中去，反复实践和总结。

创新需与时俱进。在现代科学技术日新月异的今天，中医临床诊疗技术和中药制剂技术也应跟上时代的步伐。比如，中医强调"四诊合参"，但很难避免同一个患者在不同的医生处得到不同的诊断，舌诊仪和脉诊仪的应用使诊查结果更为规范和统一，也是中医临床诊疗信息的重要补充，四诊技术的突破，疾病的辨证论治也就更加精确。临床诊疗过程中，我们应善于运用现代科学技术的手段，一方面，这些技术可以帮助我们更准确地判断疾病，更好地把握疾病变化过程；另一方面，这些新手段、新技术的应用又对中医理论进行了阐释，弥补了中医理论"知其然不知其所以然"的空缺。

第二节　衷中参西——走一条我主人随的医学之路

一、衷中参西与中医药现代化、科学化之辩

中医药是中华民族的伟大宝库，是科学精神和人文精神相结合的医学，已在历史长河中证明了自身的优越性，并将继续在人类的健康和进步中发挥不可替代的作用。但近百年来，中医却经历了废医存药等生死存亡事件，最终导致民族自信不足，中医药的发展也在跌宕起伏中不容乐观。直至改革开放后，政府工作报告中指出，要"制定和实施扶持中医药和民族医药事业发展的措施"。1997年，《国务院关于卫生改革与发展的决定》明确提出了"实现中医药现代化"的战略目标之后，中医药的优势才逐渐得到重视。近20年来，中医药服务能力和水平明显提高，拓宽了服务范围，成为大健康产业的重要基础，在医疗改革、惠及民生、促进产业结构调整、培育战略性新兴产业等方面发挥了重要作用。然其发展并非一帆风顺。如何更好地发展中医药现代化事业成为时代命题。振兴中医，仅靠坚守传统非时代要求，只有与时俱进、开放创新才能为古老的中医药学注入新动力，才能实现中医药的现代化与科学化。

（一）何为中医药的现代化、科学化

中医药现代化、科学化是将中医药与现代科学结合发展，即运用中医药传统理论，与现代方法和科学技术手段相结合，从中医角度研究疾病的机理，寻求更优的治疗方案，以收到更好的临床疗效。中医药现代化与科学化是当今中医发展的时代命题，也是中医药走向国际，被其接纳、认可的前提。因此，正确认识中医药现代化与科学化的内涵，是我们探索中医药发展的路标。

（二）当前对中医药现代化、科学化认识的几种观点

当前对于中医药现代化、科学化的认识主要有现代医学解释中医、中西医对立和中西医结合三种情况。

1. 用现代医学解释中医

此观点源于文化自信心的缺乏，认为中医药理论没有实验基础，没有严格的逻辑论证过程，是落后的、不科学的医学，主张"废医存药"或"全盘否认"。这主要是指导思想、思维方法和观念的问题，排斥中医之余，也没有看到现代医学的局限性，因此难以发挥中医药本来价值和中西医互补的优势。

2. 中医和现代医学完全对立

该观点源于对中医文化的过分偏执，认为中医和现代医学分别根植于不同的文化源流，应按照各自规律独立发展。中医药理论体系历经千年趋于完善，中医治疗已被实践证明有效，因此中医要注重经典古籍和传统医案研究，取其精华去其糟粕，在传承方面则强调传统中医理论指导的临床实践及师带徒的训练方法。该观点无异于清朝"天朝物产丰盈，无需互通有无"的闭关锁国政策，过分强调"纯中医"，甚至把现代科技理论绝对等同于现代医学而加以排斥，否认医学的传统与现代之间的差异，也难以适应时代发展。

3. 中医药学与现代科学技术相结合

该观点认为中医现代化与科学化是在保持中医特色的基础上，在中医药学基本理论指导下，运用现代科技阐述和发展中医药学，使之与当代自然科学接轨，而不是简单的中医西化或中医向传统回归。该观点较符合科学发展规律，较好地解释了中医药现代化的内涵。

（三）衷中参西是实现中医药现代化、科学化的有效途径

《走向 21 世纪的生物学——未来生物学（1991—2020 年）预测》一文中提出：未来生物学发展的大趋势是对生命现象的研究不断深入和扩大，向宏观和微观，最基本的和最复杂的两极发展。依据时代要求与中、西医特点，皆说明衷中参西是中医药现代化、科学化的必由之路。

1. 传统中医药与现代医学的特点及区别

见附表 1。

附表 1　传统中医药与现代西医的特点及区别

类目	传统中医药	现代医学
产生背景	科学技术相对落后的古代	近代西方科学技术的兴起
理论基础	阴阳学说、五行学说、藏象理论、经络理论、气血津液理论、卫气营血理论等朴素唯物论、辩证法	解剖学、生理学、病理学、药理学、动物实验等自然科学
诊断依据	望闻问切，四诊合参	患者症状、体征及理化检测、仪器检查等
思维模式	宏观非线性的形象逻辑思维，注重整体动态平衡	线性逻辑思维，综合分析，排除性诊断
治疗法则	整体观念，辨证论治	注重微观，强调局部结构，清除局部病灶
治疗方案	"君臣佐使"组成的中药汤剂、针灸、推拿、膏药敷贴、中医外治法等	化学药物、生物合成制剂、手术等
优势病种	慢性病、疑难病、养生保健、治未病	急性病、已发疾病
疗效评价	多依靠患者的自身状态，证候的缓解情况评定	症状、体征、理化检查结果，各类疾病的疗效评价表等
传承方式	师传、私淑、自学等（经验传承）	多为学院派的系统教学
优点	个体化治疗方案，更好凸显人文关怀与医学伦理	循证医学研究优势，强调共性，制定各类疾病诊疗指南，有普遍性，可传播性；医药市场管理制度趋于完善；药物质量有相关量化标准
不足	流派众多，诊治方法无统一性、普适性、可重复性、客观标准，诸如循证医学研究等存在一定局限；中药饮片质量不稳定；剂型单一；医药市场管理制度仍有缺陷	对个体情况关注不足

由上表可见，二者产生背景、理论基础、思维模式均不同，故其治疗方法、优势病、传承方式等亦有差别，这是各自的生长土壤决定的。传统医学与现代医学传承至今，同为人类健康事业作出贡献，首先应互相尊重，不可偏废其一。两种医学体系优劣并存，可相互借鉴。我们不能只沿着现代医学微观方向发展，而忽视中医固有的整体优势；也不能固守中医优势，排斥现代医学微观研究中的闪光点。中医发展的不足在于缺乏客观评价标准，因此，发展中医药在于拟定自己的标准，发展中医循证医学，不再盲目与现代医学接轨，或被现代医学吞噬，而是用疗效证明中医药，衷中参西，以中为主，坚守中医底线，对于中药饮片质量、剂型单一等问题，则依靠政府力量加强管理。总之，只有真正清楚中医学理论的优势与不足，扬长避短，不断修正与完善中医药的发

展方向，提出新的见解和理论才能振兴中医。

2. 衷中参西是中医研究的灵魂

当代中医肩负着继承和发展双重责任，借鉴现代医学成果，是中医跨越式发展的时代契机。但中医学习现代医学，必须回归中医视角。"师古而不泥古，参西而不背中"，即根于经典，长于容纳，成于创新，繁于传承。在继承中发展，使其既保持中医理论体系的独立性，治疗手段的独立性，又能与时俱进，开辟更有效的中医治疗方式。

"衷中参西"是张锡纯在《医学衷中参西录》中提出的，是中西汇通研究的一种原则和思路，不是研究及发展中医的原则和思路，这个界限必须划清。不论在科学研究中，还是在临床诊疗上，都要保持中医思维，现代医学的检查方法和手段可以作为参照，将其作为传统诊断方法的延伸，以丰富中医诊法。总之，传统望、闻、问、切四诊加上仪器检查发展为望、闻、问、切、仪五诊，综合五诊病情资料进行辨治，使中医在宏观辨证的基础上融入微观辨证，治疗也可更加精准完善。"衷中参西"就是要立足中医，强调以中医为本的治学方法，也是与时俱进的发展要求，更是"我主人随"的医学之路中凡有益者皆为我所用的魂之所在。

3. 衷中参西是多学科参与研究中医、发展中医的必由之路

中医药现代化是保持中医药传统优势和特色，融入现代科学技术，创立具有现代化色彩的中医药学。所以当代中医师即使以纯正的辨证论治为核心，也当懂得现代医学基础课程，明白并非既用中药又用西药，或者利用了现代科技检查手段就是衷中参西，不能在中医西化的潮流中丧失了辨证论治能力，要将现代医学知识和方法服务于辨证论治，通过比较研究得出更加精准的治疗方案，解决医疗难题，填补中医理论的空白，使中医人能在中医理论指导下适应与应用当代诊疗方式才是真正的衷中参西。

衷中参西首先以"衷中"为本源。"问渠那得清如许，为有源头活水来"，我们要从根本上摆正思想观念，加强传统中医药学基础理论与经典古籍的学习，使日益淡化的中医思维强势回归，将其应用于诊断、治疗、预后调养、科学研究等各个环节。而中医理论同其他理论一样，并非一成不变，"变则通，通则久"，通过自身的否定再否定，根据中医学理论的特点，要敢于取其精华去其糟粕，以开放的姿态，选择性吸收有益于中医发展的优秀新知，才能使其不断创新、不断完善。而中药作为中医辨证救人的载体，发展中医现代化也要注重培养中药学人才，以加强中药质量的管理，使剂型有效多样，建立健全的相关管理标准，早日实现科学化管理，为中医医疗、保健活动建立最佳秩序，保证服务质量。

其次，衷中参西当以"参西"为辅助。中医学作为一门实践性强，重视经验积累的医学，只采用现代实验医学的方法、掌握现代医学类基础课程是不够的。目前，中医药的价值一直未能获得国际上的广泛认同，究其原因乃是存在科学化和规范化的局限性。从传统中医药学的不足来看，只有实现中医药临床疗效的科学评价，并做到中医药临床决策科学化，才能解决这一难题。除了临床基础学科，也要加强统计学、数学方法、计算机、科研设计等相关课程的学习。

当前形势要求经验医学朝着以科学证据为基础的循证医学发展，强调医生、证据和患者三者相结合，要求临床医生根据专业知识及临床经验，考虑患者意愿，获取最新的证据，从而为该患者制定出一套最佳治疗方案。这种以患者为中心的思想符合社会进步和时代发展的需要。为了真实地体现中药的疗效、促进中医临床决策的科学化，有必要开展中医药循证实践。而循证中医药是中医学临床实践和科研发展的全新模式，能够促进中医药疗效的科学评价和临床决策的科学化。中医药学发展的动力在于临床疗效，要使中医药宝贵的临床经验成为有充分科学证据的有效疗法，就应在中医药临床研究中倡导循证医学原则，将最新的研究成果与临床实践相结合，用医疗决策科学化促进中医药学术发展与繁荣，提高中医药医疗服务质量，推动中医药国际化，完善卫生健康保健体系。

诚然，在循证医学体系下，部分量化有利于中医发展，如某些疾病早期"无症可辨"，然而其潜在的病理变化（比如尿蛋白、尿糖等）已经出现，这时运用西医学的量化方法诊断疾病，既便于疾病的早期治疗，又可提高疗效、减少费用、改善预后。但中医药不能一味按照量化的形式去发展，绝不能完全照搬西医发展模式，而要根据自身特点，有所取，有所舍，通过科学研究，用严谨的数据将中医药的特点和规律表达出来，历经继承、验证、质疑、创新四部曲，以适应社会的需求和发展。

总之，衷中参西作为实现中医药现代化、科学化的有效途径，需要结合现代医学模式下多学科的参与，彼此协同促进。但要注意的是，必须始终以各级中医队伍为主体，各学科人员积极参与，才能保证不偏离中医主线。

二、病证结合理念与学院派教学模式的形成

（一）病证结合定式的渊源与现状

病证结合从萌芽到成熟经历了漫长的过程，历代医家多有研究，内容丰富。下面从

古代、近代和现代 3 个时期论述病证结合的发展历程。

1. 古代之病证结合

汉代以前——病证结合理念的确立。《黄帝内经》不仅开创了辨病论治理论的先河，还为辨证论治奠定了基础，并由此产生最早期的病证结合为辨证论治的萌芽，但尚缺乏病证的系统性和病证理论体系的完整性。至《伤寒论》首先以六经病命名，再依脉症不同辨证，分别使用不同方药治疗。《金匮要略》其篇名多是"辨某病脉证并治"可以看出，仲景是先辨病，后辨证，再参合症状的。仲景的辨证论治建立在辨病基础之上，建立了以病为纲、纲下分目、目分诸证、据证设方、按方择药的诊疗体系。但这一时期的病证混淆，时而称病，时而称证，病证结合理念比较模糊。

晋唐时期——病证结合理念初步形成。晋唐医家更关注病证结合，此时期的特点是以辨病为主的病证结合，甚至对某些疾病强调辨病，明确疾病分类和分科，对疾病认识更具体。如巢元方撰写的《诸病源候论》，孙思邈编写的《备急千金要方》，王焘整理的《外台秘要》等都是按内、外、妇、儿等专科对疾病进行分类，再进行辨证论治，并有辨病论治设方和辨证论治设方。总之，这一时期众多医家对疾病的了解和认识比较深入，力求先"辨病"，再"辨证"，辨病与辨证论治相结合。

宋金元时期——确立以辨证为主的病证结合模式。宋以后辨证论治为核心的病证结合论治模式的形成，极大地推动了中医临床诊疗水平的提高和临床医学的发展，这一模式对今日中医临床诊疗仍有着重要指导作用。此时期对中医理论进行了广泛而深入的研究，北宋政府组织众多医家校刊了大量医学古籍；通过对《黄帝内经》《伤寒杂病论》等经典著作的深入研究，吸纳了其中的辨证思维，形成了以辨证为主的病证结合论治模式。另有金元四大家在学术争鸣的氛围中各抒己见，进一步推进了中医辨证论治为核心的病证结合理论。诸多医家阐述其理，并付诸临床实践，从多角度扩展了病证结合、辨证论治的理论范畴。

明清时期——病证结合理论的充实与完善。明清时期增加了许多病证结合新病名，并创立了新的辨证方法，隐含了现代医学的理论知识。并且对温病的认识也有所创新，温病病种不断分化，种类增多，创立了独特的温病辨证方法，将温病分为风温、春温、暑温等病种进行治疗，开辟了外感热病治疗的新途径，形成了以卫气营血和三焦辨证论治为核心的温病病证结合论治体系。清代郑梅涧的喉科专著《重楼玉钥》则是辨病与辨证相结合的典范，具备现代认识疾病的气息。书中阐述了咽喉解剖、生理病理及咽喉疾病的诊断治疗、转归、预后等，体现了辨病与辨证相结合的思想，将两者融为一个有机整体。

2. 近代之病证结合

近代，西方医学传入中国，除了继承传统的病证结合诊断模式外，又诞生了西医病与中医证的病证结合模式，例如陆渊雷在《伤寒论今释》中指出："研究病理当从病，或从其病灶，或从其病菌，或从其所中之毒，西医所论详矣。商量治疗当从证。"此外，唐容川的《中西汇通医经精义》及张锡纯的《医学衷中参西录》等均是现代病证结合的雏形。但是基于当时历史条件的限制，诸多医家对西医知识了解不甚全面；且受科学发展的制约，西医发展仍有不足，可用以互补的理化检查种类不多，许多疾病诊断缺乏"金标准"，治疗虽可获效，但论治尚欠缺科学、严谨的理论支撑。例如《医学衷中参西录》一书中介绍了以西医诊断命名的霍乱、痢疾、白喉等传染病，参考现代医学检查和化验结果，认为均与菌毒感染有关，就提出了"当以解毒之药为主"的治疗原则。因此，在西医病与中医证结合之初，临床实际运用多存在中西医简单对应，片面、牵强之处，中西医治疗理念混乱不清，但是中体西用，结合两者优势，协同互补的思想，对基于病证结合的辨证论治起到了承前启后的作用。

3. 现代之病证结合

现代病证结合与传统病证结合是中医学自身发展过程中不同阶段的产物，此阶段关于病证结合之病是指中医之病还是西医之病有不同的观点；如何进行病证结合有不同见解，医家众说纷纭，百家争鸣中促使人们不断思考，从而推动了此理论的进一步发展。

时代的社会状况决定此时代的医学理念和发展状况。就当今医学发展现状，不可否认现代医学在诊断疾病，寻求病源，探讨机理方面具有更客观、更深入的研究成果，对于把握疾病的发生发展、转归预后更为确切；中医病名较为笼统、直观，诊断模糊，不利于推广与临床运用；现代医学对病的诊断明确、具体，临床运用方便，易于掌握。不可否认这是当今医学潮流所向，大部分中医医院的临床诊疗都采取了这种西医诊断疾病、中医辨证论治的模式，这也是当今中医药现代化、衷中参西方向下病证结合理论体系发展的大势所趋。

（二）病证结合理念是衷中参西思想的充分体现

随着现代医学理念融入中医临床实践，如何衷中参西，优势互补，在继承中医的前提下，把握中西医两种医疗思想，为现代病证结合理论奠定基础，更好地发展中医，成为中医界亟待解决的问题。笔者结合基础理论与临床提出：现代的病证结合是指西医的病与中医的证高水平的结合，它包括西医的病与中医的病、证在疾病的诊断和治疗两个不同阶段中三个层次的关系。

1. 第一层次——病病分离

明确诊断是治疗的前提。这里所说的病病分离，即严格分离中西医两个诊病体系，分别沿用中西医各自的病名，避免生硬对应。众所周知，中西医诊断思想截然不同，导致两者的病名不可能是一一对应的。现代医学的病是指机体在一定条件下，由病因与机体相互作用而产生的一个损伤与抗损伤斗争的有规律过程，体内有一系列功能、代谢和形态的改变，临床出现许多不同的症状与体征，机体与外界环境间的协调发生障碍。它依靠患者的症状、体征及各种理化检查来区别、界定，着眼点在微观。中医的病则是对疾病全过程的特点与规律所做的概括，它主要根据患者的主症、体征结合发病原因来确定，更注重整体观。简单来说，现代医学的病名描述的是病因，中医病名描述的则是症状。一个病因可以对应多种症状，一个症状又可以由多种病因造成，可见中医的病与现代医学的病不是简单的一一对应，必然存在可结合与不可结合两部分。例如，现代医学的高血压可以与中医的眩晕相对应，也可以与中医的头痛、心悸相对应；中医的眩晕可对应高血压、梅尼埃综合征等多种西医的病。清楚两种医学诊病体系的差异，分别诊断，规范病名，使病名清晰分离，是进一步诊断的前提。

2. 第二层次——病证分离

这一层次的"病"指上文提到的现代医学的"病"，"证"为中医之"证"，即在疾病发展过程中的某一阶段的病机概括。病证分离是指在病病分离的基础上，进一步区别中医辨证与现代医学诊病。病证分离是治疗成功与否的关键环节。辨证论治是中医的特色。换言之，辨证是在中医体系下的辨证，与现代医学的病无关。所以，中医辨证应根据患者的症状及舌脉，结合中医对疾病的诊断来确定，绝不能拘泥于现代医学诊病结果。例如，高血压与肝阳上亢并无直接关系，对高血压患者的辨证可能是肝阳上亢，也可能是肝肾阴虚、痰浊中阻、瘀血阻窍，或是上热下寒；而肝阳上亢证除了见于高血压病，亦可见于其他疾病。总之，病证结合理念也是中医同病异治和异病同治原则的体现。只有病证分离，才能准确辨证。病与证的分离是高水平结合的前提，而立足于证候来讨论疾病，据证言病，病证结合，才是准确辨证的关键。

同时，病证结合还需要有所侧重。据病言证，就是先看到疾病的总体特征及其发展趋势，然后才去认识患者目前的证候特征，这种辨证理念更加偏重前者，也就是说，更加偏重病的认识，这种理念忽视了中医学的个体化诊疗。相反，据证言病则是偏重于个性的把握，是先看到患者的证候特征，然后再参考疾病的整体特异性，这种辨证理念符合个体化的诊疗思路，是中医数千年来疗效长盛不衰的关键所在，也是衷中参西，中体西用的体现。

3. 第三层次——高水平的病证结合

在前两个层次的基础上，对疾病的诊断进行了分离，才能在疾病的治疗中真正做到高水平的结合。所谓高水平的病证结合是指联合应用中药与西药，同时也可结合现代治疗手段，不仅取两者之长，达到叠加增效的目的，更要补两者之不足，一方面利用中医缓解现代医学无法解决的症状，另一方面让现代医学为中医保驾护航，使中医的应用更加灵活自如。中医强调治病必求于本，现代医学对病的治疗强调消除局部病因，中医的对证治疗强调整体调节，两"本"并求，事半功倍。以高血压为例，现代医学治疗高血压的效果有目共睹，而在临床中经常见到血压下降后患者头晕、头痛等症状仍在，甚至加重。只用西药降压，患者病痛仍在；只用中药治疗，降压效果缓慢，存在心脑肾损害的风险。此时，在西药稳定降压的基础上，应用中医中药对其辨证，审证求因、合理论治，可改善患者症状，调整全身情况以达到满意效果。高水平的病证结合既可达到降低疾病风险，又可延缓疾病进程，并能迅速减轻患者痛苦，起到一石三鸟之功。

综上所述，现代病证结合是两阶段三层次高水平的病证结合，两个阶段分别是诊断和治疗，三个层次分别是病病分离、病证分离及高水平的病证结合。其中第一层次——病病分离是明确诊断的基础与开始，第二层次——病证分离是区别两种医疗体系的成熟与完善，两者共同组成了诊断的病证结合，并为治疗阶段高水平病证结合奠定了坚实的基础。高水平的病证结合实质是使中西医各司其职，扬两者之长、避两者之短，互相补充，在危重疾病中，让现代医学为中医保驾护航；在慢性疾病中，更加灵活自如地应用中医，从而达到减少患者病痛、提高患者生活质量的最终目的。现代医学与中医虽道不同，但可相与谋。中医弥补了现代医学的不足，现代医学的保护也使中医拥有更广阔的发挥空间。病证结合诊疗理念必将在衷中参西途径中实现中医药现代化、科学化发挥卓越作用。

（三）病证结合理念在当今医疗体制下的指导意义

1. 病证结合理念以病为依托，以辨证结果为依据，突出了中医辨证特色和优势

中医学具有从整体功能"司外揣内"的观察和推理模式，依据中医学"有诸内，必形诸外"的理论，通过望、闻、问、切搜集四诊信息，利用形之于外的四诊信息，对疾

病做出确切的诊断后，按照中医辨证论治原则，确定符合临床实际的证型，并在辨证分型的基础上进行病、证结合的遣方用药，这种诊疗方式已逐渐为人们所认可。辨病是对中医辨证的必要和有益补充，有利于进一步对疾病性质的认识，有助于掌握不同疾病的特殊性及发展、转归。例如一个经现代医学诊断为"冠状动脉粥样硬化性心脏病"的患者，结合症状表现、舌脉等，用中医理论辨为"胸痹之气滞血瘀证"，经活血化瘀、行气止痛法则治疗后，患者胸痛诸症逐渐缓解，一般情况好转，而辅助检查显示冠状动脉粥样硬化性斑块与狭窄仍存在，此时以现代医学观点来看，病未痊愈，仍宜继续治疗，即使"胸痛"症状消失，也不可停止治疗，应以病为依托，继续辨证施治。

总之，病证结合模式体现了一种疾病的共性规律和患者个体特性的有机结合。每一种疾病均有其共性表现，通过对共性表现进行现代医学诊断，可以把握疾病的基本病机，指导基本治疗方案；重视个体差异是中医学的优势所在，通过对不同患者的个性化辨证论治，又能将基本治疗和个体治疗相结合，使治疗更有针对性。目前医院病历双诊断、联合用药的做法，既可从宏观认识疾病的临床症状与个体差异，又可从微观方面了解疾病的病理变化，对广泛的证加以具体化，从某种意义上来说，是对中医辨证论治体系的补充与完善，是目前中医学临证处理疾病、组方遣药、保证疗效的前提，也是中医药取得最佳疗效，实现中医药现代化、科学化的途径之一。

2. 病证结合模式是中医学发展的必然，是中医药临床疗效评价的关键环节，是中医药融入国际主流医学的切入点

中医药学赖以生存和发展的基础是临床疗效。传统上以个人经验进行个案前后比较式的疗效判定方法已经不适应中医药学现代化发展的要求，直接用现代医学的临床疗效评价体系，也不适用于中医学的诊疗规律。因此，如何建立符合中医特点的临床疗效评价方法和评价体系已成为临床研究亟待解决的问题。

病证结合已经成为当前中医临床诊疗和研究最重要模式之一。在现代医学作为世界主流医学的背景下，病证结合的诊疗思想为中医临床诊疗注入了新的内容，其着眼于疾病基本病机来辨证论治，以临床疗效最大化为最终目标，优势在于正确、全面地评价中医药的临床疗效。所以我们在中医理论的指导下，参考并吸收现代医学对疾病的疗效评价理念，分解证候，寻找适用于单个症状和体征的测量指标，对证候形成证据链，进行"指标式评价"，探索"阶梯式诊断、结合式治疗、分解式评价"的中医临床评价模式，建立包括疾病、证候、生活质量及临床结局在内的多维度的中医药临床评价体系，将为中医药的临床疗效评价提供新的思路。

循证医学是以证据为基础的医学，强调从系统研究中获取证据，使研究结论建立在具有说服力的、充足的证据基础上，从而使在个人经验和科学研究基础上的诊疗手段、方法更具有效性和安全性。循证医学亦重视临床实践中个人经验与从系统研究中获取的科学证据、结论相结合，以提高临床医生的诊疗水平，并认真、确切、合理地应用于临床决策，改善临床诊疗结果。病证结合既重视从临床中获取患者的信息对诊疗的指导作用，又注重科学系统的研究；既遵循疾病防治的科学系统性原则，又遵循了个体化治疗的原则，故体现了循证医学研究的基本思想。完善循证医学证据，借鉴现代医学临床疗效评价的有效方法，对于建立中医药独特的临床评价体系，促进中医药临床与科研的现代化，以及早日融入国际主流均具有重要意义。

（四）学院派教学模式下的人才培养问题

传统中医药人才培养主要为师承、私淑或自学等形式。随着新中国的成立，我国教育体制发生了极大的变革。在人才培养方面，中医学术教育、继承方式开放创新，大力发展院校教育。自1956年起，国家决定在北京、上海、成都、广州建立4所中医学院，并将南京中医学校改为南京中医学院，同时在西医院校开设中医系或增设中医课程。从此，中医教育正式纳入国家高等教育的轨道，而学院派教学模式也日趋完善。目前，各省、自治区、直辖市大都设立了中医药大学，全国高等中医药大学已30余所，中等中医学校也有50余所，为中医事业的发展培养了大批高级专门人才。

但值得注意的是，一方面由于大部分中医院校固守纯中医理念，其教材崇古遵经，不越雷池半步，较少吸收现代科学技术；亦有一部分中医药大学较为冒进，疏于中医传统经典古籍的学习，而偏重西医课程，有中医之名而无中医之实。中西医学知识体系的差别和影响必然存在，二者的高效结合又是大势所趋，因此解决好吸收现代医学优秀理念与继承传统中医经典理论的关系是培养中医人才的前提。面对科学技术突飞猛进的发展，中医药学创新势在必行，医学教育开放创新也刻不容缓。要继承和发扬优秀的教育思想、制度和方法，改革一切不符合现代要求和发展趋势的教育思想、制度和方法，创造出新的教育模式。

病证结合研究亟须进一步挖掘中医原创思维。中医原创思维脱胎于中国古代文明，反映了中国先贤对生命健康认识的智慧，注重从整体系统地调整人体的阴阳平衡状态，并将继续为维护人类健康作出贡献，这无疑是一座极具原创优势的科技资源富矿。正如张伯礼院士所指出的："中医药学虽然古老，但其理念并不落后，符合先进医学的发展方向。国内外长期实践已经反复证明，现代生命科学所遇到的诸多困难和挑战，将从中医药学中找到解决的思路和方法。"目前病证结合研究，虽然研究对象是中医原创性的"证"及其相关的概念，但主要研究方法和技术还在借鉴现代医学及其背后的现代研究技术和手段，如屠呦呦教授在提纯青蒿素的过程中，从中医经典名著《肘后备急方》有关的截疟记载，联想到提取过程可能需要避免高温，由此改用低沸点溶剂提取，是对中医原创提取工艺的借鉴和改进，提纯的青蒿素给世界献上了一份礼物。因此，中医教育既要继承传统优势，培养学生扎实的中医学根基，提高学生的临床实践能力，又要注重吸纳现代科学技术和方法，如循证医学、网络药理学、基因组学、蛋白组学、代谢组学等具体研究方法。积极开放，解放思想，继承但不泥古，革新而不离宗，培养出在临床、科研（医学、药学）皆具备开放包容、创新性思维的高素质中医药复合型人才，保证中医学跨世纪持续发展。

第三节　循证医学、转化医学、精准医疗与中医药实践

一、循证医学与中医药

（一）循证医学与中医药研究及评价

1. 循证医学概述

（1）循证医学的起源　循证医学理念源于 19 世纪中叶唯物论学派的兴起，认为世间事物的本质是物质的，是不依赖人们的意识而客观存在的。因而对事物的判断也需要确切的证据。由于 20 世纪 70 年代临床流行病学的发展，50 年代大样本临床随机对照研究和互联网的蓬勃发展，加之社会信息化、网络化，逐步形成了循证医学。1992 年，由加拿大 McMaster 大学 Gordon Guyatt 所领导的循证医学工作组在 *JAMA* 发表了名为 *Evidence-based medicine, A new approach to teaching the practice of medicine* 的文章，第一次提出了 Evidence-based medicine 这一概念，并就如何将这一概念引入临床教学，如何在证据基础上实践循证医学进行了探讨。

（2）循证医学的概念　加拿大著名流行病学教授 David Sackett 在 *Evidence-Based Medicine, How to Practice and Teach EBM* 一书中这样定义："慎重、准确和明智地应用当前所能获得的最好研究依据，同时结合临床医生个人专业技能和多年临床经验，考虑患

者的权利价值和期望，将三者完美地结合制定出患者的治疗措施。"循证医学并不否定经验医学，而是脱胎于经验医学，其具有三个突出特点，最好的研究证据、临床专业技能、患者的价值。其中最好的研究证据是循证医学的核心。

（3）循证医学研究证据的分级　证据是循证医学的基石。循证医学强调证据必须来源于临床试验及对临床试验的系统评价，按照证据质量和可靠程度，循证医学证据可分为以下五级：①一级证据，研究证据来源于所有设计良好的、前瞻性的随机对照研究（Randomized Controlled Trails，RCT）所做出的系统评价或 Meta 分析（Meta-analysis，MA），证据的可靠性最高。②二级证据，研究结果至少来自一个严格设计和实施的前瞻性 RCT 分析结果，证据的可靠性较高，建议采用。③三级证据，证据来自设计良好的前瞻性试验研究，但为非随机的，证据有一定的可靠性，可以采用。④四级证据，研究证据来源于设计良好的试验研究（非前瞻性、非随机性），无对照组，例如系列病历研究或相关描述，证据的可靠性较差，可供参考。⑤五级证据，个案报道或临床总结及专家意见。此级证据的可靠性最差，仅供参考。

（4）循证医学的研究步骤　循证医学将临床医学的实践过程规定为五个步骤，即：①提出一个或数个拟解决的并且有解决可能性的问题；②检索证据；③评价证据；④应用证据；⑤后效评价，借以大大提高医疗决策的标准化和合理性。需要特别说明的是，不是要医师在面对患者的时候"临阵磨枪"，遇到问题才去检索证据、评价证据。作为实践模式和思想方法论，循证医学中对证据及其评价方法的掌握应该在平时就有丰富的积累，在出现各种临床情况时才能依循正确的程序做出正确的决策；而在出现陌生情况时就能依据"五个步骤"对证据进行检索、评价及应用。

2. 循证医学与中医学的对接

（1）循证医学与中医学的渊源　中医与循证医学有较深的渊源，Sackett 在 *Evidence-Based Medicine，How to Practice and Teach EBM* 一书中说，使用"循证医学"这个概念的灵感，来源于中国乾隆时期使用"考证"的方法，即使用证据的研究来解释古代典籍。中医临床医学形成的标志是《伤寒论》，是张仲景在继承古代医籍精华的基础上，经过验证与实践，搜集、筛选大量临床证据，验证前人方证使用效果，对疗效欠佳的方剂加减化裁、另立新法，对疗效确实可靠的原方照用，选择能说明主要病机的脉证作用为经方治疗的最佳证据，融辨证论治与方证理论为一体，集临诊、治疗、预后、判效于一身，完成了中医临床最佳证据的生成、实践与评价，为医生正确诊疗提供了可靠的依据。《伤寒论》成书过程具有循证框架，奠定了中医循证研究体系的基石，是仲景对古代文化遗产标准化的结晶，是古代循证研究的真实写照。

（2）循证医学与中医学的相似点　循证医学和中医药学虽然形成和发展于不同时代，且各自有着不同的哲学基础、思维方式和方法，但在某些方面有一定的内在联系。一些学者在比较循证医学与中医学时认为，循证医学着重从人体对于干预措施的整体反应去选择临床试验的终点指标，和中医学关于人体生命活动的整体观进行思辨的思维方式几乎一致，认为两者都忽略中间环节或中间指标，关心考察终点指标——即患者的整体疗效，此外二者还共同强调对生存质量的重视。中医学几千年的临床实践不但注意个人临床经验的积累还十分重视医学文献的收集和整理，大量古典医籍的积累对中医学的发展起到了十分重要的促进作用，这和循证医学强调从医学研究文献中获取系统信息指导临床决策有着异曲同工之妙。

①整体观念：整体观是中医学的特点和优势。它认为人体各脏腑组织器官在生理、病理上相互联系、相互制约、相互影响，重视从局部病变与整体机能的有机联系上分析疾病的病机变化。在治疗上从整体分析病因、症状等主要矛盾，重视人整体功能状态的调整和改善，根据机体整体反应，及各脏腑、经络、气血的联系，采取扶正祛邪、治病求本的原则和具体治法，进行全身调整和治疗。循证医学也具有整体观念，它突破以往以疾病为中心的模式，倡导临床措施和医疗决策都要以患者为中心。评价一种疗法是否有效，重视与患者密切相关的临床指标，如病死率、致残率、生活自理能力及生命质量等，而不是实验室或影像学等中间指标的改变。它认为理论假设、动物或离体实验结果都不能为临床决策提供确凿证据。没有以患者为中心的临床研究结果，要评价干预措施的有效性和安全性是不可能的。两者都认为评价卫生决策的金标准应是改善患者的自觉感受，提高生命质量。证候疗效和生存质量，只是形式不同而已。

②辨证论治：中医辨证的第一步是通过四诊收集证据，从望、闻、问、切各个方面来观察、了解病情的变化，以外测内，以常衡弈，将诊查结果作为辨证、立法、用药的依据。在症状的采集过程中还要分析是主要症状，还是次要症状，是基础症状，还是特征性症状。在寒热错杂、虚实相间的复杂病症中，对临床上可以见到"至虚有盛候""大实有羸状"等症状判断是否与疾病的本质相矛盾，还要鉴别症状的真假，去伪存真，透过现象看本质，得出正确的诊断。对所得到的症状，要进行审证求因，要因人因时因地而制宜，结合地域气候的特点，神志七情的变化，综合分析得到的诊断依据，以进一步考察证据的可靠性。循证医学的核心思想是寻求证据、应用证据。医生对患者的诊断和治疗措施，政府制定医药卫生政策都应根据科学的、可靠的临床证据做出

决定。而最终证据的获取，也是最广泛收集临床研究报告和观察结果，按照临床流行病学的循证医学标准进行分析，判断其可靠性。对有较多高质量的报道进行 Meta 分析和系统评价，以确定某一种诊断治疗措施的真实程度和可应用性，为临床医生和卫生行政当局决策提供依据。两者都重视临床证据，但层次、角度和目的有区别。前者重视患者个体的主观感觉和客观表现，主要用于诊断；后者注重的是对诊断和治疗结果的分析评价，主要用于指导临床决策。

3. 循证医学对当下中医学的发展要求

（1）研究质量　高质量的临床研究报告是循证医学的基础，筛选出临床决策的最佳证据，严格评价其文献质量。循证医学强调临床科研严格设计、衡量和评价，要看是否采取了随机对照的设计方法，是否有偏倚和混杂因素的影响，定量指标是否有效、可靠，终点指标是否有临床意义，卫生经济学是否合理及是否有推广价值。并根据临床证据质量强度依次将临床研究文献分级评价。只有以大量高质量临床研究报告为基础才可能抽提出最真实、最可靠、最具有临床价值的科学证据。中医临床研究报告甚多，但真正随机对照试验论文却很少，质量堪忧，很难以此做出高质量的系统评价，更不能为临床决策提供科学依据。中医辨证标准、临床分型及治疗方法难以统一的症结大概也在于此。这种低水平重复研究的状况必须尽快改变。

（2）研究方法　中医临床诊治，每个医生都有自己独到经验，而每个单位又有自己制定的一套方案，这种多样性有其优点，但也有明显不足。往往好的方法、技术和方案不能推广，影响了中医学术进步和诊治水平提高。循证医学临床多中心样本的研究方法值得学习借鉴。强化顶层设计，质量控制，加强技术培训，统一诊疗标准，强调跨地区、跨单位合作，这些成功的临床多中心研究方法应当在中医临床科研中推广应用。当然在承担国家重大攻关项目和中药新药Ⅱ、Ⅲ期临床研究中，也不同程度地采取这些方法，取得了一些成绩，但参加单位不多，观察时间较短，评价用的是中间指标，在科研设计和质量控制上也有较多缺陷。认真学习循证医学临床多中心研究方法，将从整体上提高中医行业的临床研究水平，为临床决策提供真实可靠的证据。

（3）文献研究　循证医学重视文献收集，应用严格标准对文献进行分析，从选题、设计、指标、质量、效果、经济等多角度进行评价，并做出系统评价和 Meta 分析，从中获得真实可靠并有临床应用价值和推广前景的最佳证据，指导临床决策，服务于临床。中医古今文献浩如烟海，以往文献研究多重视考究源流、版本沿革、转注字词、摘录章句。近代文献也多是引用方法、摘录结论，很少对其内在质量进行分析。结果是论著颇多，但真正能帮助临床决策，推动学术进步的真知灼见却寥寥无几。因此，深入学习并实践循证医学对文献分类、分析和评价的方法，将提高中医文献质量，促进文献的开发利用，并开拓古代文献研究挖掘的新途径。

（二）循证医学与中医药学研究相结合的成果及思考

辨证论治是中医的精髓，从《内经》到《伤寒杂病论》，形成了完善的辨证论治体系，其后的河间、易水、温病等各家学派学说未跳出其框架，"理必灵素""法必仲景"的局面至今未能有效突破，而目前，中医这种传承千年的理论体系优势已然受到了循证医学的挑战。因此贯彻循证医学思想，实事求是地对辨证论治进行重新认识，去伪存真，去粗取精，可以促进中医药学更好更快发展。当然这种发展的前提是不能丢掉中医最基本和最有价值的内容，要将中医之精华理论移植至循证医学模式中，用循证医学证明辨证论治的科学性。

（1）将证候表述客观化、现代化　一般而言，中医的基本理论、常用药物和方剂是历代医家千百年来经过大量人体临床试验总结出来的，基本上是可信的，但免不了带有历代医家的主观体会，在表述上具有模糊性和随意性，这与现代有实验基础和统计学依据的临床研究不可同等看待。因此对"证"的术语描述要客观化、规范化，完全有必要补充现代医学视触叩听检查、血液生化检查、影像学检查所获得的资料，以补充中医四诊之不足。只有将病史资料客观化，"证"这个逻辑起点表述准确了，推理辨证才有可能更具有逻辑性，才能避免"有病无证""有证无病"的缺陷，才能将辨证与辨病有机结合。因为中医与现代医学的研究对象、研究目的从本质上讲是相同的，应该有相互学习和借鉴的地方，只要证或者病名、症状的描述规范化，大家都能听得懂、看得懂，才能更好地合作和交流。2003 年中医成功介入 SARS 的防治，是一个有益的启示。中医完全没有必要为其拟定中医病名及诊断、治愈标准，那样只会造成学术上的混乱和交流的困难，应完全按照国际认可的诊断、治愈标准作出符合实际、操作性强的辨证分型标准，以指导实践，只有拿出设计良好的研究结果，才具有说服力。

（2）将辨证论治标准化、规范化　辨证论治作为中医药的核心理论，理应得到继承，问题在于辨证标准不统一、有病无证、一证多病、一病多证等问题，使临床医师抓不住重点，治不好病往往认为是自己学业不精，辨证不准，组方遣药不当，没有真正掌握辨证论治的精髓，而不去怀疑自己的研究方法是否存在缺陷，是否符合辩证唯物主义认识论。因此用循证医学思想揭示中医药的治疗机理和验证辨证论治的科学性，不仅能促进古老的中医学焕发生机，还能为现代医学提供新的思路和发展空间。中医的辨证论治应尽量吸纳或采用国际通用的疾病诊断标准、疗效标准，以疾病分证，制定既符合现代医学，又兼顾中医辨证的诊疗标准，扬弃陈旧的、模糊的或不合理的内容，加强国际交流，用现代流行病学、分子生物学研究成果来补充和规范辨证论治，改变那种片面的，以个人经验或习惯为主的辨证模式，这对促进中医学发展将产生重大影响。

（三）从循证医学角度看中医药的不足与展望

1. 以重点疾病为突破口，由权威机构根据已有证据制定出既符合国情又能与国际接轨的重大疾病的诊断、辨证分型、治疗方案、疗效评定的"金标准"，以指导中医药临床、教学和科研工作，从整体上推动中医学的发展。

2. 主管权威部门应选择条件好、科研实力强的医院作为研究基地，用循证医学方法，提出临床问题，查找已有证据，进行多中心、双盲、随机、大样本的临床病例观察，获得最佳证据，指导实践，以期在最大范围内使患者获得最大益处。

3. 重视中药复方研究，筛选一批疗效稳定的复方制剂进行严格的随机对照试验，及基于这些临床试验的系统评价，拿出自己的循证医学依据，指导临床医师的医疗实践，纠正传统辨证论治的局限性和盲目性。

4. 利用现代制剂技术、实验手段、临床分析方法加快剂型研究，使中药制剂成为高效、低毒、稳定、可控的制剂，打造国际知名品牌，占领市场。

5. 基础研究亟待提高，用循证医学思想规范基础研究，强调科学性，避免盲目性，及时纠正那些脱离实际试图以动物模型来揭示中医证型本质的研究，重视现有的最好临床证据，从临床试验中揭示中医的治疗机理。

二、转化医学与中医药

（一）转化医学背景下的中医学研究

1. 转化医学简介

2003 年美国 *Science* 杂志发表的一篇关于 NIH 路线图的计划中将转化医学定义为：在实验室体外发现和动物体内试验的基础上，进一步进行人体试验，强化临床研究验证其效果及安全性，并在临床实践中加以推广应用，转化医学就是从实验台到病床，再从病床到实验台连续反复不断完善的过程。

对于转化医学，很多学者认为这是一个新的学科、新的研究方向。在科学研究较发达的国家，随着新的研究技术的发明和新的医学知识的完善，大量资金的不断投入，人众对医疗改善人们健康效果的质问和质疑也日益增加。人们便在这种质疑声中，不得不开始重新审视现有的医学研究模式。如何让研究服务于人们的健康，转化医学呼之欲出。转化医学是人们对于现在的医学研究的一种全新认识，它是一种新的概念、新的模式，但不是一个新的研究领域。

转化医学的研究目的是在基础研究与临床医疗之间建立更直接、更有效的联系，使实验室的基础研究成果尽快转化为临床诊断和治疗服务的新方法、新手段。临床医生可以应用最新的科研成果为患者服务，也可以引导研究者进行有目的的基础研究，同时转化医学也是多学科交叉的医学研究模式，包括分子生物学、临床医学、生物信息学、化学及材料科学等众多领域，并且需要专业的团队进行管理，这些比较苛刻的条件给转化医学的普及带来了很多的困难，对此我国提出支持转化医学研究在生物医学领域一个重大政策《中共中央关于制定国民经济和社会发展第十二个五年规划的建议》中指出"以转化医学为核心，大力提升医学科技水平，强化医药卫生重点学科建设"，给中医药学向转化医学模式发展提供有力的支持。

2. 转化医学在中医学中的应用

（1）充分体现中医学特色和优势 中医药学在发展之始就体现了转化医学的基本理念，即从临床到理论再到临床的发展过程，可以说中医药学本身就是转化医学，或者说中医药学从来就是转化医学的先导者和践行者。但是由于其与现代医学研究方法存在很大差异，所以在中医学中建立转化医学研究模式必须在遵循其自身发展规律和理论体系的基础上，充分体现整体观念及辨证论治的特色和优势，针对证候的辨证分类、治则治法、方药运用、证候传变、疗效评价等关键环节，从临床中遇到的实际问题出发，广泛吸收和应用多学科交叉知识，合理运用现代科技研究成果，开展不同层面的证候发生、发展、分类、治法方药和疗效评价的敏感性生物标志物群的筛选，并给予其脏腑和四诊信息定位等中医内涵及其临床应用研究。

（2）在中医学中全方位推进转化医学体系建设 转化医学的兴起和发展给中医学的发展带来了可喜的机遇和严峻的挑战，其建设进一步提高了中医临床诊疗水平，加快了研究成果的转化，为中医学走入国际医学之林提供了历史性机遇，所以全面推进中医学的转化医学体系建设将开创中医药辉煌发展的新纪元。

转化医学不只是强调基础研究向临床的转化应用，更强调临床个体化诊断和治疗，这与传统中医学辨证施治是一致的。笔者认为在"临床－研究－临床"的转化医学模式下，个体治疗才是最终的研究目的，打破现有系统医学的模式，强调系统医学与个体医学的结合才是中医药转化医学的真正内涵，所以中医药转化医学的建立必须在遵循其自身发展规律和理论体系的基础上充分体现整体观念及辨证论治特色。

（3）从实验室到病床旁——转化中的中医药发展　中医药实验室或研究平台要体现中医科研的特点，中医学发展经历了比较长的历史时期，形成了独特的中医药理论并有效指导临床，是一门典型的经验和实践医学，现今的医学发展需要我们从经验和实践医学向实证、循证医学发展，转化医学为我们提供了新思维和新途径。因此，在长期的经验和实践医学的基础上，中医药转化医学研究具备了从临床到基础研究的有力支撑条件。

中医药实验室或研究平台建设遵循转化医学思维，也是立足国情、与时俱进的表现。我国天然药物资源丰富，千百年来就是我们用以防病治病的有力武器，中药理论具有鲜明特色，讲究平衡机体（纠正偏性）、系统调节；复方是主次分明（君臣佐使）的化学成分组合群；药物作用模式是多点－多点（系统－系统），运用转化医学有助于阐明中药理论并获得国际认可。因此，转化医学的兴起，必将推动我国中药创新和国际化进程。

我国实行的创新中药计划，就是借助和发展相关技术，从多学科角度对中药进行研究，在中药特色临床疗效评价体系、临床有效复方甄选和评价；复方的配伍关系，复方的药物质量控制，药效学和药动学及安全性评价；化学成分组合群与人体的相互作用等方面进行阐明，使中药更好地服务于人类健康。转化医学为实现这一点提供了思路。转化医学强调基础和临床的沟通，根据临床需求，采用蛋白质组学、代谢组学、生物分子网络和信息学研究方法进行基础研究，将研究成果尽快应用于临床。转化医学是实现我国中药现代化的一条有效途径。

2007年和2008年，北京协和医院举办了第一届和第二届转化医学研究国际研讨会，标志着转化医学研究在国内启动。2009年，国内首家儿科转化医学研究所在上海交通大学医学院附属儿童医学中心成立。同年中南大学转化医学研究中心在湖南湘雅医院成立。此后，全国的一些医学院和研究所也陆续成立了转化医学研究部门。我国的转化医学研究尽管有了发展，但不容忽视的是，针对中医药转化医学研究的实验平台建设仍比较薄弱，体现在平台数量少、人才缺乏及流通障碍。有报道称中国中医科学院与江苏省中医药研究院合作搭建中医药转化医学研究平台，说明以新理念、新思维建设中医药科研平台受到了重视，并跨出了实质性的一步。

（4）人才引入、培训及流通　中医药转化医学研究实验室的建立和建设，对人才的要求是既要熟悉中医药基础理论，又要树立转化医学思想，需要掌握较高的现代医学实验技术，有丰富的实践操作能力，具备较高的科研综合素质。各个实验室可以根据自己的实际情况出发，设立转化医学研究项目或采取柔性引进方式吸引高层次人才。高水平的实验室往往拥有作风优良、素质较高的团队。除了领头人才，团队骨干科研人员素质的培养和提高也值得重视。由于现代科技手段的进步，科研设备和测试技术不断涌现，要跟上先进技术的发展步伐，对团队成员要进行经常性的培训。要不断完善培训制度，通过派出学习、委托培养或邀请同行举行培训班、专题讲座等方式，分期、分批进行培训，使实验室所有人员处在不断的学习过程之中，适应转化医学科研形势发展的需要。建立无障碍的人才流通制度。2003 年全国人才工作会议提出要树立科学的人才观。人才流通作为其中的重要内容，创新了人才流通的观念，冲破传统意义上"人才固定、部门所有"的观念，提出"不求所有，但求所用"的原则，实现人才资源的最大利用率。各个中医药转化医学研究实验室以推动中医药走出国门、发扬中医药为共同目标，可以考虑互相之间进行人才合理、有效流动，建立长效机制，这可能需要一段时间的尝试。

（5）建立开放的中医药转化医学研究实验室　实验室的一个重要功能就是服务。随着我国对科研经费投入的增加，各种不同类型科研课题增多，促进了实验室研究工作的进步。整合分散、效率低的实验室资源，使之形成集中、专业的实验室，适合不同类型课题的需要，这对于中医药转化医学研究实验室的生存和发展可能更具有现实意义。首先，要突出转化研究特色，选准实验室的研究方向，对实验室的仪器设备、实验技术、团队分配进行整合。其次，参考国内或国外转化医学研究中心，设立若干个公共服务实验平台。这些平台既向本单位开放，也向外单位（如制药企业、医院、药用植物栽培基地等）开放。这些平台通过整合后，变得更专业化，在为更多单位提供服务的过程中，密切了相互之间的联系，有可能在药物基础与应用研究、临床诊疗新方案、新药开发研制等方面获得研究思路和成果，为中医药转化医学研究实验室的发展打下基础。中医药转化医学研究实验室的建立和建设是一项系统性工程，涉及许多方面，除了上述的人才队伍建设、开放体系实验室建立内容之外，还包括管理机制、运作机制和交流机制等内容，需要在实践中不断地探索。

（二）转化医学与中医药学结合的成果及思考

1. 中药的质量控制仍是中医药发展的瓶颈

在转化医学的研究体系中一直在强调中药质量的重要性，因为只有基础实验的原材料质量有了保证，才可以保障研究水平及临床的实用有效。2011 年 5 月，欧盟委员会全面实施《传统植物药指令》里面还没有传统中药能够成功获得注册。这一现实情况深刻地说明了现在中药质控标准的问题。中药的现代研究多数是寻找中药有效成分，阐明其起效机制。对于中药组方的研究也是用各有效成分进行不同的配比来阐释方剂的内涵。但是这种研究模式往往忽视了中医理论的作用。中药是在中医理论指导下作用于临床的，一旦脱离了中医理论，中药就失去了它的药性、药效，中药就变成了植物药。所以，中药在完善自身量化标准的同时要寻求一条符合自身需要的质控之路。

2. 在转化医学模式下中医学的疗效评价体系有待建立

几千年来中医一直以临床疗效作为自己的特色，并从临床中不断完善自己的基础理论，可以说中医药的生命力在于临床，创造力源于临床，但是在标准化、量化的现代社会中，中医药突出医生个人经验的临床诊疗模式面临着新的考验，中医的临床疗效评价不能停留在医生的认识、患者的感觉上。转化医学提出了"临床 – 科研 – 临床"的研究模式，为中医药的疗效评价体系建立提供了很好的借鉴。在这种模式中规范、系统地评价中医的临床疗效是目前中医药工作的重点。

3. 中医药转化医学模式的建立面临多方面的困难

我国转化医学还处于初期阶段，转化医学是一个多学科交叉的领域，需要多学科、多专业通力合作，相互交流和完善才能最大限度地发展转化医学，而且转化医学需要一个专业的管理团队对多学科的交叉研究进行有效的管理。虽然我国已经建立起多个转化医学研究中心，如 2002 年中国科学院上海生命科学研究院和上海交通大学医学院合作建立了生物医学转化研究平台；2009 年，中南大学转化医学研究中心在湘雅医院成立，但是中医药的转化医学之路不能单纯依靠研究所。在我国中医药基础教育中就应渗透转化医学的概念，这样才能从根本上保证中医药转化医学今后的发展。

（三）基于转化医学发展下的中医药学研究的不足与展望

1. 建立具有中医特色的中药质控标准

中药在中医理论指导下用于临床，源于"中医理论服务于临床是中药的基本特征"。近年来，中药标准化研究主要集中在单味药的有效成分及方剂组分的研究，取得了重要的研究成果。

但是在转化医学模式下，中药标准化研究应突出"源于中医理论""面向临床、服务于临床"，就是要让质量标准更加贴近临床，让效用标准更有科学依据。建立面向临床的中药（品、质、性、效、用）标准化研究，国内已有学者对此进行研究并初步创立了中药大质量观（Integrative quality concept of CMM）和中药（药性）热力学观等。其团队认为中药标准化当从以下几方面进行：一要医药结合，不要就药论药；二要药材、饮片和制剂质量一体化考量，不要就药材论药材；三要"品-质-性-效-用"一体化，不要就质量论质量；四要质控模式多元化，不要就成分论质量；五要定量测定标准"标而又准"，不要"标而不准"。

中药的质量控制一直是制约中医发展的瓶颈，是仿效西药研究过程还是走符合中医特色的质控之路一直是国内中药研究的讨论点，笔者认为西药病理-药物-靶点的单一研究过程不符合中医的传统特色，而且转化医学的到来也预示这种模式必将退出药物研究的舞台。所以中药的标准化要走符合中医的特色。

2. 建立病证结合模式下中医疗效评价体系

中医的临床疗效评价一直是中医界研究的热点，目前病证结合模式下的中医特色疗效评价体系已成为主流的疗效评价体系，很多学者对此展开了研究。从疾病疗效、证候的疗效（包括对症状、体征的测评、舌、脉的测评）、患者生存质量及其临床报告等方面讨论符合中医药理论的多层次疗效评价体系。陈可冀院士认为评价中医药疗效应强调四性，即合理性、重复性、随机性、代表性。

转化医学强调研究应以临床为中心，而确切的临床疗效评价体系无疑是其中的关键环节。病证结合模式下的中医临床疗效评价体系的建立为中医药的临床疗效标准化指明了道路。

3. 应从多方面重视中医药转化医学的研究

转化医学，与其说是一种医学模式，不如说是社会对医学的全新认识。其理念强调医学服务于临床，服务于社会。这就使医学上升到全社会的高度，这种冲击必然是多领域、多层次的。首先，国家对于中医药转化医学的重视，是其发展的重要基石。近年来我国已加大了对转化医学的投入，如建立研究中心、召开专项研讨会等。这些都为中医药转化医学的建立作出了重要贡献。其次，转化医学需要专业的人才。面对这种变化调整现有中医学教育模式是必要的，从单一的医学知识-临床技能培养模式向多样化培养、科研临床并重的模式转变，强调基础与临床、临床与科研的早期复合渗透式培养。

此外，加强与国外的交流与合作。中医学在理论与治病手段上与现代医学不同，我们应积极汲取现代医学可以和中医相结合的内容，借鉴国外转化医学的研究经验，建立中医药转化医学的国内外合作交流平台。

目前，国内转化医学整体水平正在不断提高，全国各地也逐渐建立了转化医学研究中心，召开转化医学高峰论坛，传播其方法和理念，而且转化医学已经被政府部门重视，将其纳入了"健康中国2020"科技支撑战略，加强了政策对其的导向作用。但是尽管如此还是应该认识到，我国的转化医学研究水平与国外比较尚有较大差距，特别是中医学的转化医学还处于初级阶段，在以后的中医学研究中重视转化医学研究模式的应用和体现，加快中医转化医学体系建设，是中医学发展过程中的重大挑战和机遇。

三、精准医疗与中医药

（一）精准医疗与中医药诊疗活动

1. 精准医疗简介

精准医疗（Preci-sion medicine，PM）是基于患者"定制"的医疗模式，在这种模式下，医疗的决策、实施等都是针对每个患者个体特征制定的，疾病的诊断和治疗是在合理选择患者的遗传、分子或细胞学信息的基础上进行的。精准医疗结合了分子医学、临床诊断学和治疗学、医学信息学等学科，在生物分子基础上因人而异，是更加精准的个体化治疗。

精准医疗的概念于2010年提出，但在2015年1月，美国总统奥巴马启动了精准医疗计划，美国计划在近百万名志愿者中收集基因组信息。这个计划的提出使精准医疗在国际上产生了轰动。并且，他指出了精准医疗的理念，即"要在正确的时间、给正确的人以正确的治疗，而且要次次如此"。而目前的医疗体系无法或难以实现这一点，因此，实现它的过程将是一场变革。精准医疗的理念是为患者获取最大利益，并兼顾医疗资源的投入与产出，即遵循低耗、高效、优质、安全的原则。从患者角度来说，每位患者均期望获得最有效、安全的治疗。然而，目前的临床医学仍处于客观检查评估与经验分析和决策相结合的状态，难以达到基于精准评估患者病情及全身功能状态基础之上的干预治疗，但临床中诸多药物需要在精确诊断的基础上，确定治疗方案。

2. 精准医疗与中医学治疗理念的异同

中医两千多年来的临床实践与精准医疗的理念高度一致，如整体观念、辨证论治、三因制宜等。中医治疗疾病时亦重视用药剂量，古人云："中医不传之秘在于量。"足以证明剂量在遣方用药中的重要性。《伤寒论》中，仲景根据患者的体质而酌情用药，在四逆汤中提道："用附子一枚，生用，去皮，破八片；强人可大附子一枚。"在十枣汤中，有"强人服一钱匕，羸人服半钱"之说。精准医疗的理念虽然在中医学辨证论治思想中得以体现，但仍得不到国际认可。因此，既要继承和发扬中医学的优势，保证疗效，又要将传统中医学与现代医学理论及高新技术手段相结合，进一步阐明中医精准医疗的科学内涵。

3. "治未病"与精准预防

随着疾病谱的改变，医学模式已由生物模式向生物 – 心理 – 社会 – 环境 – 精神相结合模式转变，现代医学的理念由治愈疾病向预防疾病和保持健康方向做出调整，"治未病"的重要性进一步凸显。"治未病"一词最早出自《黄帝内经》，是中医学重要的防治思想，《灵枢·逆顺》曰："上工，刺其未生者也。其次，刺其未盛者也。其次，刺其已衰者也……上工治未病，不治已病，此之谓也。"可见"治未病"是中医治病的重要原则。"治未病"的基本原则包括未病先防、既病防变、病后防复，主要在于养护正气或祛邪于未发、未传之时。由于人与人之间存在个体差异，一方面，体质是决定个体健康与疾病的基础及条件，根据体质特征寻找发病规律，进而指导临床疾病的预防和治疗，与当今医学发展趋势是一致的。因此，辨识体质对中医"治未病"有着重要的临床应用价值。不同体质类型的人体内阴阳、气血盛衰状态和倾向不同，对致病因素的反应及发病的阈值也各不相同。因此，在受到某种致病因素刺激后，是否发病以及是否能够自行向愈在很大程度上取决于体质特征及其类型。了解人体不同体质类型的患病倾向及规律，在辨体论治、辨病论治、辨证论治相结合思想指导下，构建个体化的中医未病诊疗体系是体现精准预防的重要环节。

另一方面，基因多态性是个体体质差异的分子学基础，多个基因产物间相互作用的结果是体质特征的根本反映，所以了解个体疾病易感基因，分析个体的"基因体质"，能更精准地实现疾病的防治。如果能有效地将传统医学与现代医学技术结合，可以科学有效地进行体质调摄，从而做到养生防治，实现"精准预防"。有学者提出，对于某些有遗传倾向的疾病，可以让人类事先了解自己的"基因体质"，然后结合中医的体质分型，通过科学养生的方式调整饮食结构，修身养性。例如，心脑血管疾病、肿瘤、糖尿病等为代表的慢性非传染性疾病，可以从出生就通过基因检测并结合家族史来判断是否有患病风险，然后加以预防，利用"治未病"思想与方法，将会减少患病率，缓解患者的健康问题，减轻医疗负担。

4．"治已病"与精准治疗

不同个体患某种相同的疾病，在其发生、发展过程中，由于病因不同，受到环境、饮食、劳逸、易感基因、病原微生物等影响因素不同，疾病表现出的证候、病机特点不同，存在虚、实、寒、热或交相错杂的证型区分，表现为疾病的个体差异性。根据不同病机确立不同治法，予不同治疗措施，乃中医"同病异治"之旨。如呕吐之症，饮邪所致者予小半夏汤、半夏干姜散温中化饮；虚寒所致者予吴茱萸汤温阳补虚；中焦寒热错杂者予半夏泻心汤调和寒热；少阳枢机不利者予小柴胡汤和解少阳。其治法、方药大有不同，均可达到治疗呕吐之目的。这种同一疾病病因病机各异而显现论治"大异"的中医辨证论治思维，凸显中医个体化治疗优势，是传统辨证论治思想的体现。传统辨证论治从宏观角度把握疾病的本质，根据病机差异进行个体化治疗，其思想就是为了达到精而准的治疗。当然，随着现代医学技术的发展，中医并不是止步不前，停留在以前宏观、抽象的层面。现代中医临证之时，在中医理论指导下，在运用传统中医经典辨证论治的同时，结合现代新科技，深入到细胞化学、神经递质、激素、免疫乃至基因调节层面，阐明病证传变规律，更完整、更准确、更本质地阐明"证"的物质基础，对中医宏观四诊进行深化、扩展，从而达到治病之效快且准的目的。另外，现代研究表明，这种结合的中西医诊疗模式给某些疾病的诊断与治疗带来了新契机。如探索血清 miRNA 与中医证的关系发现，慢性乙型肝炎肝胆湿热证与肝肾阴虚证患者血清中 miRNA 表达谱明显不同，肝胆湿热证者 miR-583、miR-663 水平高于肝肾阴虚证者及正常对照组，推断 miR-583、miR-663 可作为慢性乙型肝炎不同证型的生物标志物；冯知涛等在研究不同证型类风湿关节炎患者血清时，发现不同证型患者中 miR-146a、miR-16 水平存在差异，认为血清 miRNA 与疾病相关的实验室指标相结合可以作为中医辨证过程中潜在的分子标记物。以上研究旨在明确中医不同证型患者血清 miRNA 不同表达谱及中医药疗效预测的生物标志物，以便在临床实施过程中将患者分层，实施个体化治疗，提高临床疗效，做到科学、合理、安全用药。这种治疗模式，与针对每位患者个体特征，在疾病诊断、治疗时合理选择患者自己的遗传、分子或细胞学信息而实施个体化医疗，从而达到精准治疗目的的思想有异曲同工之妙。

（二）精准医疗与中医药学相结合的成果及思考

当下精准医疗与中医药的矛盾点在于中医的辨证论治。传统中医认为，证的形成主要与个体体质差异有关，是随着病程发展、病情演变而不断变化着的是疾病的本质，而中医药的"辨证论治""同病异治""异病同治"等观念与精准医学理念不谋而合。然而，传统中医诊法主要是通过医生的"望闻问切"，并结合经验来辨析病证，其诊断结果缺乏客观评价标准，缺乏对各类信息的客观记录，极大地影响诊断的可信度和可重复性。有鉴于此，如何在中医药客观化的基础上理解并发展中医药精准医疗是我们面临的新挑战，也是中医药发展的新机遇。中医药精准医疗（Traditional Chinese Precision Medical Treatment，TCPM）是在中医药理论指导下，应用现代遗传技术、分子影像技术、系统生物学技术、生物信息技术、大数据分析和挖掘技术等，结合患者生活环境、临床数据和中医"望闻问切"四诊信息，实现精准病证分类和诊断，制定具有个性化的健康维护、疾病预防、诊疗和康复方案，并阐明其疗效和安全性机制的新型中西医结合医疗。中医药精准医疗强调全因素、全图景、全过程、系统化及整体化。中医药精准医疗是系统工程，大数据是基础，基因测序是工具，只有软硬件有机结合，才可能实现技术上的中医药精准医疗。

（三）基于精准医疗发展下的中医药学研究的不足与展望

通过对大型健康队列中基因等分子的高通量检测，我们可以对人群的体质进行鉴定，筛选出不同体质人群的疾病易感基因，并进行相关预防措施；也可以辨证论治为核心，辨证与辨病相结合，通过高通量检测分析，获得大型疾病队列中的生物标志物或靶点，从而进行"异病同治"或"同病异治"。大规模研发适合于中医药精准医疗的生物标记物、靶标、制剂的实验和分析技术体系，开发中医智能诊断系统，通过智能手机、移动终端及可穿戴设备等收集患者或人群数据，并利用智能计算对大数据进行科学整合、计算和评估。通过建立标准、规范的电子监控档案，医生能够及时了解、分析和整合患者或人群的身体状况、诊疗记录和疾病发展，从而保证数据信息的集中搜集、处理和分享，构建全国性中医药医疗信息平台，使中国中医药医疗信息化、智能化及精准化之路得以实现。在中医药精准医疗中，我们既需要考虑中药成分的直接作用靶标，也需要考虑药物成分、剂量，以及在体内外环境中的直接、间接反应、协同及拮抗等作用，还要考虑非药物的精准治疗及其疗效和安全性评价等。这样，我们才能超越技术和药物的普适性，精准地针对某一细分人群或者是某一个人。因此，我们需要：①病证结合，用系统药理学和网络药理学思路和方法筛选有效的药物或方剂；②理清中医组方的原则与要领，根据现代病证的复杂性，按君臣佐使进行精准组方；③根据经方和名老中医经验开发新一代智能化"专家系统"，在大数据基础上进行辨证施治；④结合中医精准辨证分型，建立一系列适合于个人膳食、运动、自然疗法，以及中医特色疗法的非药物治疗方案等。中医药与精准医学相结合，建立中医药数据库并实现数据共享，进行病证的量化分型，阐明"分子－细胞－组织－器官－疾病－证候""中药（复方）或非药物治疗－靶标／非靶标－疾病－证候"之间的相互关系，立足整体，注重个体本身的复杂性，既考虑分子机制，也考虑中医证候的整体反应及心理－环境－社会等的影响，从而对亚健康及疾病人群进行精准分型诊断、针对分子靶点的精准预防、精准治疗，以及面向多靶点、多途径的整体精准调节，以期推动中医药精准医疗的发展。

第四节　中医药标准化——推动中医药走向国际化

一、中医药标准化研究现状

标准和标准化是一个比较抽象的概念，外延很广。国际标准化组织（ISO）和国际电工委员会（IEC）自 20 世纪 70 年代以来对标准和标准化的定义加强了研究，并在 1996 年以 ISO/IEC 第 2 号指南予以确定。

标准（standard）是指为在一定范围内获得最佳秩序，经协商一致制定并由公认机构批准，共同使用和重复使用的一种规范性文件。标准是以科学、技术和经验的综合成果为基础，以促进最佳的共同效益为目的。标准化（standardization）是指为在一定的范围内获得最佳秩序，对现实问题或潜在问题制定共同使用和重复使用的条款的活动。定义中的活动主要包括编制、发布和实施标准的过程；标准化的主要作用在于为了其预期目的改进产品、过程或服务的适用性，防止贸易壁垒，并促进技术合作。

中医药作为一个特殊的行业，中医药标准就是为在中医药领域内获得最佳秩序，实现最佳共同效益，以中医药科学、技术和经验的综合成果为基础，按规定的程序和要求，经中医药各有关方协商一致制定并由各相关方公认的机构批准，以一定形式发布的中医药各有关方共同或重复使用的一种中医药规范性文件。中医药标准主要指根据国家有关法律法规及中医药工作实际需要，对国家中医药管理部门职责范围内的中医药医疗、保健、科研、产业、文化、国际交流等活动制定国家标准、行业标准及其他标准。

中医药标准化是指综合运用"统一、简化、协调、最优化"的标准化原理，对中医药医疗、保健、科研、教育、产业、文化和管理等各个环节、过程和对象，通过制定标准、实施标准和实施管理，推动中医药学术发展，促进中医药成果推广与传播，规范中医药行业管理，保障中医药质量安全，推动中医药现代化，促进中医药国际传播，从而取得良好的经济效益和社会效益，以达到引领和支撑中医药事业全面发展为目的的一系列活动过程。

（一）国际标准、国家标准、行业标准与地方标准

国际标准是指国际标准化组织（ISO）、国际电工委员会（IEC）和国际电信联盟（ITU）制定的标准，以及国际标准化组织确认并公布的其他国际组织制定的标准。国际标准在世界范围内统一使用。近年来，ISO中医药技术委员会一直致力于推动中医药领域的国际标准制定，使中医药逐步走向世界。ISO技术委员会这方面的主要工作是制定中医方面的标准，包括中医原材料和中医产品标准、医疗设备质量和安全标准、信息和术语标准，以及中医服务标准等。截至2016年4月，国际标准化组织/中医药标准化技术委员会（ISO/TC249）独立发布中医药国际标准6项，联合发布国际标准1项，包括一次性无菌使用针灸针、亚洲人参种子种苗、中药重金属检测方法、中药煎煮设备、艾灸器具及中药编码系统，实现了ISO领域中医药国际标准零的突破。在2016年7月完成了ISO20498-2《中医.计算机化舌像分析系统.光照环境》的审核，这是第一个由我国起草的医疗器械领域国际标准。《N274计算机舌像分析系统　第三部分：颜色表》等多个国际标准已通过立项。还有正在制作的国际标准40余项，待讨论的新项目提案30余项。

《中华人民共和国标准化法》将我国标准分为国家标准、行业标准、地方标准、企业标准四级。

国家标准——是指对全国经济技术发展有重大意义，需要在全国范围内统一技术要求所制定的标准。国家标准在全国范围内适用，其他各级标准不得与之相抵触。国家标准是四级标准体系中的主体。

行业标准——是指对没有国家标准而又需要在全国某个行业范围内统一技术要求所制定的标准。行业标准是对国家标准的补充，是专业性、技术性较强的标准。行业标准不得与国家标准相抵触，国家标准公布实施后，相应的行业标准即行废止。

地方标准——是指对没有国家标准和行业标准而又需要在省、自治区、直辖市范围内统一工业产品的安全、卫生要求所制定的标准，地方标准在本行政区域内适用，不得与国家标准和行业标准相抵触。国家标准、行业标准公布实施后，相应的地方标准即行废止。

截至 2012 年 8 月，由国家中医药管理局组织制定了《中医病证分类与代码》《中医临床诊疗术语》《中医基础理论术语》《腧穴名称与定位》《腧穴定位图》《耳穴名称与部位》，以及灸法、三棱针、拔罐等针灸技术操作规范等共 27 项中医药国家标准；发布实施了中医内科、外科、妇科、儿科、眼科、耳鼻喉科、肛肠科、皮肤科、骨伤科病证诊断疗效标准 9 项中医药行业标准；中华中医药学会发布实施了中医内、外、妇、儿等 9 个专科常见病证诊疗指南，以及《肿瘤中医诊疗指南》《糖尿病中医诊疗指南》《中医护理常规技术操作规程》《中医体质分类与判定》《中医古籍整理规范》共 469 项中医药行业（组织）标准。

（二）中医病名证候标准化、诊疗规范标准化、疗效评价标准化

在古代，中医药学缺乏相应的标准，病名、证候均不统一，对于疗效，有的是患者自我感觉，有的是医家由自己的经验判断的，不同地区、不同医家对待疾病的角度及思考过程均有自己独特的见解。从现代角度来看，正是因为不标准、不规范，才造就了中医学的学术发展。但现代医学环境下，标准化病名及证候很有必要的。1995 年发布实施的行业标准《中医病证诊断疗效标准》，在标准中涵盖了中医内、外、妇、儿、眼、耳鼻喉、肛肠、皮肤、骨伤等 9 科标准。每种疾病下包括病证名、诊断依据、证候分类、疗效评定四个部分。在临床中，疾病的认识也会因地区差异，不能得到统一。因此1997 年发布实施了国家标准《中医临床诊疗术语》，包括疾病、证候、治法三部分，规定了中医临床常见疾病、证候、治则治法的基本术语及其概念。鉴于中医英译名的原则、方法不尽一致，故在标准中未列出英文对应词。2006 年发布了国家标准《中医基础理论术语》，主要包括了阴阳、五行、藏象、气血津液、经络、体质、病因病机、养生、五运六气等 1600 余条基本术语。这些都使中医诊疗、疗效评价等活动有了统一的表达方式，能够让中医工作者在临床工作中统一使用"医学普通话"。中医药标准化工作在"十二五"期间，有了更好、更快、更大的发展，形成了中医药相关组织、专家、企业积极参与，全行业关注、支持和参与标准化建设的良好氛围，中医药标准制修订步伐明显加快，中医药标准框架体系逐渐形成。

（三）中医标准化过程中尚存在的问题

随着中医的发展，中医的标准化是专业发展的必然，但中医药的标准化尚存在许多困难和问题。王永炎教授指出：一是行业内对中医药标准化还有不同的认识，对中医药标准化工作的重视还不够。二是中医药标准化工作基础相对薄弱，支撑中医药标准化发

展的研究机构亟待协调整合，加强领导，构建体系，中医药标准化理论、方法等关键技术问题的研究还不深入。三是中医药标准的推广应用还不够，中医药科学研究、重点专科、重点学科的成果与标准制定有待进一步整合。我国中医药标准化尚处于起步阶段，缺乏中医药标准化人才。中医药标准化人才的短缺，无论从数量，还是专业结构和综合素质上看，都表现为整体性和普遍性的缺乏。懂中医药技术的不懂标准，懂标准的不精通中医药技术，两者兼备者甚少。国际标准化工作经验缺乏，外语能力和文字表达有限，需要尽快培养一批中医药标准化专业队伍和后备人才。此外，中药作为中医"行军打仗的兵"，不同产地、不同来源的中药材、饮片质量差异较大，导致中药材、中药饮片的质量均匀性差，缺乏统一的炮制工艺规范和质量标准。

中医药标准化是中医药事业发展的一项基础性、战略性、全局性工作，随着中医药标准化工作的全面推进和不断发展，中医药标准化对中医药事业发展的技术支撑和引领作用不断凸显，越来越成为推动继承创新、促进学术进步的有效途径，成为保持和发扬特色优势的重要载体，成为规范行业管理、加强政府管理的重要手段，成为提高服务质量安全水平的基本依据，成为增强综合竞争力、促进中医药国际传播与发展的战略举措。

二、科技创新开启中医药标准化新征程

（一）抓住机遇，凝聚力量

标准化是社会经济发展的技术支撑，是国家综合实力的集中体现，也是国家核心竞争力的基本要素。在经济全球化的条件下，标准化已经成为"世界通用语言"，涉及经济社会各个领域，深刻影响着经济、社会、政治、文化等领域的发展，成为科技竞争、经济发展的制高点，是推动经济增长、社会发展和科技进步的重要途径，也是国际经济、文化往来的纽带和桥梁。

中医药要振兴发展，就要顺应时代潮流，适应经济全球化，走一条中医特色的"标准化"道路。从20世纪80年代起，中医药标准化研究工作开始起步，历经30余载，中医标准化体系现已初步形成。特别是"十一五"时期，在党中央、国务院的高度重视和相关部门的大力支持下，中医药标准化战略得以全面推进和实施，中医药标准化工作有了更好、更快、更大的发展，初步建立了与中医药事业发展和人民群众健康需求相适应的体系；同时涌现出一批积极承担中医药标准化研究制定的单位和机构；凝聚了一支

精通相关业务技术、熟悉标准化知识和方法的复合型中医药标准化专家队伍；建立了科教研产相互配合的发展平台。同时中医药标准化管理体系和制度建设得到进一步加强，初步形成了政府主导、行业参与、统筹规划、分工负责的中医药标准化管理体制和运行机制，形成了中医药专家广泛参与，全行业关注、支持和参与标准化的良好氛围。例如，在中医基础、技术和管理领域，制定和修订了中医药国家标准 27 项，行业或行业组织标准 450 多项；促成国际标准化组织（ISO）中医药标准化技术委员会的成立；推动世界卫生组织（WHO）将中医药等传统医学纳入国际疾病分类代码体系等。

同时我们也应该认识中医药标准化工作还存在许多困难和问题，认清现状和问题是走好下一步的前提和基础。目前，行业内对中医药标准化的意识还不强，认识还未达成一致，重视程度还不够；中医药标准化工作的基础还很薄弱，整体水平还不高；中医药标准实施的广度和深度还不够；中医药标准化专业人才比较缺乏；标准化管理体制和工作机制还需进一步完善；我国中医药标准化工作的能力还有待提升，实质性地参与国际标准化活动的能力有待加强。

《中医药标准化中长期发展规划纲要（2011—2020 年）》到 2020 年末基本建立适应事业发展需求、结构比较合理的中医药标准体系，中医药标准化支撑体系进一步完善，基本满足中医药标准化工作的需求，中医药标准应用推广和监测评价体系初步建立，中医药标准化人才队伍建设明显加强，中医药标准化管理体制和运行机制更加完善，我国实质性参与中医药国际化标准化活动的能力显著提升。

党的十八大以来，中医药的发展遇到了天时、地利、人和的良好发展机遇，政府将中医药的发展放到了国家战略高度，提出中西医并重的思想，着力推动中医药振兴发展。2015 年，国务院《深化标准化工作改革方案》和《国家标准化体系建设发展规划（2016—2020 年）》的印发，标志着标准化改革大幕的拉开；2016 年，国家出台《中华人民共和国中医药法》，中医药发展有了法律保障。《中医药发展战略规划纲要（2016 ～ 2030 年）》《中国的中医药》白皮书等国家层面政策的出台，将中医药的发展上升为国家战略。

基于此，我们要顺着目前中医药标准化发展的良好势头，抓住国家、社会为中医药发展提供的机遇，聚焦中医药标准化工作的关键、突出问题，勇于开拓创新，要抓住四个方面进行下一步的建设和规划，一要服务发展，加强团体标准制定；二是要依靠科技，提升标准质量水平；三要放眼世界，推进国际标准制定；四要凝聚力量，提升标准实施水平。开启中医药标准化事业新征程，更好地发挥中医药标准的引领作用。

（二）中医药标准化事业展望

在国家中医药管理局的高度重视和领导下，在中医药同行的共同努力下，中医药标准化工作近年来取得很大的成绩。首先，中医药标准体系初步形成，目前我国已发布中医药标准 649 项。其次，中医药标准化支撑体系逐步建立，一是中医药标准化被纳入政策文件，《中医药发展战略规划纲要（2016—2030 年）》《中医药健康服务业发展规划》和《中医药发展"十三五"规划》中都有关于中医药标准化工作的部署，为中医药标准化工作提供了政策支持；二是中医药标准化相关组织机构成立，国家中医药管理局中医药标准化工作办公室、ISO/TC249 国内技术对口单位、全国中医药各专业标准化技术委员会和 42 家全国中医药标准研究推广基地相继成立，为标准的统筹管理、制定和应用提供了支撑；三是中医药标准化研究初见成果，行业内相继发表了关于循证指南及其指南评价的 SCI 论文，出版了指南制定和 ISO 标准制定的图书、发表了一批标准化论文，在标准研究方面做出了重要尝试。最后，中医药国际标准化水平有了很大提升，我国实质性参加国际标准化活动能力进一步增强。展望未来，中医药标准化建设将取得更大进步及更深远的影响。

（三）中医药科技创新同中医药标准化建设齐头并进

中医药标准化是中医药事业发展的技术支撑，是推进中医药行业治理体系和治理能力现代化的基础性制度。中医药标准是中医药科技成果的最高表现形式，具有权威性、先进性、客观性和效率性的属性。中国工程院院士王永炎教授指出，要"以中医药标准化引领中医药科技创新，以中医药科技创新推进中医药标准化，以标准化为载体对中医药科技成果进行推广应用，科技成果依托标准'走出去'，使得中医药进入主流社会，从而逐步改变中医药弱势学科的现状"。例如，通过中医临床诊疗指南，逐渐取代过去完全靠医生主观诊断用药的局面，逐步消除外国人觉得中医不科学的认识；通过术语国际标准，为世界各国中医药学术交流、信息传播、经贸往来等各个方面带来极大的便利和社会效益。

开展国际认证是推动标准化实施的重要举措，是规范中医药国际管理的有效途径。要在标准制定的基础上大力推进中医药国际认证工作。未来希望充分利用与世界卫生组织和国际标准化组织的合作关系及资源优势，加快中医药标准制定，进而推进中医药标准向国际标准转化。

第五节　中医药客观化评价体系的建立

一、中医药治疗心系病证疗效评价体系

（一）中医诊断客观化研究现状分析

中医学的精髓在于"辨证论治"，"证"的得出，是以"望闻问切"四诊为依据的。然而，四诊是通过医生个人检视得到的，主观性强，缺乏客观指标，并受到就诊环境因素影响。因此，四诊及证型的客观化、标准化限制了中医国际化的发展。如中医临床术语欠规范，一症多名、多症一名，四诊信息采集的方法途径不同，中医基础和临床研究与现代科学技术结合不够等。因此，制定中医诊断标准使其标准化，并融合多学科现代技术开展四诊客观化研究是中医药现代化的必经之路，四诊规范化是证候规范化的前提。

中医四诊标准化和客观化研究

（1）望诊　《灵枢·邪气脏腑病形》指出："十二经脉，三百六十五络，其血气皆上于面而走空窍。"说明全身经络汇集于面部，所以面色可以反映周身气血状态。近年来，众多学者将光电比色原理、光电子原理应用到中医诊断客观化研究中，如面诊仪、光电血管容积仪等，对面部信息采集的环境、部位和提取分析要求较高，目前一些较成熟的面诊信息监测技术已应用于临床科研中。量化研究方向有以下几方面：第一，图像采集以最接近传统中医望诊的环境要求对人脸进行完整描述，通过数学建模将采集到的图形分割区域，面部区域对应不同脏腑定位，信息提取如面色提取、面部光泽提取、眼神提取、唇色提取等。第二，面色特征信息客观化研究可以通过无创面色检查为疾病内在的病理分期提供参考，如应用中医面诊检测仪采集慢性肾功能衰竭患者面色特征信息，同步收集其病理生化指标。结果发现与肾功能代偿期相比，肾功能失代偿期、尿毒症期面色指数明显降低；与尿毒症期相比，正常组、肾功能代偿期面色指数明显升高。说明慢性肾衰不同肾功能分期与面色参数变化有一定相关性。

"舌为心之外候，苔乃胃之明征"，"辨舌质，可决五脏之虚实；视舌苔，可察六淫之浅深。"（《辨舌指南》）通过观察舌质舌苔了解病位深浅、病性虚实及邪正关系。近年来运用现代科学技术手段开展了一系列舌诊原理和舌诊客观化研究。标准化采集舌象、

图像校正、分割提取及对舌色、舌质、舌形、舌苔、舌下络脉、舌微循环、舌光谱的分析，为中医临床辨证和疗效评价提供了依据。通过研究舌本质，分析舌苔脱落细胞、舌苔代谢物及蛋白质等，寻找到内在病证变化的外在表象的客观指标。

（2）闻诊　"视喘息，听声音，而知所苦。"（《黄帝内经》）又《难经》有"闻而知之谓之圣"之说。目前声诊研究中主要技术是离体喉方法、空气动力学方法、声图仪方法、频谱分析方法、声音传感器和微计算机声音采集分析系统。研究方向主要有五脏相音理论的临床研究、疾病发展不同阶段或治疗前后声音偏向的研究、疾病辨证的声诊客观化研究。如运用现代声诊技术分析中医常见证型语音特征参数，应用"中医闻诊采集系统"软件，采集肝郁脾虚、心脾两虚、心肾不交证型患者（231例）的语音信号，同时以正常人（100例）语音信号作为对照组，以小波包分解重构技术为基础，提取能量比例、扩展能量比例、能量梯度、扩展能量梯度4类特征参数，发现心脾两虚证型扩展能量比例特征倾向于高于其他证型患者及正常人；正常人扩展能量梯度特征倾向于低于3种证型。

嗅诊是依靠人的嗅觉或者是通过化学分析方法检验患者散发出的气味。电子鼻可用于嗅诊在线控制，实现气味的动态、实时监测，具有客观性强、非侵入、无损伤、操作简便快捷等特点，同时它获得的是气味的整体信息。运用电子鼻探讨慢性胃炎患者及其常见病位间口腔呼气的气味图谱特征，借助数据挖掘技术从气味整体信息上识别气味图谱特征，不仅可以较敏感和准确地识别慢性胃炎患者口腔呼气的气味特征，而且也能初步判断慢性胃炎的常见病位。

（3）问诊　问诊在临床四诊信息中最为重要，被视为"诊病之要领，临证之首务"，但其客观化、规范化、系统化受到医患双方主观因素制约难以量化信息。目前有学者对不同疾病建立不同的问诊量表，经过信度和效度检验，表现出较好的科学性，进行标准化问诊方法和计算机软件系统进行信息处理分析，以期达到问诊术语、证型术语等的标准化，使问诊采集客观化，也可建立中医问诊网络采集系统，记录完整、规范病史。

（4）切诊　脉诊图的出现使得中医脉诊更加现代化、直观化。研究人员研制出种类繁多的、能模拟中医手指切脉的传感器用于采集脉搏信号并记录，能客观化重现脉图的规律，同时运用脉诊仪得到定量化、客观化的指标，以探讨某些疾病的不同证型在脉象上所表现出来的一些特征。对于脉诊的研究有平脉在不同季节、职业、体质者的表现研究，病脉与证候研究，病脉与疾病研究，病脉的机理研究等。如运用脉诊仪及超声同步对血管运动的观察，识别五脏平脉，可应用于健康识别。运用三探头中医脉诊信息系统及其分析方法对恶性肿瘤患者的脉象信息特征进行采集，结果发现恶性肿瘤组脉象出现明显的特征性改变，其中以涩脉及其变异脉和双峰 M 波最为典型。

（二）中医药临床疗效评价的着力点与难点

医学模式正逐步从生物医学模式向"生物－心理－社会"医学模式转变。疾病谱已经发生了很大的变化，由感染、营养等单因素疾病转向以机体自身代谢和调控失常为主的多因素疾病（冠心病、糖尿病、高脂血症等），药源性、医源性疾病逐渐增多。针对单一因素、单一环节的现代医学治疗对大多数病因复杂、影响因素众多的疾病往往疗效欠佳。传统中医药以注重调节机体的平衡而日益彰显其优越性。《中医临床研究发展纲要（1999—2015）》认为："建立科学规范的临床疗效评价体系，是中医临床研究中存在的关键问题。"如何运用科学的方法和工具合理阐明中医药的疗效，如何以国际通用语言诠释中医药治病的机制，是中医药能否融入国际主流医学的关键所在。

1. 中医药临床疗效评价的现状

（1）以经验为主对中医"病"的疗效评价　中医药是具有比较系统的理论体系和独特诊疗方法的稳态医学。在数千年的医疗活动中，医家朴素地根据患者的主观症状和一些很少的体征判定疾病的向愈与否，而这些经验在当时的历史条件下往往被视为疗效判定的重要部分。中医古籍是以医案形式记录医生的诊疗经过，侧重于以某一病症状的改善、消失作为判定临床向愈的标准。现代研究中，人们多效仿西医的临床疗效评价方法，注重各种"率"（有效率、好转率、痊愈率）的变化，以及辅助检查、实验室检测等指标，但是在临床实践中可能遇到，患者"病"的指标恢复正常了，但症状仍然存在。例如，患者服用能够降低转氨酶治疗肝病的药物后，转氨酶下降至正常范围之内，但患者仍有上腹部不舒、食欲不振等不适或痛苦的症状。这就提醒我们对于这种疾病的疗效评价，只重视疾病的生物学指标是不够的，还应该重视患者"人"的一面，那就是治疗的人性化和评价的全面化、客观化和科学化。仅仅注重病因学治疗而忽视患者的生存质量和患者的社会性，完全沿用西医的指标体系来衡量中医中药的疗效，就不能充分客观地评价中医药的有效性和科学性。归根结底，就是局限在对某一"病"的疗效评价上，忽视了中医思维精髓——辨证论治中"证"的评价。

（2）借鉴传统西医评价方法对中医"证"的疗效评价　借鉴痊愈、显效、有效、无效、恶化等不同等级的模糊概念来判断疾病的向愈与否，近年来常常被运用到中医"证"的疗效评价中，但是这种方法多是加入了"望闻问切"等过多的主观因素，其客观性和可重复性较低，导致了其评价的科学性降低。

在临床研究过程中，对一些证型的主要症状进行半定量化分级，运用症状的半定量化方法降低医生主观因素的影响和部分规范病历的随意性，然后进行加合分析，确立一些"证"的诊断标准，这无疑对中医药疗效评价有积极的促进作用。但人体是一个开放的非线性系统，也就是说了解人体各组成部分，并不意味着能对生命现象做出全面的解释。因为非线性系统中的各个子系统不是成比例的变化，它们的运动规律不能反映整个系统的运动规律；同样，每一个症状进行评价后简单的叠加也不能反映病或证，以及说明整个系统的状态改变，这是我们必须重视的问题。

（3）借鉴循证医学对中医药疗效的评价　循证医学（Evidence-based medicine，EBM）是讲求证据的医学。循证医学所遵循的证据按可靠程度分为6个等级：医学文献的二次评价，即荟萃分析（Meta分析）是最可靠的证据，其次为设计良好的随机对照试验（Randomized controlled trial，RCT）、对照试验、队列研究、系列病历观察及专家经验。除了可靠程度之外，关键的一点就是何谓"证据"，这是循证医学的核心之所在。对于证据的认识、收集、评判等难以避免地存在文化差异，所以首先要对"证据"的内涵加以规范。以解剖、病理生理为基础获取的西医证据与以辨证论治为基础获取的中医证据是不完全一致的。也就是说基于西方哲学思维的证据和基于东方传统文化的证据存在差异，证据的不同就可能导致评价结果的不同，因此循证医学是把双刃剑，"证据"的选择至关重要。中医的"证据系统"还不尽完善。中医学是实践医学，是数千年来医疗经验的积累和总结。如何认识这些"证据"、如何评价这些"证据"，以及这些"证据"在疗效评价中所占的权重，都是必须面对的问题。我们不否认这类"证据"的主观因素很多，科学性、可信度有待提高；中医文献中疗效评价的方法学描述也欠清楚；临床试验设计还很不规范；能严格按照随机、对照、双盲原则进行临床研究的文章也很少。但是这些都不能作为我们不全面、客观评价中医药疗效的借口。

2. 完善中医药临床疗效评价方法的构思

（1）完善中医循证医学的"证据"体系

①加强临床证候"证据"环节：辨证论治是中医药学的核心之所在，它是在中医理论指导下，应用一定标准对疾病或亚健康状态的思辨、分析、度量和归类过程，对中医药数千年来的传承起着重要作用。寻找能发扬中医药优势的证候相关指标是这一环节的关键。因此它应该具备准确性、可靠性和可重复性。目前的证候判定和诊断标准仍然存在或多或少的问题，达到上述几个方面要求还有不少困难。虽然众多学者在证候的标准

化、规范化方面做了大量工作，并取得了一定的进展，但仍有许多基础性问题未解决。应在众多证候中选择若干重复出现次数较多的"基础证候"或"基本证候"，或者能够反映病机的证候组群，即在疾病的发展过程中选择能够表明疾病传变转折点的证候组成的一组证候群，通过文献分析，与全国名老中医问询相结合，经过严格的数理统计分析，完善和建立证候专家量表。证候指标的完善将有助于国际医学界认可中医学证候的客观存在。

②重视临床证候以外的"证据"环节：除了证候之外，还有其他因素影响着人类健康与疾病的状态，如人体的禀赋、体质、心理状态，以及社会自然环境、人生际遇等。实际上中医临床不仅是以"病"为研究对象，更重要的是以患病的"人"作为对象，因人制宜、因时制宜、因地制宜，这些决定了"个体化治疗"是中医学的重要医疗模式，其治疗特色具有多维的性质和丰富的内容，而上述"证据"收集整理难度更大，但也就决定了中医学在对人的健康与疾病的认识规律上确实是把人体当作一个开放的复杂系统来对待。

③完善文献"证据"环节：医学文献的系统性分析是医学科研的基础性工作，它是应用临床流行病学和循证医学方法对某一课题或项目所有的研究论文进行全面、系统的质量评估的定性分析，同时对符合条件的研究论文加以综合，进行定量的 Meta 分析，以较全面、准确地掌握该项研究的现状、研究结构的真实程度及其可应用性，为临床决策或者未来研究决策提供依据。但是我国中医药临床医学研究文献的系统性分析工作还处于初始状态。此项工作要求我们有严格按照随机、对照、双盲的原则进行操作的临床研究的 RCT 文章。由此引发的中医临床系统评价体系的操作规范及其质量监控手段也是有待我们在今后的临床研究中加以提高的部分。

（2）量表测评法　量表测评法在国外已被广泛接受并应用于现代临床研究和新药研究的临床试验中。如患者报告的结局指标（Patient reported outcomes，PRO）是临床评价的重要内容，它包括患者描述的功能状况、症状和与健康相关的生存质量（Health related quality of life，HRQOL）。侧重健康状况的量表评价有 Norttingham 健康调查表（Norttingham Health Profile，NHP）、疾病影响调查表（Sickness Impact Profile，SIP）、生存质量指数（Quality of Wellbeing Index，QWB），侧重生存质量测评的有 WHOQOL-100、WHOQOL-BREF 等，这些成熟的观察量表值得中医借鉴。中医学重视"天人合一，阴阳平衡，五脏调和"，在从中医系统获取证据的时候，除遵循量表设计的基本原则外，更应注重中医学特色。因为中医学兼有科学与人文的双重属性，中医学不仅把人看作是自然中的人，更重视其社会属性，从人与自然和社会环境的协调关系中研究生命、健康和疾病。因此在设计生活质量（Quality of life，QOL）量表时应能体现这一整体观念，将患者放在社会和自然环境中评议疗效水平，体现中医诊疗特色。

（3）诊断及疗效判定的规范　①对于一种疾病常常能看到两种版本以上的诊断及疗效标准，这时我们应当采用国际通用标准，提高中医药临床研究的国际认可程度，融入国际主流医学之中。②在与疾病相关的中医药治疗研究中，除了应当采用国际通用相关疾病诊断及疗效标准，判定疗效的标准也应与该疾病的轻重程度及预后密切相关，选择具有真实性、准确性的证据，减少主观偏倚，要主客观指标并重，不断完善主客观诊断"证据"的层次，并且随着学术进步，应合理调整标准。尽可能减少采用与疾病关系不甚密切的症状积分来评定"病"的疗效。③选取结局指标时，要注意使用不同的指标会出现有效或无效截然相反的结论，应选择对患者影响最大、最直接，患者最关心、最想避免的临床事件作为主要结局指标，选择能反映干预所引起的主要结局指标的变化，并在主要结局指标不可行（时间、财力等）的情况下对其进行替代的间接指标，即单纯的生物学指标，包括实验室理化检测和体征发现。

（三）临床疗效评价构建——以病毒性心肌炎生活质量量表的研制为例

生活质量量表能够为中医药疗效评价提供一种有效的临床评价工具，同时能更好地反映中医的有效性与科学性。根据生活量表制作的基本要求，对条目筛选后所形成的量表要从信度、效度等方面进行考评，才能保证调查的准确性、统计分析结论的科学性和研究成果的质量。下面以病毒性心肌炎（Viral myocarditis，VMC）为例，解释生活量表的信度与效度评价。

基于目前病毒性心肌炎临床疗效的评价方法以借鉴西医"评价标准"为主，即重视客观检查指标，注重显效率、有效率等的变化及辅助检查、实验室检测结果等来评价疗效，对于客观公正地评价中医药治疗病毒性心肌炎存在着不足，我们参照国际生活质量量表的研制方法，结合病毒性心肌炎临床实际研制了适用于 VMC 患者临床疗效评价的生活质量量表（以下简称"QOL-VMC 量表"），并对 QOL-VMC 量表的信度、效度进行了考评。

我们对 100 例临床诊断为病毒性心肌炎的患者和 100 名健康志愿者分别使用本量表进行调查，结果显示如下。

1. 信度测评

信度即可靠性或精确度，主要评价量表的精确性、稳定性和一致性。信度用以反映相同条件下重复测定结果的近似程度，主要受随机因素的影响，偏倚不具有方向性，量表的信度系数越大，越接近 1，则信度越好。常用的信度指标有重测信度（Test-retest reliability）、分半信度（Split-half reliability）和同质性信度（Cronbach alpha coefficient）。

重测信度主要考察量表跨时间的稳定性。需要注意的是两次测量的间隔时间不宜太长或太短，多数学者认为一般以 1 ~ 4 周为宜。研究结果显示 QOL-VMC 量表各维度和总量表两次测评的相关系数在 0.835 ~ 0.972 之间，由此可见该量表 2 次测评结果稳定一致，具有较好的重测信度。

分半信度指两个半量表得分间的稳定性。与重测信度相比，分半信度测评是在 1 个时点上进行，不易受记忆效应的影响。但是同一个量表有多种折半方式，所以不同折半方式所产生的结果会带有一定的随机性。本研究采用的是按量表条目顺序前后折半的方法，总量表及各维度的分半信度系数在 0.551 ~ 0.824。心理和社会维度的系数稍低，主要考虑可能与折半方法有关，但总量表的分半信度系数较高，故该量表具有较好的分半信度。

同质性信度又称内部一致性信度，指量表跨条目的稳定性。本研究各维度及总量表的克朗巴哈 α 系数在 0.598 ~ 0.821，其中心理维度的 α 系数稍低，但总体上看该量表具有较好的内部一致性。心理维度的 α 系数稍低的原因考虑可能主要有两方面：一是因为本身性格和心理特征的缘故，不同人在患病后有焦虑、抑郁等不同的心理反应，量表设计的条目也是从不同方面反映心理改变，因此心理维度条目得分间的一致性较低；二是由于样本量不足而造成结果的偏差，有待进一步考察研究。

2. 效度评测

效度即准确度，主要评价量表的准确度、有效性和正确性，即测定值与目标真实值的偏差大小。效度意在反映某测量工具是否有效地测定到了它所打算测定的内容，即实际测定结果与预想结果的符合程度，主要受系统误差的影响，偏倚具有方向性。效度越高表示测量结果越能显示出所要测量对象的真正特征。效度由于无法确定目标真实值，因此效度的评价较为复杂，常常需要与外部标准作比较才能判断。常用的效度指标有内容效度、区分效度和结构效度。

内容效度属于专家判断的主观指标。在本研究中，效度质量表的每一条目、每一维度是否反映了 VMC 患者生活质量的概念。QOL-VMC 量表在研制过程中进行了专家问卷调查和 VMC 患者的量表预调查，综合二者的调查结果来筛选条目，故本量表的内容效度好。此外内容效度还可通过维度相关性、各维度得分与量表总分的逐步回归分析的方法来进行评价。

区分效度是指 1 个量表所测指标能够明确区分出 2 类不同人群差异的能力。本研究结果显示，VMC 患者和健康人相比，在 QOL-VMC 量表各维度得分及总分上均有显著性差异。说明该量表具有区分 VMC 患者和健康人生活质量的能力，同时也说明 VMC 发病不仅带给患者身体上的痛苦，对他们的心理也造成了一定的影响。

结构效度又称构想效度，即研究者所构想的量表结构与测定结果吻合的程度。利用因子分析来考察量表的结构效度被认为是效度分析最理想的方法，如果量表的公因子能解释 40% 以上的变异，且每个条目在相应因子上有足够的负荷（大于 0.4），则认为该量表具有较好的结构效度。本研究进行载荷阵方差最大旋转后的结果与理论构想基本一致，且各条目对所属因子而言，因子载荷值均在 0.4 以上，提示该量表结构效度较好。

我们基于 100 份 VMC 患者调查的量表数据进行了初步的信度、效度分析，认为 QOL-VMC 量表有较好的信度和效度。但由于时间、条件的限制，样本量仍然不足，且样本的代表性受到局限，从而不可避免地影响量表信度、效度的高低。今后需要大样本、多中心的临床调查，以进一步对 QOL-VMC 量表进行信度和效度的考核。

目前 QOL-VMC 量表的研制基本属于空白，本次又为初步研究，因此在量表条目的设置上存在欠缺。如有关中医证候的条目相对较少，不能全面反映经过中医治疗后对生活质量的独特改善。

3. 小结

前期课题组参照国际生活质量量表的研制方法和病毒性心肌炎疾病特点建立量表的原始条目池，并通过核心小组讨论、对患者进行小样本量表测试等方法进行条目的初步筛选，已形成预调查量表。但是量表的研究工作是一个长期不断完善的过程，需要临床反复验证与修订。筛选量表条目即是量表编制过程中的一个关键环节，因此，在预调查量表的基础上，我们收集了 100 例临床诊断为病毒性心肌炎的患者，采用多种统计学方法分别从不同角度筛选量表的条目。

可供选择的筛选方法很多，而且各有侧重和特点，总体来说可以归纳为主观筛选法和客观筛选法两种，即专业和统计学两方面。

主观筛选法（专业方面）主要指专家重要性评价法，如德尔菲评价法等，通过专家问卷汇总专家意见，可充分发挥专家的集体效应，从本专业角度对条目的重要性做出较为合理的估计。本研究前期设立初始条目池后即向 55 位心脏病学专家进行了量表条目的问卷调查，在筛选条目最后阶段综合各种统计方法结果时，亦参考了专家对条目的认同率以及临床的实际情况共同决定删除的条目，使得形成的 QOL-VMC 正式量表更加合理与贴近临床。但是专家重要性评价仍然有其局限性和片面性，完全依赖于这种方法进行指标筛选形成的量表仅仅是"专家共识"，所以在此基础上结合客观的统计学筛选法遴选指标，才能取长补短，发挥各自的优势。

统计学筛选主要包括克朗巴哈 α 系数法、离散趋势法、相关系数法、逐步回归分析法、因子分析法、t 检验法等，主要从内部一致性、敏感性、代表性、独立性等角度筛选条目。不同方法筛选条目的角度和侧重点各异，综合运用可以起到互补效果。因此我们在条目筛选时尽量选择了考查条目不同方面特性的 6 种统计学方法：条目的集中趋势方面选择频数分布法，敏感性方面选择离散趋势法，区分度方面选择 t 检验法，内部一致性方面选择克朗巴哈 α 系数法，代表性和独立性方面选择相关系数法和因子分析法。

研究条目筛选分析后初步编制具有进一步临床验证价值的 QOL-VMC 量表，共包含 16 个条目，分为生理、心理、社会 3 个维度。下一步的研究将对新形成的 QOL-VMC 正式量表进行信度、效度及反应度等指标的考察。

在量表正式应用前除了从信度、效度两方面对量表进行考评外，还应兼顾量表的反应度。反应度是指量表是否具有检测出细微的、有临床意义的、随时间推移而出现的变化的能力，实际上可认为是效度的一个侧面。如果说一个量表的信度和效度反映的是在不变状况下测量手段的准确性和精确性，那么反应度反映的是在变化状况下该测量手段的应变性。对量表进行反应度的考评非常有必要，因为如果被调查者经过治疗有所改善，评定结果能及时地反映出来，这说明该量表具有较好的应用价值，而量表对被调查者变化不敏感的话，量表的实用价值不高。

量表反应度的测定方法和测评指标有多种，通常从以下两方面考察。

①治疗前后得分变化比较：采用配对 t 检验或配对秩和检验的方法比较患者治疗前后各维度及总量表得分的变化来评价量表的反应度。若两者有显著差异，表明量表对治疗前后得分变化较为敏感，量表的反应度较好。

用 QOL-VMC 量表对病毒性心肌炎患者治疗前后的生活质量进行比较，结果显示，病毒性心肌炎患者的生理维度、心理维度、社会维度得分和总分在治疗后均较治疗前提高，且差异有统计学意义（$P < 0.01$），即治疗后患者的生活质量发生了明显的改善。

说明 QOL-VMC 量表对病毒性心肌炎患者生活质量得分的变化较为敏感，具有较好的反应度。

②效应尺度：效应尺度是反应度分析中常用的一个统计量。一般来说，效应尺度应大于 0.2，0.2 ~ 0.5 为较小效应，0.5 ~ 0.8 为中等效应，0.8 以上为较大效应。如果明知治疗是有效的，而效应尺度却不大，则该量表的反应度较差。对病毒性心肌炎患者治疗前后的生活质量进行比较研究结果显示，生理维度、社会维度和总量表的效应尺度在 0.52 ~ 0.65，为中等效应，心理维度的效应尺度是 0.37，为较小效应，提示量表的反应度尚可。

根据我们的临床观察研究，病毒性心肌炎患者的病情虽可在治疗 4 周后得到一定程度的缓解，但远达不到完全恢复健康的标准。国外也有研究指出，符合急性病毒性心肌炎诊断标准的病历，要完全恢复正常状态至少需半年时间。大体而言，研究结果提示量表的反应度较好，可以利用该量表进行病毒性心肌炎的疗效评价。

二、中医药基础研究的客观化评价

（一）中医药实验动物模型的建立与评价

1. 动脉粥样硬化模型建立与评价

（1）不同动物动脉粥样硬化模型建立

动脉粥样硬化早期阶段治疗药物的发现和评价需要一种适合的动物模型，一个理想的研究早期动脉粥样硬化的动物模型应具有建模周期相对较短、性质稳定、重复性好，操作方便，同时应具有与人近似的早期动脉粥样硬化典型的病理改变。10 余年来，许多动物模型被用于动脉粥样硬化研究，包括兔、猴、小型猪、转基因动物等，在常用的实验动物中，灵长类动物猴和猪是研究动脉粥样硬化的理想动物，这类动物基因与人类最为接近，但是来源有限、购买和维持费用偏高，并且饲养不便。综上所述，根据动物脂质代谢情况、操作简易程度，选择大鼠作为建立动脉粥样硬化模型的实验动物较为理想。

①模型动物种属选择：AS 动物模型的实验对象选择一直是具有争议和讨论的话题，研究者极力寻找与人类 AS 病变最为相似且易于复制的动物模型，故本文筛选了部分本模型常用且相对成熟的实验动物种属进行对比与评价。

a. 大鼠模型：大鼠饲养方便，成本低廉，获取容易，生育能力强，死亡率低，且生理解剖与人类相似，重要的是可用于实验研究的抗体种类丰富，方便后续研究。所以大鼠被广泛应用于动物实验中。较为常用的品系有 Wistar 大鼠和 SD 大鼠。但是由于大鼠先天胆囊缺失，对脂质和胆固醇吸收不充分，单纯的高脂饲料食饵法很难使大鼠形成 AS 病变。故根据 AS 发生的病程，人工培育的具有特定病理特性和疾病倾向的自然缺陷大鼠近年来不断受到研究者的重视与青睐。如自发高血压症大鼠（Spontaneous hypertensive rats，SHR），因其可出现自发性血压持续升高，且病理表现与人类原发性高血压极为相似，适用于 AS 高血压风险因素的相关研究。动脉脂肪沉着易发症大鼠（Arteriolipidosis-sprone rats，ALR）属于 SHR 培育的亚型，在自发高血压同时伴有动脉脂肪沉积，经高脂饲料喂养可短时间内发生高脂血症，适合进行 AS 研究。正常血压性动脉粥样硬化症大鼠（Normotensiveatherogenic rats，NAR）系从 ALR 中反复杂交选择培养而成的正常血压性动脉硬化症大鼠，也被作为 AS 的研究对象。人工培育的自然缺陷动物虽然实验效果好，但由于成本偏高，很多品种在国内不易获得，故国内开展并不十分普遍。

b. 小鼠模型：小鼠的基因图谱已全部获得，故利用转基因和基因敲除技术，能够使小鼠获得 AS 倾向。在基因层面上对小鼠进行干预，进而对一些特定的基因和蛋白表达进行研究，近年来得到心血管疾病研究领域的广泛应用。比较常用的转基因小鼠品种有载脂蛋白 E 基因缺陷小鼠、低密度脂蛋白受体基因缺陷小鼠、人载脂蛋白 B100（Apolipoprotein B100，ApoB100）转基因小鼠等。此 3 种小鼠的 AS 病变出现早而广泛，整个动脉树均可发生病变，且与人类 AS 病理表现相似。故转基因小鼠很快成为目前 AS 研究中非常重要的动物模型。但就本模型来看，由于小鼠的体型过小，给造模手术带来较大难度，且转基因小鼠免疫力差、体质弱，手术存活率低，故并非本模型的最优选。

c. 兔模型：兔是传统建立高脂血症和 AS 模型最常用的动物，常用实验品系有日本大耳白兔和新西兰大白兔。兔作为 AS 模型动物的优势与其脂蛋白构成和代谢特点是密不可分的。由于兔为食草动物，缺乏肝脂酶，肝脏 LDL 受体的表达弱，清除血脂能力差，而对外源性胆固醇的吸收率高，为 75% ～ 90%。所以，使用高脂饲料食饵法可在短时间内使家兔形成高胆固醇血症，诱发 AS 病变并产生 AS 斑块。且兔的脂类代谢特点与人类较为相似，如兔血浆中脂蛋白成分以 LDL 为主，其斑块构成成分与人类 AS 斑块的病理特点相符；兔血浆中含有丰富的胆固醇酯转运蛋白（Cholesteryl ester transfer protein，CETP），其对血脂调节有重要影响，有利于血脂调节相关研究。加之兔 AS 病变主要分布在主动脉弓、胸主动脉和腹主动脉等大动脉的分叉处，取材方便。兔模型对 AS 易感，病理特点与人类相似等多种有利因素使之成为理想动物实验模型对象。但是兔发生 AS 病变必须使血脂达到极高的水平，这与人动脉粥样硬化形成过程是不相符的，且单纯食饵法导致血脂过高可使家兔中毒，导致抵抗力降低，容易继发感染而死亡。故常在食饵法的基础上，加用局部损伤和免疫刺激的方法联合干预，通过复合损伤造模使动脉粥样硬化形成过程与人类更为接近，更符合实验需求。

d. 小型猪模型：猪与人类在生理、生化和解剖结构方面有诸多共性，其血浆脂蛋白的生化性质、LDL 及载脂蛋白结构等也与人类相似。由于这种相似性，小型猪高脂饲料喂养法复制动脉粥样硬化的效果良好，而且其病变分布部位和病理特征均与人相似。国际较为成熟的试验用小型猪品系有 Landrace、Yuctan、Hanfold、Nebraska、Yorkshire 等，目前国内虽已开发了一些品种的小型猪，但均不甚成熟。且因其体积大，饲养场地受限，成本较高，故国内开展较少。

②以鹌鹑为载体的 AS 模型：鹌鹑是能自发形成动脉粥样硬化的易感动物之一，因其病变与人类早期脂肪斑块相似，且具有个体小，饲养、采血、给药方便等优点，多用于抗动脉粥样硬化药物预防作用的评价。以高脂饲料（胆固醇 10g/L、花生油 60g/L、猪油 140g/L、基础饲料 790g/L）喂养鹌鹑 11 周的结果显示，实验 6 周时，血清总胆固醇（TC）、三酰甘油（TG）、低密度脂蛋白胆固醇（LDL-C）及高密度脂蛋白胆固醇（HDL-C）水平升高，粥样斑块发生率 100%；至 11 周时，病变程度明显加重，出现典型的动脉粥样硬化的病理改变。

③以豚鼠为载体的 AS 模型：以高脂饲料（质量构成比为胆固醇 10g/L、猪油 100g/L、常规饲料 890g/L）喂养豚鼠 6 周的结果显示，豚鼠摄入高脂饲料 6 周后，主动脉内膜 – 中膜明显增厚，内膜单核细胞、巨噬细胞浸润与聚集增多，同时比例为 0.40 的动物动脉内膜表层进一步发展形成脂纹脂斑病变，提示豚鼠可能是模拟早期动脉粥样硬化的适宜动物。

④以小鼠为载体的 AS 模型

a. 内置鞘管法：在 C57BL/6 小鼠左侧颈动脉外放置鞘管造成颈动脉狭窄，并以高脂饲料喂养 12 周。结果显示，TC、LDL-C 的水平明显增加，以抗细胞间黏附分子 –1（ICAM-1）抗体进行免疫组化染色法检测呈阳性，HE 染色可见明显的动脉粥样硬化形成，提示通过内置鞘管法可成功地建立小鼠颈动脉粥样硬化模型。

b. 基因工程小鼠：载脂蛋白 ApoE 基因敲除小鼠是动脉粥样硬化研究领域中应用最多的基因工程动物。ApoE 基因敲除小鼠血浆胆固醇水平升高 5 倍，TG 的水平升高

68%，3 月龄时主动脉发生脂质沉积，5 月龄时发展为成熟的动脉粥样硬化病变，8 月龄时可见严重的冠状动脉堵塞。

⑤以大鼠为载体的动脉粥样硬化模型

a. 注射维生素 D_3 加高脂喂养 Wistar 大鼠：Wistar 大鼠腹腔注射维生素 D_3 后，每天给予高脂饲料，连续喂养 21 天。血管内可见较典型的动脉粥样斑块，提示用大剂量维生素 D_3 腹腔注射，联合应用高脂饲料喂养的方法可建立理想的动脉粥样硬化模型。此外，也有学者一次性给 SD 大鼠腹腔注射维生素 D_3 6.0×10^5 U/kg 体质量，并喂食高脂饲料 8 周。8 周后大鼠主动脉出现硬化斑块、脂质浸润。

b. 高脂饲料喂养：SD 大鼠 8 周，并每天腹腔注射 10mg/kg 敌百虫。结果显示，大鼠有不同程度的主动脉内皮细胞肿胀、局部脱落的现象，内皮细胞损伤，脂质及炎性细胞浸润，泡沫细胞形成，平滑肌细胞增殖、排列紊乱、疏松，间隙增宽，并向内层迁移，符合 AS 血管病理学变化的特征。

c. 5 周龄 Wistar 大鼠尾静脉注射牛血清白蛋白（32mg/kg）：共 3 周（3 次 / 周），并腹腔注射卵清白蛋白（2.5mg/kg）每 3 日 1 次，共 5 次，同时给予高脂饲料喂养 90 天。1 周后，一次性灌注维生素 D_3（2.5×10^5 U/kg 体质量），饮水中加入硫酸亚铁（25mg/100mL）。结果显示，模型组大鼠的 TC、HDL、LDL、C 反应蛋白（CRP）、肌酸激酶（CK）及肌酸激酶同工酶（CK-MB）的水平明显高于正常对照组（$P < 0.05$），HE 染色可见主动脉斑块沉积。

d. 以高脂饲料喂养 Wistar 大鼠 90 天，并于实验开始时，在右下肢肌内注射维生素 D_3 针剂（3×10^5 U/kg 体质量，每隔 30 天重复 1 次），第 7 天行大鼠主动脉内膜球囊损伤术。结果显示，高脂喂养加维生素 D_3 加内皮损伤干预大鼠后，可形成较成熟的动脉粥样硬化斑块。

⑥以家兔为载体的动脉粥样硬化模型：新西兰兔右颈总动脉硅胶管套环后，给予含 20g/L 的高胆固醇饮食 9 周。结果显示，TC、HDL-C、LDL-C 的水平明显升高；远心段和近心段都有斑块形成，且近心段斑块更加明显，并有大量泡沫细胞堆积。此外，也有给新西兰兔左颈总动脉套管后，给予正常饲料喂养 8 周后，也可形成明显的动脉粥样性血管病变。

a. 高脂喂养加幽门螺杆菌（HP）感染：以高脂喂养新西兰兔 6 周，经兔耳缘静脉注射 HP 标准菌株 Sydney Strain1（SS1）0.5mL [4×10^8 集落形成单位（CFU）]，每间隔 24 小时注射 1 次，连续 3 次，并继续高脂喂养 2 周。结果显示，第 8 周时，TC、

TG、LDL 的水平明显升高；颈动脉中膜厚度（IMT）明显增厚，肉眼及 HE 染色可见 AS 改变明显，血管内膜增厚。

b. 高脂喂养加免疫损伤：以高脂饲料喂饲日本大耳白兔，加喂 1g 胆固醇和 1g 维生素 D_3，每天 1 次，连续 9 天，并耳静脉注射牛血清白蛋白免疫刺激（剂量 25mg/kg，1 次 /3 天，注射 3 次），同时用卵清白蛋白进行皮下免疫（2.5mg/kg，共 5 次，1 次 /2 天）。饲养 8 周后，肉眼及光镜下均可见典型动脉粥样斑块。

c. 球囊损伤加高脂喂养：以含胆固醇 10g/L 和猪油 60g/L 的颗粒饲料喂养日本大耳白兔，1 周后行颈动脉球囊损伤术，术后继续高脂饲料喂养至第 8 周，出现典型的 AS 病变，包括内膜增厚、平滑肌细胞移行增殖、脂质沉积、弹力纤维和胶原基质的生成、粥样斑块形成等。

d. 高脂喂养加免疫损伤和球囊拉伤：以高脂饲料喂养日本大耳白兔 1 周，第 2 周经耳缘静脉注射胎牛血清白蛋白 250mg/（mL·kg），第 4 周行经股动脉球囊拉伤术，继续以高脂饲料喂养至第 10 周。出现主动脉斑块形成，有典型的"纤维帽"，内膜明显增厚，内膜增生指数大幅增加，IMT 增加不明显，位于中膜的平滑肌细胞增殖已移行并跃迁于内膜。

e. 高脂喂养加内膜空气干燥术：以含胆固醇 20g/L 的饲料喂养日本大耳白兔，1 周后行颈动脉内膜空气干燥术，术后继续高脂饲料喂养。结果显示，中重度狭窄大部分集中于第 8 周，中度狭窄的粥样硬化斑块中可见到大脂质核心，薄纤维帽，斑块肩部小溃破等不稳定斑块的特点；在重度狭窄的血管腔，内膜增生的部分细胞团中有新生滋养血管。

f. 高脂喂养加血管内、外膜损伤：以高脂饲料喂养新西兰大白兔 2 周后，采用胶原酶分别消化颈动脉内膜和外膜。结果显示 1 周时，外膜损伤组内膜 / 中膜面积比（IMR）显著高于内膜损伤组（$P < 0.05$）；8 周后，内膜损伤组的 IMR 显著高于外膜损伤组（$P < 0.05$），提示血管内、外膜损伤可诱导 AS 的形成。

⑦以小型猪为载体的 AS 模型

a. 高胆固醇饮食：分别以含胆固醇 15g/L 的高脂饲料和含胆固醇 30g/L 的高脂饲料喂养五指山小型猪，结果显示，高胆固醇、高脂饲料能够引起五指山小型猪血清胆固醇指标升高和 AS 病变形成，1 个月后，血脂水平显著升高；4 个月后，出现明显的早期 AS 病变；6 个月和 8 个月，动脉病变逐渐加重，病理分级可达Ⅳ级；12 个月后，大、中动脉可观察到广泛的病变，病理分级达到Ⅴ级。

b.高脂饲养加球囊损伤：以高脂饲料喂养广西巴马小型猪 2 周，行颈动脉球囊损伤术，继续予以高脂喂养至第 16 周。结果显示，高脂饲养加动脉球囊损伤组平均狭窄率达 $33.32\% \pm 12.84\%$，病理检查证实有明显的粥样硬化斑块形成。

建立 AS 动物模型的工作已取得了一定的进展，动物种类多样、方法不断更新。但因人类 AS 发病的影响因素复杂，机制尚不明确，即使这些动物模型很大程度上可反映人类 AS 易损斑块病理学和体内斑块破裂实际过程的真实性，但仍不能满足临床研究的迫切需要，现今的实际状况与期待的目标还有一定的距离，还有待更多的研究支持。

（2）动脉粥样硬化模型的适应范围与评价

中医研究引进动物模型，是为了探索中医理论指导下的疗效评价及作用机理，是中医药创新和现代化的必由之路。随着中医现代化的进程，只有适合的动物模型才能为中医药研究带来发展，以往研究往往以病因学模拟造模，而后以生物学指标判定，这在很大程度上忽略了中医证候诊断对模型的评判价值。随着病证结合模型的探索和中医证候模型拟临床研究概念的提出，中医研究中的病证结合模型研究将会更符合中医学的诊断评价标准。一个理想的病证结合动物模型，要符合两个标准，一个是符合现代疾病的病理阶段，二个是符合中医证型诊断。

我们曾在以往的实验中建立兔动脉粥样硬化易损斑块模型，欲从模型来说明动脉粥样硬化易损斑块建模的评价，即建立符合疾病发病机制和病理改变，且具有稳定可靠、操作简便、创伤性小、成本相对较低特点的模型具有重要意义。

动脉粥样硬化（AS）稳定斑块向易损斑块（VP）发展，继而破裂导致血栓形成，是引起急性冠脉综合征（ACS）的主要病理学基础。AS 病理变化主要累及大、中动脉，其"损伤反应学说"和"炎症学说"是最被广泛接受的学说，即内皮细胞损伤引起血管炎症，继而发生泡沫细胞形成和纤维增殖反应；在病理学上表现为脂纹、粥样斑块和纤维斑块形成。脂代谢异常血清中 TG、TC 和 LDL 的升高是诱发动脉粥样硬化的首要因素之一。它与血管内皮的损伤都是粥样硬化形成的始动环节，也是整个疾病发展的关键。研究认为，炎症、内皮功能严重受损、斑块内氧化应激等多种因素参与了 VP 的发生发展，基于以上理论指导，实验模拟人 AS 发病机制，我们先采用高脂饲养加免疫损伤促进早期 AS 的形成，再加用球囊机械损伤早期斑块，促使斑块向不稳定方向发展，对于斑块易损性的评价，通过对斑块的机械强度、脂质成分、炎症反应及血栓形成四个方面的检测来进行。最后根据 AS 斑块的形态学研究和易损斑块的识别，即对斑块易损的独立危险因素、炎症介质等进行检测，说明本实验建立的 VP 模型基本符合其特征，建模成功。其机制可能为：高胆固醇血症与急性免疫损伤协同促进 AS 早期病变的形成，其后行球囊拉伤术损伤血管内皮，致使斑块区炎症反应大量激活，促使斑块向不稳定的方向发展。

建立 AS 模型后，我们大体可以通过以下几个方面观测与评价 AS 模型。

①病理形态学指标：是评价 AS 的首选方法，也是评价 AS 模型的"金指标"。

a. 大体观察：脂纹期动脉内膜可见黄色帽针头大小的斑点；纤维斑块期初为隆起于内膜表面的灰黄色斑块，后呈瓷白色、蜡滴状；粥样斑块期内膜面见明显隆起的灰黄色斑块，切面见纤维帽下方有黄色粥糜样物。

b. 病理染色

脂肪染色：脂肪染色可以用来观察斑块形成程度。显示中性脂肪最常用的染料有苏丹Ⅲ、苏丹Ⅳ、苏丹黑 B 和油红 O。着色后，可观察斑块分布的部位及大小。

HE 染色：血管组织变化和组织产物都可以通过这一染色法显示出来，是形态学最常用的染色方法。

马松三色染色法和 Van Gieso 染色：斑块面积由巨噬细胞、胶原蛋白与平滑肌细胞所占的比例来决定。利用马松三色染色和 Van Gieson 染色可以测定胶原蛋白和平滑肌细胞。

②影像指标：是评价 AS 模型和斑块结构的重要方法。

a. 常规超声：判定斑块的大小、性质，将斑块分型为软斑、硬斑、扁平斑和溃疡斑。

b. 血管内超声：清晰地显示血管壁情况，精确地测量管腔内径，发现早期斑块，并可进行组织学分型。

c. 计算机断层扫描：对斑块形态和成分进行评估，三维成像清晰显示高密度的血管壁钙化灶和中低密度富含胆固醇的斑块。

d. 核磁共振成像技术：不仅清晰显示斑块内各种组织成分和血管壁结构，准确显示管腔狭窄程度，而且还能对斑块内炎性浸润、新生血管及纤维帽的完整性进行评价。

③生化指标：是评价 AS 模型的辅助方法。

a. 血脂水平：采用酶比色法测定血清总胆固醇、高密度脂蛋白、低密度脂蛋白、甘油三酯水平。

b. 免疫细胞：采用免疫组化方法来确定单核细胞和巨噬细胞在斑块中的存在及数量。

c. 血管紧张素转化酶：采用动力学荧光法测定。

d. 细胞因子：采用酶联免疫吸附法测定单核细胞趋化蛋白 -1、肿瘤坏死因子。

e. 其他生化指标：血清白细胞介素 IL-1β、IL-8、IL-18、氮氧化物、6- 酮 - 前列腺素 F1α 和血栓素 B 等。

动物模型的建立是深入研究 AS 的重要前提。喂养法建立模型比较符合人类饮食的特点，但随着时间的延长和损害加重，摄入量会减少，导致模型不稳定；机械损伤法建立模型快速并且 AS 的部位明确，但是手术难度高，需要一定的技术水平；免疫学方法建立的模型可考虑开发疫苗用于预防和治疗，但其分子生物学机制仍需进一步证实。各种造模方法各有其特点与不足，可根据不同的实验目的进行选择；既可以单独使用，也可以联合使用，联合使用往往能够缩短造模时间。

2. 心肌纤维化动物模型建立与评价

实验性自身免疫性心肌炎动物模型（Experimental autoimmune myocarditis，EAM）作为自身免疫性心肌炎机制、诊断、药物治疗等实验研究的重要载体，在心肌炎科学研究中发挥着重要的作用。建立 EAM 模型后，如何评价其发病情况及通过哪些检测方法观测自身免疫性心肌炎的病理过程，显得尤为重要。

我们大体可以通过以下几个方面观测与评价 EAM 模型：①病理学检查，是评价心肌炎症及纤维化程度的首选方法，也是评价 EAM 模型的"金指标"。该方法通常采用 HE 染色或马松三色染色法后，每张切片随机选取 5 个高倍视野，计算每个视野中炎症介质浸润及纤维化面积和整个视野面积之比，在光学显微镜下观察心肌病理改变情况并进行积分：无病变计 0 分，小于等于 25% 计 1 分，大于 25% 小于等于 50% 计 2 分，大于 50% 小于等于 70% 计 3 分，大于 75% 计 4 分。还可用饱和苦味酸天狼星红染色后，偏振光显微镜下观察心肌纤维化情况并进行纤维化分级：无纤维化为 0 级，少量纤维增生为 1 级，纤维聚集成片为 2 级，纤维增生累及心肌外膜为 3 级，部分心肌全层纤维增生为 4 级，心肌广泛纤维化为 5 级。②心功能检查，是评价心肌损伤程度和心脏结构改变的重要方法。通常采用心脏彩超技术检测左室舒张末内径、左室收缩末内径、室间隔厚度、左室后壁厚度、射血分数、室间隔运动幅度等指标，并计算左室短轴缩短率；插管至左心室腔，连接压力换能器，记录左室压力曲线，获得左室收缩压峰值、左室舒张末压等容期内左室压力最大变化速率等指标。③血清生化指标检测，是评价心肌炎症反应和纤维化程度的辅助方法。采用 ELISA 法检测血清 IL-2、IL-4、IL-10、IFN-γ（IFN-γ 是自身免疫性心肌损伤的主要致病因子）等炎症介质水平，以及 I 型前胶原羧基端，Ⅲ型前胶原羧基端的含量；用放射免疫分析法检测血清透明质酸（HA）、层黏连蛋白（LN）的含量。

对 EAM 动物模型的研究经历了递进式的发展过程，与其相伴的是对心肌炎发展到 DCM 过程中自身免疫反应机制的进一步认识。但是仍存在一些问题：①不同方法诱导出的 EAM 动物模型，其病理过程及发病严重程度的差异有待进一步说明；②在疾病发生发展过程中，多种抗体和细胞因子处在一个复杂的体系，它们的网络性调节作用有待阐明；③缺乏对影响宿主遗传易感性的相关基因及其作用机制的研究；④获得性免疫系统与天然免疫系统之间的关系及它们在疾病发生发展过程中的作用仍需进一步研究；⑤完全阻断抗体在体内的作用很难，但阻止 CD_4^+T 细胞或阻断其作用相对容易，因此以 CD_4^+T 细胞作为治疗靶点的研究有待深入与突破。

（二）中药血清药理学客观化研究

1. 中药血清药理学研究现状

中药血清药理学是指中药或中药复方经口（或灌胃）给实验对象（动物或人）给药后，在消化道（消化液、肠道菌群）的作用下，发生变化并进行选择性吸收，吸收后的中药成分再经肝脏的酶作用，出现一个再吸收及代谢的过程，成为含有药效的血清，经过一段时间后，采集实验对象的血液，制备含有药物的血清。含药血清代替中药粗提取物进行实验更接近药物在体内环境中产生药效的真实过程，更适用于中药和复方药理作用及其化学成分的研究。

（1）中药含药血清在动脉粥样硬化模型中的应用

①四妙勇安汤含药血清：我们通过实验观察5%、10%、15%、20% 不同体积分数的四妙勇安汤含药血清（RDS）对 ECV304 细胞增殖的影响。实验结果表明5%RDS 和 10%RDS 作用于 ECV304 细胞，细胞增殖能力呈上升趋势，15%RDS 和 20%RDS 作用于 ECV304 细胞，细胞增殖能力呈下降趋势，其中 10%RDS 增殖作用最为明显，与 10% 兔空白血清相比有显著差异。该实验结果提示，10% 的四妙勇安汤兔含药血清有一定的促内皮细胞增殖作用。另外，我们观察四妙勇安汤含药血清对 LPS 诱导的 EVC304 细胞炎症反应的干预作用，此观察为上一个研究的延伸。我们通过应用不同浓度的四妙勇安汤兔含药血清进行干预发现，低、中、高各剂量的 RDS 对 IL-8、TNF-α、MCP-1 炎性因子的分泌具有不同程度的抑制作用，与 LPS 模型组相比有统计学意义，并随着浓度的增加，其抑制作用也逐渐增强。该研究表明，四妙勇安汤兔含药血清对 LPS 诱

导的内皮细胞炎症反应有一定抑制作用，具有保护内皮细胞、稳定斑块的作用。

通过血清药理学方法探讨四妙勇安汤稳定动脉粥样硬化斑块的研究，得出了以下结论：a.四妙勇安汤可以升高血清 VEGF 水平，这可能有助于 AS 所致冠心病心肌缺血血管新生的增加，改善心肌缺血；b.四妙勇安汤能降低血清中炎症因子水平；c.四妙勇安汤可以在一定程度上降低血清总胆固醇、甘油三酯和低密度脂蛋白胆固醇水平。与此同时，我们探讨四妙勇安汤干预动脉粥样硬化斑块的形成的可能性。同样采用血清药理学方法，研究表明，四妙勇安汤能明显降低血清 MCP-1 水平，而 MCP-1 水平可作为一个有效反映动脉粥样硬化过程的生物标志物，另外四妙勇安汤能够明显下调氧自由基激活转录调控子 NF-κB 的表达，减少 MDA 的生成，减轻脂质氧化损伤，表明四妙勇安汤能干预动脉粥样硬化的形成。

②补肾抗衰片含药血清：我们采用中药血清药理学方法，研究补肾抗衰片对实验性动脉粥样硬化氧化应激状态的干预，结果表明补肾抗衰片含药血清可以减少 MDA 和 ox-LDL 的生成，增强 SOD 活力，清除氧自由基，减轻脂质过氧化损伤，延缓 ox-LDL 损伤组织的进程，而且能够调节 NO 水平，使之维持在一定范围内，改善内皮功能状态。另外我们通过观察补肾抗衰片对实验性动脉粥样硬化动物 NF-κB 及炎症因子的影响，发现补肾抗衰片含药血清能够下调氧自由基，激活转录调控子 NF-κB 及相关炎症因子的表达。

我们通过对补肾抗衰片对实验性动脉粥样硬化家兔 HO-1 mRNA 及其相关通路的影响研究发现，补肾抗衰片干预后，HbCO 水平明显下降，而 cGMP 水平显著升高，并且 COX-2 活性有降低的趋势，提示补肾抗衰片通过激活 HO-1/CO-cGMP 路径中相关因子的表达，延缓动脉粥样硬化的发生、发展。

（2）中药含药血清在其他相关疾病模型中的研究概况

①心肌梗死：以炎症为切入点，从心肌角度出发，研究川芎、冰片+川芎干预 TLR4-NF-κB 信号通路保护心肌的作用，其结果表明冰片+川芎可以抑制 TLR4-NF-κB 信号通路而实现抑制炎症因子 IL-1β 表达的作用，从而改善心功能。另有研究表明，心肌梗死大鼠外周 IL-1β 炎症介质通过 COX-2/NPY 通路使脑内 IL-1β 炎症介质表达增加，冰片+川芎干预可以抑制 COX-2/NPY 信号通路的表达。并且炎症因子在心肌梗死大鼠心肌、脑内表达，与心功能存在相关性，同样部分采用中药血清药理学方法，研究表明下丘脑中 IL-1β 基因表达水平与射血分数呈负相关，下丘脑中 IL-1β 基因表达水平越高，则射血分数越低。

②缺血性中风：我们通过舒脑欣滴丸干预缺血性中风血瘀证的临床研究，共完成154 例临床观察，舒脑欣含药血清可降低补体 C3 水平，还可通过抑制 LDL 氧化为 ox-LDL，使 VEC 生成 NOS 增加，分泌随之增加，减少 vWF 表达，提示舒脑欣滴丸可以在一定程度上削弱缺血性中风发生后的免疫反应，可以使血管舒张，延缓血小板和白细胞在内膜损伤处黏附、聚集和启动，使 VSMC 增殖和内膜异常增生，另外还可以降低血栓形成的可能，改善内皮功能，有益于缺血性中风病情的恢复。

③稳定型心绞痛：我们部分采用血清药理学方法，通过临床实验研究益肾健脾法和滋阴解毒法治疗稳定型心绞痛的疗效，临床收入符合要求的 121 例患者，按其临床表现分为两组，分别予以中药汤剂治疗，分别在第 1 周、第 4 周和第 8 周进行血清学检查，研究表明血清指标均有不同程度的改善，提示两种治法都具有改善血管的内皮功能，降低炎症因子水平，抗凝，促进血管新生，一定程度上降血脂作用。

④不稳定型心绞痛：我们探讨了补肾抗衰片含药血清对不稳定型心绞痛患者血清炎症介质水平的影响，研究表明联合补肾抗衰片治疗不稳定型心绞痛具有良好的疗效，能抑制血清炎症标志物的表达水平，具有抑制 AS 患者血清炎症反应的作用。

2. 中药血清药理学研究及制作方法探讨

从 20 世纪 90 年代开始我国也逐渐开始重视血清药理学的研究，它使研究更加具有科学性和可信度，有大量文献运用血清药理学方法进行报道，然而这门新的实验方法学尚存在很多问题与争议。主要表现在以下几个方面：

（1）实验动物的选择　中药血清药理学的特点就在于它有别于传统的中药药理体外实验，它更注重生物体将中药复方通过胃肠道消化吸收及肝酶代谢后形成的中药血清，中药血清能更好地反映药物在体内环境中产生药理效应的真实过程。实验动物的选择显得尤为重要，它关系到实验研究的成败与质量。不同种属的动物，其血清成分必然不同，首先我们需要考虑实验药物的特点、实验目的和要求，也要考虑经费、所选动物的饲养、管理等情况，更重要的是我们要使体外培养细胞在该种动物血清中生长良好。一般在选择动物时应尽量选择与人类生物学活性近似的物种，目前常用的实验动物主要为家兔、大鼠、豚鼠。另外含药血清供体动物应该与体外培养细胞的供体动物种属保持一致，尽量避免不同种属血清在生物及理化性质上的差异，减少免疫反应对实验的影响。另外一个需要我们重视的问题是作为提供体外培养细胞来源的供体动物是否造模，也就是说我们要选择处于生理状态还是病理状态的动物对实验研究至关重要。有研究认为，为了保证中药血清药理学实验结果与在体实验一致，血清供体动物必须进行造模，这也使得我们进行在体与离体实验能够相互参照，从而对药效的评价更加真实可信。

（2）给药方案及采血时间 给药方案主要包括给药途径、给药剂量、给药时间、给药次数等。给药途径大多采用水溶液或悬浊液灌胃的方式，便于药物吸收。且需在空腹状态下进行，故给药前需禁食、不禁水 6～12 小时，以免饮食对临床疗效及中药复方在体内的动力学过程产生影响。实验发现动物给药剂量与中药含药血清的药物浓度及药效强弱之间的关系非常复杂，一般情况下，动物给药量有换算公式，为给药剂量 = 人临床用量 × 动物等效剂量比值 × 培养液中血清稀释度。有研究发现，利用中药血清探讨麻黄附子细辛汤抗炎和免疫抑制的物质基础研究时，给药剂量的确定还要考虑含药血清加入反应体系后，浓度被稀释，使反应体系的浓度达不到在体所需的浓度的情况。在实际操作中我们更提倡通过预实验调整动物的给药剂量来获取不同浓度的含药血清，以摸索最佳动物给药剂量，不可一概而论。目前有 3 种较为常见的经验给药方案：①连续给药 7～10 天，每天给药 1 次；②连续给药 3 次，第 1、2 次间隔 20 小时，第 2、3 次间隔 4 小时；③2 次给药，第 1、2 之间间隔 2 小时，并且所给剂量相同。此外，通过对大量中药药代动力学参数分析后，提出中药血清药理研究通用的给药方案，即每日给药 2 次，连续给药 3 日，末次给药 1 小时后采血。一般认为中药含药血清最佳采血时间为血药浓度的高峰期，但是不同药物达到血药浓度高峰的时间不同，也可以通过预实验来更好地确定采血时间。有文献报道 96 个药物的血药浓度达峰时间，小于 1 小时的有 42 个，1～2 小时的有 46 个，大于 2 小时的有 8 个。一般而言，采血时间为末次给药后的 0.5～2 小时，过早则药物未被完全吸收入血，过晚则部分药物在体内被转化或排泄，都会影响血药浓度，不可拘泥于"通法"，更应该根据预实验情况而定。

（3）血清灭活与保存 是否需要对血清进行灭活来排除干扰因素对实验结果的影响仍然存在争议。进行血清灭活是因为血清中含有多种酶、抗体、补体、细胞因子及其他活性物质，它们可能对体外培养的组织、器官、细胞、病毒、病原菌等产生影响从而影响实验结果，影响药物疗效的客观评价。不进行血清灭活是因为可以保留血清中的活性物质，新鲜制备的血清中含有一定量的补体，有的可能为机体在药物作用下产生的内生性有效成分，如果灭活则其活性降低，从而影响实验结果。目前常用的 3 种灭活方法为：①水浴加热法：56℃水浴 30 分钟；②乙醇法：在血清中加入 4～5 倍 95% 乙醇，混匀，3000r/min 离心后取上清液于温水浴中，把乙醇蒸发掉；③丙酮法：在血清中加入 4～5 倍丙酮，混匀，3000r/min 离心后取上清液于温水浴中，把丙酮蒸发掉。通过比较正常血清与经乙醇法、丙酮法及水浴加热法灭活血清在豚鼠离体气管螺旋条抗 Ach 及抗 His 活性的差异，发现经乙醇、丙酮预处理的血清均可非常明显地降低血清抗 Ach 作用，丙酮预处理亦能明显降低血清抗 His 作用，而水浴加热灭活血清不能降低豚鼠离体气管螺旋条抗 Ach 和抗 His 作用。含药血清的储存一般为 –20℃或 –80℃，但不可长期保存，实验时应尽量选用新鲜或保存时间较短的含药血清。

（4）对照组的设定与血清的添加量　血清中含有多种活性物质，为避免血清自身活性给实验结果带来的影响，必须设立严格的血清空白对照组。有研究表明，如果以一种剂量灌注动物，而取不同体积含药血清加入体外反应体系作为不同剂量组时，应以相应的不同体积空白血清作为对照组；如果以不同种剂量灌注动物，而取等体积含药血清加入体外反应体系作为不同剂量药物组时，可以只设立一组等体积空白血清作为对照组，并且要用实际测得的空白组血清的数据表示。在中药复方血清药理学体外实验研究中，含药血清的添加量目前没有明确的规定，我们不仅要避免血清浓度过高对细胞产生毒性，又要使含药血清的浓度接近血药浓度，所以在体外实验的具体操作中对于含药血清添加量的确定，需要参考大量文献报道，更要通过预实验选择适当的添加量，从而能客观地反映中药复方的整体药效。

参考文献

1. 常存库. 中国医学史［M］. 北京:中国中医药出版社，2010.

2. 秦玉龙. 中医各家学说［M］. 北京:中国中医药出版社，2009.

3. 韩培. 中医药传承与发展若干重要理论问题探讨［J］. 中国新药杂志，2011，20(21):2048-2051.

4. 闫晓天，张怀琼. 对加强中医传统学科建设问题的思考［J］. 中医教育，2007，26(2):27-30.

5. 宋咏梅，刘更生，王振国. 当代名老中医学术传承现状分析［J］. 江苏中医药，2010，42(10):70-71.

6. 茅建春. 关于中医传承模式的探讨［J］. 中医药导报，2011，17(5):4-5.

7. 刘学勤，刘明照，刘静生. 中医传承与创新我见［A］. 北京中医药大学、中华中医药学会体质分会. 中华中医药学会第六届中医体质学术研讨会暨2008国际传统医药创新与发展态势论坛论文集［C］. 北京中医药大学、中华中医药学会体质分会，2008:16-22.

8. 李艳阳，吕仕超，朱亚萍，等. 中医传承的精髓:思维的固化与升华［J］. 中华中医药杂志，2014，29(9):2727-2730.

9. 洪净，吴厚新. 对中医学术流派传承发展中一些关键性问题的思考［J］. 中华中医药杂志，2013，28(6):1641-1643.

10. 于宁，陈子杰，车轶文，等. 中医理论体系中概念的"沿袭"［J］. 中华中医药杂志，2016，31(2):364-366.

11. 张光银，李明，许颖智，等. 补肾抗衰片干预动脉粥样硬化的氧化应激机制研究［J］. 世界科学技术-中医药现代化，2014，16(5):1083-1088.

12. 包琳，马健. 中医学科发展中科研创新的思考［J］. 中医药管理杂志，2009，17(12):902-903.

13. 翟双庆. 谈中医的传承与创新［J］. 中国科学:生命科学，2016，46(8):1033-1037.

14. 艾万里，李梅. 浅谈中医文化的传承与创新［J］. 新疆中医药，2016，34(2):52-53.

15. 张伯礼，张俊华. 中医药现代化研究20年回顾与展望［J］. 中国中药杂志，2015，40(17):3331-3334.

16. 韩学杰，刘兴方，王丽颖，等. 中医药现代化、国际化的策略是标准化［J］. 世界科学技术-中医药现代化，2011，13(4):737-742.

17. 王玮. 论中医药现代化与中医药"现代话"［J］. 辽宁中医药大学学报，2009，11(10):204-205.

18. 洪兵. 开放创新是中医药现代化的灵魂［J］. 中医药管理杂志，2008，16(7):488-491.

19. 王永炎. 继承 验证 质疑 创新——关于中医药现代化发展的思考［J］. 上海中医药杂志，2000，34(8):4-6.

20. 王青云. 初探中医与西医的相同和区别［J］. 内蒙古中医药，2010，29(19):132-133.

21. 秦芳. 浅论中西医的区别及"中医西化"的危害性［J］. 中国中医药现代远程教育，2012，10(6):94-96.

22. 陈大舜. 中医的底线——以中为主，衷中参西［J］. 湖南中医药大学学报，2010，30(1):3.

23. 夏克平，夏俊东. 论五诊十纲诊断体系的确立及其临床必要性［J］. 中医研究，2012，25(1):9-11.

24. 王月，于海龙，郭利平. 浅谈中医药现代化的关键点［J］. 世界中西医结合杂志，2014，9(7):768-770.

25. 许颖智，张军平. 病证结合在中医辨证论治中的地位［J］. 中华中医药学刊，2008，26(11):2362-2364.

26. 倪淑芳，张军平. 从疾病诊断与治疗两阶段不同层次完善病证结合理论初探［J］. 天津中医药，2010，27(6):474-475.

27. 彭立，张军平. 试论病证结合方证对应是把握辨证论治的基石［J］. 新中医，2009，41(2):1-2.

28. 朱亚萍，张军平. 病证结合方证对应完善中医辨证论治新体系探讨［J］. 天津中医药，2008，25(5):384-385.

29. 翟昂帅，郭晓辰，张军平，等. 病证结合模式在后循环缺血性眩晕中的应用初探［J］. 中医杂志，2013，54(10): 829-830+842.

30. 张军平，吕仕超，朱亚萍，等. 病证结合模式下的中医药临床疗效评价着力点［J］. 世界科学技术-中医药现代化，2011，13(6):956-959.

31. 张光银，张军平. 浅谈病证结合模式下的中医药临床疗效评价［J］. 世界科学技术-中医药现代化，2011，13(6): 964-968.

32. 许伟明，胡镜清，江丽杰. 当代病证结合研究思路和方法进展评析［J］. 世界科学技术-中医药现代化，2016，18(5):769-775.

33. 王觉生. 循证医学(EBM)的基本概念［J］. 中国临床医生，2000，28(5):57-58.

34. 管弦. 循证医学与中医药的发展［J］. 光明中医，2009，24(1):9-11.

35. Sackett D L，Richardson WS，Rosenberg W，et al. Evidence-Based Medicine：How to Practice and Teach EBM［M］. 2nd ed. London：Churchill Livingstone，2000.

36. 王正品，信云霞，陈钟，等. 循证医学在现代中药临床再评价中的应用［J］. 中华中医药杂志，2015，30(7):2259-2261.

37. 宋俊生，李小森. 试论《伤寒论》具有循证医学的框架［J］. 新中医，2006，38(5):3-5.

38. 赖世隆，胡镜清，郭新峰. 循证医学与中医药临床研究［J］. 广州中医药大学学报，2000，17(1):1-8.

39. 张伯礼. 辨证论治与循证医学［J］. 中国循证医学，2002，2(1):1-3.

40. 巩婷，郭利平. 转化医学在中医学的应用探讨［J］. 中西医结合心脑血管病杂志，2012，10(1):99-100.

41. 李光辉，张军平，吕仕超，等. 在转化医学模式下中医药发展的困惑及对策［J］. 中华中医药学刊，2013，31(10):2151-2152.

42. 唐汉庆. 中医药转化医学研究实验室建设面临的问题及对策［J］. 医学争鸣，2014，5(3):32-34.

43. 吕仕超，张军平. 基于临床思考中药的转化医学研究［J］. 转化医学杂志，2013，2(1):59-62.

44. 周玉梅，陈琳，柏琳，等. 论中医个体化治疗与精准医疗［J］. 中医杂志，2016，57(12):1073-1077.

45. 陈健，陈启龙，苏式兵. 中医药精准医疗的思考与探索［J］. 世界科学技术-中医药现代化，2016，18(4):557-562.

46. 吕仕超，张军平. 基于转化医学的中医药防治心血管疾病研究［J］. 中国中西医结合杂志，2015，35(5):623-626.

47. 中医药标准化中长期发展规划纲要(2011—2020年)［N］. 中国中医药报，2012-12-20(003).

48. 黄江荣，常凯，向楠，等. 中医药标准化发展战略思考［J］. 世界科学技术-中医药现代化，2013，15(1):40-44.

49. 桑滨生，杨海丰，余海洋，等. 中医药标准化发展回顾与思考［J］. 中医药管理杂志，2009，17(8):675-679.

50. 常凯，王茂，马红敏，等. 中医药标准体系表研究［J］. 中医杂志，2014，55(2):95-98.

51. 王永炎. 开启中医药标准化事业新征程［N］. 中国中医药报，2017-01-18(003).

52. 曹建华. 中医药国际化发展走向标准化［N］. 国际商报，2017-02-22(A06).

53. 董燕，于彤，朱玲，等. 中医药信息标准化研究进展［J］. 中国中医药信息杂志，2016，23(1):124-129.

54. 王祉，张红凯，李福凤，等. 中医面诊信息计算机识别方法研究及临床应用概述［J］. 中华中医药学刊，2014，32(8):1882-1885.

55. 郭文良，郑晓燕，李福凤，等. 中医面诊检测仪在慢性肾衰不同肾功能分期面诊信息研究中的应用［J］. 中华中医药学刊，2013，31(08):1632-1634.

56. 郭睿，王忆勤，颜建军，等. 中医舌诊的客观化研究［J］. 中国中西医结合杂志，2009，29(7):642-645.

57. 方晨晔，唐志鹏. 现代化舌诊在临床研究中的应用［J］. 中国中医药信息杂志，2016，23(6):119-122.

58. 张莉，张军峰，詹瑧. 舌苔形成机理的"组学"研究［J］. 时珍国医国药，2016，27(6):1464-1466.

59. 蒋沈华，林江. 舌象客观化及舌苔本质研究进展［J］. 上海中医药杂志，2016，50(7):94-97.

60. 王忆勤. 中医诊断学研究思路与方法［M］. 上海:上海科学技术出版社，2008.

61. 鄢彬，王忆勤，郭睿，等. 231例中医3种常见证型患者语音客观化采集与分析［J］. 世界科学技术-中医药现代化，2014，16(12):2586-2592.

62. 林雪娟，梁丽丽，刘丽桑，等. 基于证素辨证的慢性胃炎常见病位间的气味图谱特征研究［J］. 中华中医药杂志，2016，31(10):3966-3969.

63. 刘凤斌. 量表测评方法在中医临床疗效评价中的应用与展望［J］. 中国中西医结合杂志，2007，27(12):1129-1132.

64. 罗瑞静，何建成. 中医智能化问诊系统开发及应用前景［J］. 时珍国医国药，2014，25(7):1797-1798.

65. 沙洪，赵舒，王妍，等. 中医脉象多信息采集系统的研制［J］. 中华中医药杂志，2007，22(1):21-24.

66. 侯淑涓，李海燕，杨学智，等. 五脏平脉理论在健康识别中的意义［A］. 中华中医药学会. 全国第十一次中医诊断学术年会论文集［C］. 中华中医药学会，2010:46-50.

67. 徐刚，魏红，李凤珠，等. 90例肿瘤患者中医脉诊信息特征研究［J］. 北京中医药大学学报，2016，39(3):259-264.

68. Hunt SM，Mc Kenna SP，Mc Ewen J，et al . The Nottingham Health Profile：subjective health status and medical consultations［J］. Soc Sci Med，1981，15（13Pt1）：221-229.

69. Bergner M，Bobbit RA，Pollard WE，et al . The sickness impact profile：validation of a health status measure［J］.Med Care，1976，14（1）：57-67.

70. Kaplan RM，Bush JW，Berry CC. Health status：types of validity and the index of well being［J］. Health Serv Res，1976，11（4）：478-507.

71. 胡大一，项志敏. 临床医学模式转变——从经验医学到循证医学［J］. 中国实用内科杂志，1998，18(11):688-689.

72. 郭晓辰，张军平，朱亚萍，等. 病毒性心肌炎患者生活质量量表的反应度测评［J］. 中华中医药杂志，2012，27(7):1792-1794.

73. 郭晓辰，张军平，朱亚萍，等. 基于病毒性心肌炎患者生活质量量表的条目筛选分析［J］. 中国医学科学院学报，2012，34(2):116-125.

74. 郭晓辰，张军平，朱亚萍，等. 病毒性心肌炎患者生活质量量表的信度与效度研究［J］. 中华中医药杂志，2012，27(4):857-861.

75. 张军平，吕仕超，朱亚萍，等. 病毒性心肌炎中医证候学专家问卷分析［J］. 中华中医药学刊，2011，29(9):1942-1944.

76. 仲爱芹，徐士欣，张军平，等. 改良法制备、评价大鼠局灶性脑缺血模型的实验研究［J］. 辽宁中医杂志，2012，39(6):1176-1178.

77. 李萌，吕仕超，吴美芳，等. 实验性自身免疫性心肌炎动物模型的建立与评价［J］. 中国比较医学杂志，2013，

23(2):69-72.

78. 李萌，吕仕超，吴美芳，等. 不同原因诱导的心肌纤维化动物模型的建立［J］. 医学研究生学报，2014，27(3)：330-334.

79. 李艳阳，吕仕超，仲爱芹，等. 实验性动脉粥样硬化动物模型研究概况［J］. 心脏杂志，2014，26(4)：491-493+498.

80. 王爱迪，仲爱芹，张军平. 外膜损伤致动脉粥样硬化动物模型的建立与评价［J］. 中国实验方剂学杂志，2014，20(14)：239-242.

81. 熊鑫，仲爱芹，张军平，等. 动脉粥样硬化内膜损伤模型研究现状［J］. 辽宁中医杂志，2014，41(10)：2266-2268.

82. 陈钱，黄成然，陈凯，等. 血清药理学方法应用的研究进展［J］. 吉林医药学院学报，2015，36(1)：65-68.

83. 王筠，张军平. 中药血清药理学实验方法研究概况［J］. 天津中医药，2005，22(1)：86-88.

84. 张军平，张伯礼，山本清高. 中药药物血清的制作方法探讨［J］. 天津中医药，2004，21(4)：274-276.

85. 王筠，袁卓，张军平. 四妙勇安汤对人脐静脉血管内皮细胞ECV304的增殖作用［J］. 中华中医药学刊，2007，25(9)：1818-1820.

86. 许颖智，张军平，李明，等. 四妙勇安汤对动脉粥样硬化易损斑块内细胞外基质的影响［J］. 中华中医药杂志，2011，26(4)：822-824.

87. 杨萃. 基于心肌梗死治疗的有效性探讨冰片佐使川芎的趋向性及物质基础研究［D］. 天津：天津中医药大学，2013.

88. 郝雅文. 缺血性中风血瘀证内皮损伤因子的表达及舒脑欣滴丸干预作用的临床研究［D］. 天津：天津中医药大学，2012.

89. 周欢. "益肾健脾"法和"滋阴解毒"法治疗稳定性心绞痛的临床疗效和起效机制的时序性差异研究［D］. 天津：天津中医药大学，2016.

90. 王丹，李小妮，邹煜，等. 补肾抗衰片干预不稳定型心绞痛的临床疗效及其对血清炎症介质的影响［J］. 中国实验方剂学杂志，2016，22(14)：171-176.

91. 朴胜华，罗朵生. 中药物质基础研究方法评述［J］. 中国药房，2012，23(23)：2194-2196.

92. 张声鹏，施旭光，桂蜀华. 关于中药血清药理学中血清供体动物是否造模的思考［J］. 中国中西医结合杂志，2001，21(5)：388-389.

93. 唐锋，梁少瑜，陈飞龙，等. 血清药物化学和血清药理学相结合的方法探讨麻黄附子细辛汤抗炎和免疫抑制的物质基础［J］. 中国中药杂志，2015，40(10)：1971-1976.

94. 魏元锋，张宁，冯怡，等. 中药血清药物化学在中药药效物质基础研究中的应用［J］. 中草药，2009，40(9)：1489-1492.

95. 李仪奎，吴健宇. 血清药理实验中采血时间的通法方案［J］. 中国药理学通报，1996，15(6)：93-94.

96. 王睿. 中药血清药理学研究进展［J］. 齐齐哈尔医学院学报，2006，27(18)：2243-2244.

97. 周芝兰，耿娅，付惠娣，等. 中药血清药理研究方法中几种血清预处理方法对消除正常血清活性的比较［J］. 中药药理与临床，1999，15(3)：47-48.

98. 邢作英，王永霞，曹英杰，等. 血清药理学研究概要［J］. 世界科学技术-中医药现代化，2015，17(1)：219-222.

99. 吴瑞，赵丹丹，方心，等. 降糖消渴颗粒含药血清对INS-1细胞凋亡的影响［J］. 中华中医药学刊，2016，34(9): 2090-2092.

100. 李仪奎. 中药血清药理学实验方法的若干问题［J］. 中药新药与临床药理，1999，10(2):31-34.

101. 王霖，张云，汪受传. 中药血清药理学研究中含药血清添加量问题的商榷［J］. 山西中医，2006，22(1):51-52.

缩略词表

英文缩写	英文全称	中文全称
3–NT	3–Nitrotyrosine	3–硝基酪氨酸
4–PBA	4–Phenylbutyric acid	4–苯基丁酸
5–HT	5–Hydroxytryptamine	5–羟色胺
8–iso–PGF2α	8–iso–prostaglandin F2α	人8–异前列腺素F2α
ABCA1	ATP–binding cassette transporter A1	三磷酸腺苷结合盒转运体A1
ACEI	Angiotension converting enzyme inhibitors	血管紧张素转化酶抑制剂
ACS	Acute coronary syndrome	急性冠脉综合征
ACTH	Adrenocorticotropic hormone	促肾上腺皮质激素
ADMDA	Asymmetric dimethylarginine	非对称性二甲基精氨酸
ADP	Adenosine diphosphate	二磷酸腺苷
AGE	Advanced glycation end products	糖基化终末产物
Akt	Protein kinase B	蛋白激酶B
ALR	Arteriolipidosis–sprone rats	动物脂肪沉着易发症大鼠
AMI	Acute myocardial infarction	急性心肌梗死
Ang	Angiotensin	血管紧张素
ApoB	Apolipoprotein B	载脂蛋白B
ARB	Angiotensin II Receptor Blockers	血管紧张素受体II拮抗剂
Arg–I	Arginase–I	精氨酸酶I
AS	Atherosclerosis	动脉粥样硬化
AST	Aspartate transaminase	天冬氨酸氨基转移酶
ATP	Adenosine triphosphate	三磷酸腺苷
bFGF	basic fibroblast growth factor	碱性成纤维生长因子
BMI	Body mass index	身体质量指数
BS–KS	Bushen kangshuai tablets	补肾抗衰片

英文缩写	英文全称	中文全称
CABG	Coronary angioplasty bypass grafting	冠状动脉旁路移植术
CAD	Coronary artery disease	冠状动脉硬化性心脏病
CCB	Calcium channel blockers	钙通道阻滞剂
CCS	Canadian cardiovascular society	加拿大心脏病学会
CD163	Cluster of differentiation 163	血红蛋白清道夫受体
CETP	Cholesterol ester transfer protein	胆固醇酯转运蛋白
cGMP	Cyclic guanosine monophosphate	环磷酸鸟苷
CGRP	Calcitonin gene-related peptide	降钙基因相关肽
CHD	Coronary heart disease	冠状动脉硬化性心脏病
CIRI	Cerebral ischemia-reperfusion injury	脑缺血再灌注损伤
CK	Creatine kinase	肌酸激酶
CK-MB	Creatine kinase isoenzymes	肌酸激酶同工酶
CORT	Corticosterone	皮醇
COX-2	Cyclooxygenase-2	环氧合酶-2
CTA	Computed tomography angiography	CT血管造影
CTGF	Connective tissue growth factor	结缔组织生长因子
EAM	Experimental autoimmune myocarditis	自身免疫性心肌炎动物模型
EBM	Evidence-based medicine	循证医学
EDA	Extracellular domain A	额外结构域A
eNOS	Endothelial nitric oxide synthase	内皮型一氧化氮合成酶
ERP	Effective refractory period	有效不应期
ERS	Endoplasmic reticulum stress	内质网应激
ET-1	Endothelin-1	内皮素-1
FVIIa	Activated factor VII	活化凝血因子VII
FBS	Fetal bovine serum	胎牛血清
FCT	Fibrous cap thickness	纤维帽厚度
FFA	Free fatty acid	游离脂肪酸
FFR	Fraction flow reservation	冠脉血流储备分数

英文缩写	英文全称	中文全称
FT_3	Free triiodothyronine	游离三碘甲状腺原氨酸
FT_4	Free thyroxine	游离甲状腺素
GAD-7	Generalized anxiety disorder scale	焦虑症筛查量表
GDF-15	Growth differentiation factor-15	生长分化因子-15
GM-CSF	Granulocyte-macrophage colony-stimulating factor	粒细胞-巨噬细胞集落刺激因子
HA	Hyaluronic acid	透明质酸
HbCO	Carboxyhemoglobin	碳氧血红蛋白
HBDH	Hydroxybutyrate dehydrogenase	羟基丁酸脱氢酶
HDL-C	High-density lipoprotein cholesterol	高密度脂蛋白胆固醇
HO-1	Heme oxygenase-1	血红素氧合酶-1
HP	Helicobacter pylori	幽门螺杆菌
HPA	The hypothalamic-pituitary-adrenal axis	下丘脑-垂体-肾上腺
HRQQL	Health related quality of life	与健康相关的生存质量
hs-CRP	Hypersensitive C-reactive protein	超敏C反应蛋白
HSPs	Heat shock proteins	热休克蛋白
ICAM-1	Intercellular adhesion molecule-1	细胞间黏附分子-1
ICVD	Ischemic cerebrovascular disease	缺血性脑血管病
IEC	International electrotechnical commission	国际电工委员会
IFN-γ	Interferon-γ	干扰素-γ
IgM	Immunoglobulin M	免疫球蛋白M
IL	Interleukin	白细胞介素
IMT	Intima-media thickness	内中膜厚度
iNOS	Inducible nitric oxide synthase	诱导型一氧化氮合成酶
ISO	International organization for standardization	国际标准化组织
ISR	In Stent Restenosis	支架内再狭窄
IT/MT	Intima thickness/Media thickness	内膜与中膜厚度比
ITU	International telecommunication union	国际电信联盟
KATP	ATP-sensitive potassium channel	三磷酸腺苷依赖型钾通道

英文缩写	英文全称	中文全称
LC3	Microtubule–associated protein 1 light chain 3	微管相关蛋白1A/1B–轻链3
LDH	Lactate dehydrogenase	乳酸脱氢酶
LDL	Low–density lipoprotein	低密度脂蛋白
LN	Laminin	层黏连蛋白
LPA	Lysophosphatidic acid	溶血磷脂酸
LP–PLA$_2$	Lipoprotein–associated phospholipase A$_2$	脂蛋白相关磷脂酶A$_2$
LPS	Lipopolysaccharides	脂多糖
LVEF	Left ventricular ejection fraction	左室射血分数
LVH	Left ventricular hypertrophy	左心室肥厚
LVMI	Left ventricular mass index	左室重量指数
LXR–α	Liver x receptor–α	肝X受体–α
MCP–1	Monocyte chemoattractant protein–1	单核细胞趋化蛋白–1
MDA	Malondialdehyde	丙二醛
MLCK	Myosin light chain kinase	肌球蛋白轻链激酶
MLCP	Myosin light chain phosphatase	肌球蛋白轻链磷酸酶
MMPs	Matrix metalloproteinases	基质金属蛋白酶
MPO	Myeloperoxidase	髓过氧化物酶
MPs	Microparticles	无核微粒
mPTP	Mitochondrial permeability transition pore	线粒体通透性转化孔
MRA	Magnetic resonance angiography	磁共振血管成像
MRI	Magnetic resonance imaging	磁共振成像
mTOR	Mammalian target of rapamycin	哺乳动物雷帕霉素靶蛋白
NADH	Nicotinamide adenine dinucleotide	还原型辅酶Ⅰ
NAR	Normotensiveatherogenic rats	正常血压性动脉粥样硬化症大鼠
NE	Norepinephrine	去甲肾上腺素
NF–κB	Nuclear factor–κB	核因子κB
NHP	Nottingham health profile	诺丁汉健康调查表
NIH	National institutes of health	美国国立卫生研究院

续表

英文缩写	英文全称	中文全称
NO	Nitric oxide	一氧化氮
NOX5	NADPH Oxidase 5	NADPH氧化酶5
NPY	Neuropeptide Y	神经肽Y
NR	No-reflow	无复流现象
NSAIDs	Nonsteroidal antiinflammatory drugs	非甾体抗炎药
NYHA	New York heart association	纽约心脏病协会
OMT	Optimal medical therapy	最佳药物治疗
Ox-LDL	Oxidized low-density lipoprotein	氧化型低密度脂蛋白
P38MAPK	P38 Mitogen-activated protein kinase	P38丝裂原活化蛋白激酶
PCI	Percutaneous coronary intervention	经皮冠状动脉介入治疗
PDGF	Platelet-derived growth factor	血小板的衍生生长因子
PHQ-9	Patient health questionnaire-9	抑郁症状筛查量表
PI3K	Phosphoinositide 3-kinase	磷脂酰肌醇3激酶
PON-1	Paraoxonase-1	对氧磷酶-1
PPARα	Peroxisome proliferator-activated receptor-α	过氧化物酶体增殖物激活受体α
PRO	Patient-reported outcomes	患者报告的结局指标
PS	P-selectin	P选择素
PSGL-1	P-selectin glycoprotein ligand-1	P选择素糖蛋白配体-1
PSQI	Pittsburgh sleep quality index	匹兹堡睡眠质量指数
PVAT	Perivascular adipose tissue	血管外周脂肪组织
QOL	Quality of Life	生活质量
QWB	Quality of wellbeing index	生存质量指数
RAAS	Renin-angiotensin-aldosterone system	肾素-血管紧张素-醛固酮系统
RAGE	Receptor for advanced glycation end products	晚期糖基化终产物受体
RCT	Randomized controlled trial	随机对照试验
RDN	Renal denervation	肾脏去神经支配治疗
Rho/ROCK	Ras homology/Rho-associated protein kinase	Ras同源基因/Rho相关螺旋卷曲蛋白激酶

英文缩写	英文全称	中文全称
RhoA	Ras homolog family member A	Ras同源基因家族蛋白A
ROS	Reactive oxygen species	活性氧
SARS	Sovere acute respiratory syndrome	严重急性呼吸综合征
SCD40L	Soluble CD40 ligand	可溶性CD40L
SCF	Stem cell factor	干细胞生长因子
SCI	Science citation index	科学引文索引
SHR	Spontaneous hypertensive rats	自发高血压症大鼠
SIP	Sickness impact profile	疾病影响调查表
SM22 α	Smooth muscle 22 α	平滑肌22 α
SOD	Superoxide dismutase	超氧化物歧化酶
SPECT	Single-photon emission computed tomography	单光子发射型计算机体层摄影
sRAGE	Soluble receptor for advanced glycation-end products	可溶性晚期糖基化终产物受体
sVCAM-1	Soluble vascular cell adhesion molecule-1	可溶性血管细胞黏附分子-1
T_3	Triiodothyronine	三碘甲状腺原氨酸
T_4	Thyroxine	甲状腺素
TC	Total cholesterol	总胆固醇
TF	Tissue factor	组织因子
TG	Triglycerid	三酰甘油
TGF-β	Transforming growth factor-β	转化生长因子β
Th	T helper cells	辅助性T细胞
TIMP-1	Tissue inhibitor of metal protease-1	基质金属蛋白酶抑制因子-1
TNF	Tumor necrosis factor	肿瘤坏死因子
TpP	Thrombus precursor protein	血栓前体蛋白
TSG	Tetrahydroxy stilbene glycoside	二苯乙烯苷
TSH	Thyroid-stimulating hormone	促甲状腺激素
TXA_2	Thromboxane A_2	血栓素A_2
VE-cadherin	Vascular endothelial cadherin	血管内皮钙黏蛋白
VEGF	Vascular endothelial growth factor	血管内皮生长因子

续表

英文缩写	英文全称	中文全称
VFT	Ventricular fibrillation threshold	心室颤动阈
VMC	Viral myocarditis	病毒性心肌炎
VP	Vulnerable Plaque	易损斑块
VSMC	Vascular smooth muscle cell	血管平滑肌细胞
VV	Vasa vasorum	滋养血管
VVP	Ventricular vulnerable phase	心室易损期
Vwf	Von willebrand factor	血管性血友病因子
WHO	World health organization	世界卫生组织
ZO-1	Zonula occludens-1	闭锁小带蛋白-1
α-SMA	α-smooth muscle actin	α-平滑肌肌动蛋白
α-SMMHC	α-Smooth muscle myosin heavy chain	α-平滑肌肌球蛋白重链